음식 알레르기의 종말

THE END OF FOOD ALLERGY

음식 알레르기의 종말

—

2022년 9월 7일 초판 1쇄 발행

—

지은이 카리 네이도, 슬론 바넷
옮긴이 제효영
펴낸이 김정수, 강준규
책임편집 유형일
마케팅 추영대
마케팅지원 배진경, 임혜솔, 송지유

—

펴낸곳 (주)로크미디어
출판등록 2003년 3월 24일
주소 서울시 마포구 성암로 330 DMC첨단산업센터 318호
전화 02-3273-5135
팩스 02-3273-5134
편집 070-7863-0333
홈페이지 https://blog.naver.com/rokmediabooks
이메일 rokmedia@empas.com

—

ISBN 979-11-408-0027-8 (03510)
책값은 표지 뒷면에 적혀 있습니다.

브론스테인은 로크미디어의 과학, 건강 도서 브랜드입니다.
잘못 만들어진 책은 구입하신 서점에서 교환해 드립니다.

3부.
알레르기가 개인과 세상에 미치는 영향

1부

THE END OF FOOD ALLERGY

음식 알레르기 알기

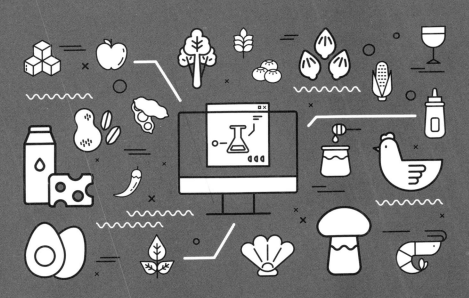

이 없었다.

아이들이 네 살, 다섯 살이 됐을 때 우리는 캘리포니아로 이사를 갔다. 어딜 가나 알레르기 발작이 딸아이를 따라다니는 기분이 들었다. 어디를 가든 견과류 성분이 아이를 찾아내는 것만 같았다. 아들은 땅콩과 아예 접촉할 일이 없도록 보호할 수 있었지만, 딸아이가 자라는 동안 음식 알레르기의 위협은 점점 더 가까이, 반복해서 다가왔다.

어느 날 결혼식에 갔다가 같은 테이블에 앉은 부부로부터 음식 알레르기가 있는 아이를 키우고 있다는 이야기를 들었다. 그때 그 부부가 우리에게 물었다. "여기 근처에 카리 네이도 병원이 있잖아요. 아직 안 가 보셨어요?"

처음 듣는 이야기였다. 나는 이들이 알려준 병원에 곧장 가 보기로 했다. 마침 타이밍이 딱 맞았다. 아들은 땅콩 알레르기의 새로운 치료법을 연구하기 위한 시험에, 딸아이는 견과류 알레르기 치료법을 찾기 위한 시험에 참여하기로 했다. 그로부터 1년 동안 차로 90분 거리에 있는 스탠퍼드대학까지 매주 아이들을 데리고 갔다. 두 아이는 치료제를 조금씩 늘려서 투여받았다. 쉬운 일이 아니었지만, 아이들의 생사가 걸릴 정도로 위험해질 수도 있는 음식 알레르기에서 벗어날지도 모른다는 희망만으로 충분히 도전해 볼 일이었다. 게다가 카리와 연구진이 환자를 대하는 태도가 너무나 훌륭해서, 아이들의 안전에 관해서는 아무 걱정 없이 안심하고 맡길 수 있었다.

시간이 흘러 두 아이 모두 알레르기를 극복했고 카리와 나는 친구가 되었다. 나는 카리에게 이 일을 세상에 알리자고 했다. 카리는 정말 뛰어난 연구자이자 의사라는 생각이 들었고, 그 비상한 재능을 더 많은 사람이 알아야 한다고 확신했다. 내가 변호사 출신이고 저 널리스트로도 일했으며 건강하고 깨끗한 삶을 위한 안내서로 쓴 베 스트셀러 《초록은 무엇과도 잘 어울린다Green Goes With Everything》의 저 자라는 사실은 카리도 잘 알고 있었다. 환경 문제의 인식을 넓히고 음식 알레르기의 원인을 밝히는 일, 선택 가능한 치료법에 관한 정 보를 최대한 많은 사람에게 알리는 일에 큰 열정을 가졌다는 사실 또한 잘 알고 있었다. 그리하여 우리는 전 세계 모든 가족이 그러한 정보를 얻어서 스스로 주도권을 잡고 문제를 헤쳐나가는 데 도움이 될 수 있는 책을 함께 쓰기로 했다. 우리가 생각하는 미래의 모습은 간단히 요약할 수 있다. 이제 음식 알레르기는 없어질 것이다.

카리와 슬론

이 책 전반에 나오는 '우리(저자)'라는 표현은 카리와 슬론을 지칭 한다. 때로는 카리와 카리가 이끄는 연구진을 지칭할 수도 있다. 스 탠퍼드대학교에서 진행된 임상시험과 관련된 내용은 모두 카리가 실시한 연구다. 이 책에서 언급한 환자는 모두 자신의 이야기를 다 루어도 좋다고 동의했다. 소개되는 모든 환자와 가족은 각자의 판단 에 따라 치료 방식을 선택했다. 독자 여러분의 자녀나 여러분 자신 이 음식 알레르기 진단을 받고 이 병을 예방하거나 치료할 수 있는 방법을 찾고 있다면, 어떤 치료를 택하든 반드시 전문가와 상의할 것을 권한다.

미래는 여러 사람의 손으로 빚어진다

과학의 발전은 협력으로 이루어진다. 모든 연구는 앞서 다른 사람이 찾아낸 결과를 토대 삼아 계속 앞으로 나아간다. 서로가 찾은 결과를 나누고, 학술대회에서 만나고, 격려한다. 그러다 친구가 되는 경우가 아주 많다.

음식 알레르기의 새로운 시대는 수십 년간 꾸준히 연구에 매진하고 지금도 그 노력을 쉬지 않는 많은 연구자와 의사의 손에서 빚어졌다. 연구실에서 셀 수 없이 많은 시간을 보내야 하고 연구비를 받기도 어려운 분야임에도 음식 알레르기는 연구할 만한 가치가 있는 심각한 문제임을 깨달은 사람들이다. 치료법이 될 만한 아이디어는 절대 허투루 흘려보내지 않고 애써 온 이들은 음식 알레르기의 예방과 치료가 실현될 수 있다는 대담한 희망을 품었다. 이 책 곳곳에서 이렇게 노력해 온 여러 연구자, 의사의 업적을 소개한다. 선구적인 성과를 이렇게 한데 모을 수 있게 되어 너무나 기쁘다. 현재 진행 중인 연구나 우리가 지금 누리고 있는 성과에 중요한 자극제가 된 음식 알레르기 연구가 혹시라도 누락됐다면 의도한 것이 아님을 밝힌다.

이 책에는 스탠퍼드대학교에서 카리의 연구진이 실시한 연구와 임상시험, 또는 평상시 진료 중에 환자나 환자 가족과 직접 만나서 경험한 일들도 함께 소개된다. 음식 알레르기를 직접 겪은 환자와 환자의 부모, 연구자, 의사, 아이가 깨달은 귀중한 통찰을 이 책에 담을 수 있게 된 것은 큰 영광이다.

음식 알레르기를 과학적으로 밝히기 위한 연구가 전 세계에서 이어지고 있다. 면역계에서 일어나는 반응의 과정도 놀라울 정도로 세밀하고 상세하게 드러나고 있다. 인체 면역기능과 환경의 상호작용, 면역계의 내적 기능을 좌우하는 유전자와 외적 기능에 영향을 주는 주변 환경, 다양한 식품에 함유된 단백질과 우리 몸이 처리하는 방식, 이 모든 영향에 작용하는 다양한 치료제의 효과, 그 밖에 훨씬 많은 정보가 밝혀지고 있다. 그리고 지금까지 나온 모든 정보를 종합하면, 이 이야기는 절대 끝이 아니며 이제 겨우 시작됐다는 사실을 알 수 있다. 늘 확실한 결론, 명확한 해답, 일관된 결과를 얻을 수 있는 것은 아니라는 의미이기도 하다. 연구 결과가 상충하기도 하고, 같은 결과가 다양하게 해석되기도 한다. 새로운 사실이 시도 때도 없이 밝혀진다면 유연한 사고방식이 필요하다. 현재 연구가 진행되는 속도로 볼 때 지금은 사실로 보이는 것도 1년 뒤에는 사실과 거리가 먼 것처럼 보일 수 있다.

우리는 이 책에서 연구 결과를 번듯하게 포장할 생각도 없고 상반된 결과가 나온 연구 결과를 배제하지도 않을 것이다. 정보로 단단히 무장하려면 최대한 완전한 그림을 볼 수 있어야 한다고 믿는다. 일반적으로 과학자는 새로운 연구 결과에 건전한 의구심을 던진다(그리고 그래야만 한다고 생각한다). 새로운 데이터와 분석 결과에 관해 충분히 의견을 나누고 같은 결과가 반복해서 나올 때 비로소 사실이 드러난다. 이런 점을 고려해서 이 책에서는 '핵심 요약'이라는 소제

목으로 사실 정보를 요약해 두었다. 이 항목에 요약한 내용은 현재까지 나온 가장 탄탄한 근거로 명확히 입증된 내용임을 보장한다.

과학적인 내용을 주로 다루지만, 그게 전부는 아니다. 음식 알레르기의 미래는 연구에서 나올 것인 만큼 지난 수십 년간 연구로 밝혀진 사실을 숙지하는 것도 중요하지만 음식 알레르기의 영향을 받는 사람이라면 누구나 필요한 데이터를 쉽게 얻을 수 있으면 좋겠다는 것이 우리의 바람이다. 그러므로 공인 자격을 갖춘 알레르기 전문의와 반드시 상의할 것을 권장한다. 전문가 상담과 이 책에 담긴 지식을 모두 활용한다면 여러분 개개인의 인생에 꼭 필요한 것이 무엇인지에 대해 종합적인 결론을 내릴 수 있을 것이다.

이 책에서 소개하는 연구는 꼭 필요하다고 판단해서 선택했지만 연구 내용을 상세히 기술한 내용은 대충 넘어가고 요약 정리된 부분을 더 집중적으로 읽어도 된다. 그렇게 하더라도 음식 알레르기가 맞이한 새로운 시대가 어떤 모습인지 알 수 있다. 시간을 충분히 들여서 이 책에 제시된 연구 내용을 꼼꼼히 읽어 본다면 지나온 연구 과정을 보다 심층적으로 이해하고, 현재 활용되는 새로운 접근 방식을 실현시키기 위해 과학이 어떻게 애를 써 왔는지 알 수 있을 것이다. 어느 쪽이든 상관없으니, 과학적인 내용과 숫자에 겁을 먹거나 혼란스럽다고 느끼지 않기를 바란다. 여러분을 위해 마련된 자료이니 여러분이 자료에 억지로 맞출 필요는 없다.

이 책에서 언급한 연구는 모두 별도로 정리해 두었다. TheEndOfFoodAllergy.com.에 방문하면 자료와 링크를 함께 확인할 수 있다. 더불어 이 책에 용어 풀이와 세 편의 부록도 마련했다.

첫 번째 부록에는 음식 알레르기를 겪고 있는 각 가정에 다양한 지원을 제공하는 단체와 네트워크 목록이 나와 있고, 두 번째 부록에서는 음식 알레르기를 둘러싼 일반적인 오해를 간단히 바로잡는다. 세 번째 부록에는 이 책을 쓰면서 인터뷰한 사람들과 음식 알레르기 치료, 예방과 관련된 모든 영리업체와 저자의 이해관계를 밝혔다. 정확한 정보를 얻기 위해 이 책을 선택한 독자가 우리가 소개한 정보를 편향 없이 현재까지 나온 가장 확실한 근거로 뒷받침되는 사실임을 믿고 활용할 수 있기를 바라는 마음으로 준비한 자료다. 음식 알레르기를 해결할 수 있는 방법, 현시점에서 가장 효과적인 여러 가지 최신 해결책을 알고 싶은 누구나 그 정보를 얻을 수 있도록 돕는 것이 우리가 이 책을 쓴 유일한 목적이다.

최근에 진단을 받은 성인 환자라면

성인이 된 이후에 음식 알레르기가 생기는 일은 생각보다 흔하다. 일반적으로 음식 알레르기에 관한 정보는 대부분 아동에 집중되어 있지만, 18세 이후에 음식 알레르기 진단을 받는 인구가 점점 늘어나는 추세다. 미국의 경우 성인의 10퍼센트 이상이 최소 한 가지 이상 음식에 알레르기 반응이 나타난다.[1] 이들 성인 환자의 거의 절반은 성인이 된 이후에 최소 한 가지 이상 음식에 알레르기가 생겼고, 4분의 1은 성인이 되어 태어나 처음 음식 알레르기를 겪었다. 전 세계적으로 이와 비슷하게 양상이 나타난다.

음식 알레르기의 종말

이 책에 담긴 거의 모든 정보는 나이와 상관없이 음식 알레르기가 있는 모든 사람에게 적용된다. 물론 음식 알레르기가 있는 성인이라면 위험한 간식을 손에 닿지 않는 곳에 보관하거나 구내식당에 견과류 안심 테이블을 따로 마련해야 할 필요는 없을 것이다. 이런 내용을 제외한 나머지 정보는 모두 성인 환자에게도 공통적으로 해당한다. 자녀가 최근에 알레르기 진단을 받은 부모들을 구체적으로 집어 설명한 부분도 많지만 성인 환자에게도 똑같이 적용된다고 보고 읽기를 바란다. 어린이 환자에게만 특이적으로 적용되는 정보는 누가 봐도 구분이 되도록 썼다.

이 책에 소개한 혁신적 치료법이 모든 연령의 환자에게 적용된다는 것이 가장 중요하다. 음식 알레르기를 앓던 많은 성인 환자가 면역요법을 성공적으로 마쳤고, 예전에 알레르기를 유발했던 물질에 노출되면 어쩌나 하고 겁먹을 일 없이 편안하게 살고 있다. 음식 알레르기의 새로운 시대는 이제 모두의 삶을 바꾸고 있다.

용어 설명

몇 가지 기본적인 용어를 알면 도움이 된다. 음식 알레르기의 세계에서는 특정 단어가 다른 의미로 사용되거나 의미를 정확히 알 수 없는 경우가 많다. 그래서 이 책에 자주 등장하는 몇 가지 단어의 뜻을 아래에 자세히 밝혀 두었다. 책 맨 뒤에 더 많은 용어 풀이가 나와 있으니 참고하기 바란다.

알레르기:

인체 면역계가 특정 음식을 해로운 물질로 잘못 인식하여 몸에 두드러기, 가려움증, 숨을 쌕쌕거리는 증상, 눈이 가렵고 눈물이 나는 증상, 코 막힘, 기침, 점액 분비, 혈압이 떨어지는 증상이 나타나는 현상. 이 같은 반응은 면역 글로불린 E(줄여서 IgE)라고 하는 면역 세포의 한 종류와 관련 있다. 알레르기 연구에서는 위와 장에 일시적으로 불편한 증상이 나타나는 음식 과민증과 음식 알레르기를 구분하기 위해 IgE 매개성 알레르기라는 용어가 많이 사용된다.

탈감작:

알레르기 반응 없이 인체가 받아들일 수 있는 알레르기 유발물질의 양을 점차 늘리는 치료법을 탈감작 치료라고 한다. 탈감작은 시간 간격을 두고 알레르기 유발물질의 '용량'을 점차 늘리는 과정 전체를 가리킨다.

불내성:

'음식 불내성'은 '음식 알레르기'와 다르다. 불내성은 속이 더부룩하거나(젖당의 경우) 두통(MSG의 경우) 같은 증상이 나타날 수 있다. 특정 향신료나 과일(계피나 파인애플 등) 불내성은 피부 발진을 유발하기도 한다. "속에 가스가 차서 콩을 못 먹는다"거나 "고추를 먹으면 소화가 잘 안 된다"고 하는 사람들은 생명에 지장이 없는 음식 불내성이 있다고 볼 수 있다.

과민증:

음식 과민증으로 몸이 불편해지거나 경우에 따라 심각한 증상이 나타나는 사람들이 있다. 이 경우도 이 책에서 다루는 음식 알레르기와는 차이가 있다. 가령 셀리악병이 있는 사람은 밀을 섭취하면 극심한 설사 증상이 나타날 수 있고, 요식업계와 가공식품 제조업계가 꼭 감안해야 하는 심각한 문제지만 음식 알레르기는 아니다. 특정 음식에 과민 반응이 나타나고 IgE까지 어느 정도 분비되는 사람도 있으나 이러한 경우도 음식 과민증에 포함되며 알레르기는 아니다.

내성(관용성)**:**

인체가 몸 내부(인슐린 등)에서 만들어지거나 외부(땅콩, 달걀, 우유 등)에서 유입된 특정 단백질에 맞서지 않는다는 것. 대부분은 선천적으로 모든 식품에 내성이 있다. 태어난 첫해와 두 번째 해를 보내는 동안 내성이 생기기도 한다. 달걀 알레르기의 경우 특히 그러한 특징이 나타난다. 면역계가 음식 알레르기나 다른 반응(이식받은 장기에 나타나는 거부 반응 등)을 나타내지 않도록 길들이는 것을 치료 유도 내성이라고 한다. 내성이 생기면 문제가 되는 물질에 지속적으로 노출되지 않아도(매일 땅콩을 한 개씩 먹는 등) 관용성이 유지된다. 음식 알레르기 분야에서는 이를 '지속적인 무반응 상태'라고 한다. 면역계가 재편되고 나면 남은 생애 동안 그 상태가 그대로 유지되는지, 다시 말해 완치가 되는 것인지는 현시점에서 판단하기 이르다. 현재까지 확인된 결과로는 1년간 알레르기 유발물질을 섭취하지 않고도 관용성이 유지된 사람들이 있다. 꿈이라고 생각했던 일이 현실이 된 것이다. 지속적인 무반응 상태는 현시점에서 치료와 가장 가까운 상태라 할 수 있다.

마지막으로 덧붙이는 말:
이 책에 나오는 달걀 알레르기는 모두 암탉의 알을 의미하며 우유 알레르기는 소의 젖을 가리킨다.

음식 알레르기의 종말

유행병이 된 음식 알레르기: 현황과 원인

급격한 증가세의 배경,
우리가 아는 것과 모르는 것

나탈리 조르지Natalie Giorgi는 늘 조심하면서 살았다. 세 살 때 땅콩 알레르기라는 진단을 받은 후부터는 그래야 했다. 사는 데 필요한 모든 기술 중에 콩과 식물을 피하는 요령부터 익혔다(땅콩은 견과류가 아니라 콩류다). 많은 아이가 그렇듯 나탈리도 땅콩이라는 적이 가까이에 있을 것 같은 기미가 느껴지면 바로 알아채는 '촉'이 발달했다.

2013년 여름에 나탈리는 가족들과 여행을 떠났다. 나탈리 가족은 4년째 해마다 타호 호수 근처 숲에서 캠핑을 했다. 나탈리의 부모님은 여행을 갈 무렵이 되면 캠핑장에 이메일을 보내고 전화도 걸어서 여러 번 당부하고 캠핑장에서 땅콩이 들어간 음식을 먹는 일이 없도록 주의를 기울였기에 한 번도 문제가 생긴 적이 없었다. '라이스 크리스피 트리츠Rice Krispies Treats'도 예전에 이 캠핑장에서 먹은 적 있는 제품이라, 나탈리는 이번에도 괜찮을 줄 알았다.

당시 열세 살이던 나탈리는 한 입 먹자마자 뭔가 이상하다는 느낌이 들었다. 곧장 부모님에게 달려가서 땅콩버터를 먹은 것 같다고 알렸다. 나탈리의 부모는 베나드릴Benadryl을 먹이고 일단 기다렸다. 아무 일도 일어나지 않았다. 지금껏 알레르기인 줄 알았는데 아니었나? 아니면 나탈리가 알레르기를 이겨낼 수 있게 된 건가?

하지만 몇 분 뒤, 나탈리는 구토를 했고 기도가 막히기 시작했다. 아버지가 에피네프린을 한 번 주사하고 다시 한 번, 이어 세 번째 주사했지만 알레르기 반응은 계속됐다. 캠핑장이 외부와 멀리 떨어진 곳에 있어서 구급차가 오기까지 한참 걸렸다. 병원에 도착했을 때쯤엔 의사도 손을 쓸 수 없는 상태였다. 나탈리는 땅콩버터가 들어간 라이스 크리스피 트리츠를 딱 한 입 먹고 그날 밤 세상을 떠났다.

숫자

이런 위험한 상황은 나탈리 말고도 너무나 많은 사람이 겪었다. 음식 알레르기가 있는 어린이가 최근 몇 년간 가파르게 상승했다는 보고가 연이어 나오고 지금도 그런 추세가 이어지고 있다. 성인이 된 후에 음식 알레르기 진단을 받는 사례도 마찬가지로 늘고 있다.

미국에서 현재 나탈리와 같은 위험을 안고 살아가는 아이들이 몇

음식 알레르기의 종말

명이나 되는지 집계하기란 쉬운 일이 아니다. 음식 알레르기가 있는지 아주 확실히 알 수 있는 방법은 음식을 먹고 어떤 반응이 나오는지 지켜보는 것이 유일하다. 하지만 아동 음식 알레르기의 유병률을 조사한 연구는 대부분 부모가 작성한 설문지를 집계한 결과라 아이가 실제로 알레르기 진단을 어떻게 받았는지 여부는 알 수 없다. 소화에 문제가 있거나 두통, 음식을 먹고 나타난 증상 등 여러 가지 이유로 알레르기 증상이 아닌데도 알레르기라고 착각하는 부모들도 있다. 또한 어린이의 음식 알레르기 발생률, 즉 특정 인구군에서 알레르기가 있는 아동의 비율을 확인하기 위한 조사는 음식에 알레르기가 있는 아이들의 부모가 참여할 가능성이 더 높으므로 과대 평가된 통계가 나올 수 있다(통계학자들이 선택 편향이라고 칭하는 현상이다). 알레르기 검사법 중에는 거짓 양성률이 높아서 알레르기가 아닌데도 그렇다고 나오는 경우가 있다는 점도 추정치가 부풀려지는 요인으로 작용한다.[1] 달걀 알레르기의 경우 알레르기 검사에 사용되는 달걀이 날달걀인지, 익힌 달걀인지에 따라 환자 비율이 달라진다.[2] 이러한 변수를 모두 감안하면, 한 국가나 전 세계의 유병률을 파악하기가 얼마나 힘든지 알 수 있다.

이와 같은 요소를 전부 고려하더라도 통계 결과에서 확실히 알 수 있는 사실이 한 가지 있다. 음식 알레르기가 지난 20년간 급속히 증가했다는 것이다. 이렇게 확신할 수 있는 주요 근거 중 하나가 미국 연방정부가 여러 건의 연구를 종합해서 결과를 도출하는 국민건강영양조사다. 가장 최근의 조사 결과를 보면[3], 2007년부터 2010년 사이에 미국 전체 어린이의 6.5퍼센트가 음식 알레르기와 함께 살아가는 것으로 나타났다. 어린이 약 500만 명, 또는 100명 중에 7명이 음식 알레르기가 있다는 의미다. 이보다 더 최근에 노스웨스턴대학교의 루치 굽타Ruchi Gupta 연구진이 조사한 결과에 따르면[4] 미국 아동의 7.6 퍼센트가 음식 알레르기를 앓고 있다. 성인의 경우 2014년에 미국 성인의 약 5퍼센트에 해당하는 1400만 명이 음식 알레르기가 있는 것으로 추정됐다.[5] 우리가 2019년에 노스웨스턴대학교 연구진과 함께 미국 성인 4만 명 이상을 대상으로 실시한 조사에서는[6] 거의 11퍼센트에 달하는 약 4400명이 음식 알레르기가 있는 것으로 확인됐다. 이 숫자를 미국 전체 인구에 적용하면, 미국에 사는 성인 중 땅콩과 패류, 유제품, 그 밖에 다른 음식에 알레르기가 있는 사람의 숫자가 2600만 명 이상이라는 결과가 나온다. 또한 음식 알레르기 환자 100명 중 6명은 한 가지 음식에만 알레르기가 있지만, 100명 중 40명은 최소 두 가지 이상 음식에 알레르기 반응을 보인다. 전체 환자 수가 가장 많이 집계된 결과와 가장 보수적으로 적게 집계

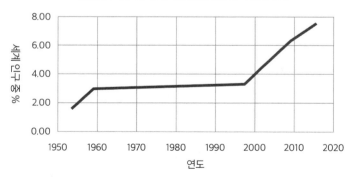

1950년 이후 전 세계적으로 증가한 음식 알레르기

전문가 검토가 실시된 여러 자료의 데이터를 종합한 결과.

된 결과 중에 어느 쪽을 참고하든, 미국에 음식 알레르기가 만연하다는 사실은 분명하다.

전 세계의 상황도 마찬가지다. 세계 알레르기 협회의 주도로 꾸려진 국제 연구단이 2013년에 89개국을 조사한 결과[7] 음식 알레르기가 있는 인구의 비율이 무려 15퍼센트로 나타났다. 이 결과에 따르면 음식 알레르기는 서구 사회만의 문제가 아니다. 호주, 핀란드, 캐나다는 5세 미만 아동 환자 비율이 높은 상위권 국가로 집계됐고 모잠비크, 탄자니아, 아이슬란드는 이보다 나이가 많은 아동 인구의 음식 알레르기 발생률이 가장 높은 국가로 꼽혔다. 신생아부터 18세까지 모든 연령의 아동 인구를 종합하면 영국, 콜롬비아, 핀란드가 최상위권 3개국이었다. 한마디로 음식 알레르기는 전 세계적 현상이 되었고 상황은 점점 나빠지고 있다.

전 세계 음식 알레르기 유병률

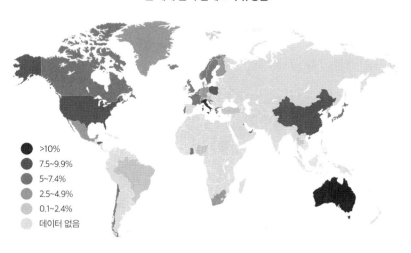

>10%
7.5~9.9%
5~7.4%
2.5~4.9%
0.1~2.4%
데이터 없음

항상 이랬던 것은 아니다. 1990년대 후반부터 이러한 추세가 나타났다는 것은 충분히 입증된 사실이나[8] 1950년대부터 시작됐다고 보는 연구자도 있다. 미국 질병통제예방센터에 따르면 어린이 음식 알레르기 유병률은 1997년과 1999년 사이에 3.4퍼센트 증가했다. 그리고 2009년과 2011년 사이에 다시 5.1퍼센트 증가한 것으로 나타났다.[9] 이 숫자만으로는 그리 심각하지 않다고 느낄 수 있지만, 실제 상황에 적용해 보면 15년도 안 되는 기간 동안 음식 알레르기가 있는 어린이가 100만 명 이상 늘었다는 의미가 된다. 1993년부터 2006년까지 음식 알레르기로 병원을 찾은 환자 수는 3배로 늘었다.[10] 이런 상황 역시 미국에만 국한되지 않는다. 예를 들어 중국에서는 음식 알레르기가 있는 영유아 비율이 1999년 3.5퍼센트에서 2009년 7.7퍼센트로 증가했다.[11] 또 영국에서는 1990년대 초반에 해마다 음식 알레르기로 입원 치료를 받은 어린이 환자가 100만 명당 16명에서 2003년에는 100만 명당 107명으로 급증했다.[12]

특히 땅콩 알레르기의 증가세가 두드러진다. 1997년에는 미국에 땅콩 알레르기가 있는 어린이의 비율이 전체의 0.5퍼센트도 되지 않았다.[13] 그러나 2008년이 되자 이 비율이 1.4퍼센트로 늘어났고 이후 7년간 유병률은 두 배 가까이 늘어[14] 2018년에는 2.2퍼센트에 이르렀다. 유제품 알레르기의 상황은 더욱 심각하다. 2007년에 실시된 한 조사에서[15] 응답자의 17퍼센트가 우유에 알레르기가 있다고 답했다. 우유, 땅콩과 함께 음식 알레르기를 가장 많이 일으키는 여덟 가지 음식으로 꼽히는 달걀, 생선, 갑각류, 견과류(아몬드, 헤이즐넛, 호두, 피스타치오 등), 밀, 대두 모두 최근 몇 년 사이에 알레르기 환자 수가 늘었다.

인종과 민족도 영향을 준다. 2016년에 미국 시카고, 일리노이, 신시내티, 오하이오에 사는 어린이 817명을 조사한 결과에서는 히스패닉이나 백인보다 흑인 어린이의 환자 비율이 더 높은 것으로 나타났다. 밀, 옥수수, 대두, 생선, 패류 알레르기가 있는 어린이 비율도 히스패닉을 제외한 백인보다 흑인 어린이에서 더 높은 것으로 확인됐다.[16] 또한 이 연구에서 히스패닉계 어린이는 옥수수, 생선, 패류 알레르기 발생률이 백인 어린이보다 더 높은 것으로 나타났다. 종합하면 현재 음식 알레르기 발생률이 가장 높은 인구군은 비히스패닉 흑인 어린이다.[17] 비히스패닉 백인과 비교할 때 비히스패닉 흑인 인구에서 새우 알레르기 환자 비율이 더 높다는 사실도 여러 연구를 통해 확인됐다.[18] 흑인 어린이는 한 번에 여러 종류의 음식에 알레르기가 나타날 확률이 더 높다고 밝혀진 연구 결과도 있다. 한 자료에서는 "아프리카 혈통은 땅콩에 민감 반응이 나타날 위험성이 높은 중요한 위험 요소 중 하나"[19]라는 설명이 나온다. 민족성이 음식 알레르기에 어떻게 영향을 주는지, 이러한 위험 요소에 효과적으로 대처하는 방법은 무엇인지 밝혀내기 위한 연구는 오래전에 시작됐다.

지리도 음식 알레르기 위험성에 영향을 준다. 사는 곳은 알레르기 반응이 발생하는 음식의 종류에 영향을 줄 수 있다. 예를 들어 겨자씨 알레르기는 프랑스에서 유독 많이 나타나고 로열젤리 알레르기는 홍콩에서 상대적으로 더 많이 발생한다. 음식 알레르기가 발생하는 상세한 면역 기전이 국가마다 다른 경우도 있다.[20] 즉 어떤 나

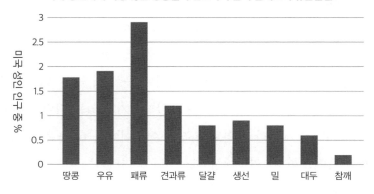

미국 성인에게 가장 많은 영향을 주는 9가지 음식 알레르기 유발물질

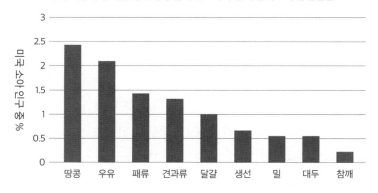

미국 아동에게 가장 많은 영향을 주는 9가지 음식 알레르기 유발물질

라에서 사람들이 알레르기 반응을 보이는 땅콩 단백질과 다른 나라에서 그러한 반응이 나타나는 땅콩 단백질은 종류가 다를 수 있다. 음식 알레르기 연구는 대부분 서구 국가에서 실시되고 있지만 유병률은 전 세계적으로 증가하는 추세다(11장에서 그 규모에 관해 다시 설명한다). 과거에 음식 알레르기 문제가 전혀 없던 국가도 이러한 증가세에 대처하느라 골머리를 앓고 있다.

음식 알레르기의 종말

위생 가설 – 옳은 부분과 잘못된 부분, 그다음은?

굉장히 혼란스럽고 덜컥 겁이 나기도 하는 이러한 통계 결과에는 명확한 메시지가 담겨 있다. 지금 전 세계적으로 변화가 일어나고 있다는 사실이다. 음식 알레르기는 현재 지구 전체에 유행병처럼 번진 상황이고, 자연히 왜 이런 일이 일어났는지 궁금해진다. 대체 무슨 일이 벌어지고 있을까? 지난 몇 십 년간 무슨 변화가 있었기에 먹어도 안전한 음식과 그렇지 않은 음식을 인체가 이렇게까지 혼동하는 지경에 이르렀을까?

과학을 통해 우리는 음식 알레르기에 관한 귀중한 통찰과 메커니즘을 밝힌 중대한 데이터를 얻을 수 있었다. 이러한 과학 연구에서 나온 결과 중 일부는 주류 지식이 되었지만, 알레르기로 고통받는 사람들의 입장에서는 타당성이 있을지 몰라도 일부 한정된 연구에서 나온 모호한 견해와 이론일 뿐이다. 음식 알레르기와 그 밖에 면역 기능의 문제를 설명하는 이론 중에 가장 잘 알려진 것이 아마도 위생 가설일 것이다. 그러므로 이참에 이 이론을 상세히 파헤쳐서 사실에 근거한 부분과 사실이라고 보기 힘든 부분을 모두 살펴보기로 하자.

위생 가설에 관해 들어 본 독자들도 많을 것이다. 과도하게 포장된 부분이 있지만 위생 가설로 음식 알레르기가 유행하게 된 이유를 어느 정도는 설명할 수 있다. 위생 가설의 핵심은 면역력이다. 우리가 엄마 배 속에 있을 때 인체의 면역계는 사실상 텅 빈 백지와 같다. 그래야 하는 이유가 있다. 면역계는 외인성 물질을 거부하는 기능이 있지만, 배 속에서 자라는 태아는 모체로부터 전달되는 것을 전부 받아들일 수 있어야 한다. 게다가 엄마 몸속의 항체가 태아를 보호해 주므로 굳이 따로 경계할 필요가 없다. 그러나 출생 후에는 상황이 달라진다. 자신을 지켜 주던 자궁에서 빠져나온 아기는 이제 스스로를 지키는 법을 배워야 한다. 인체라는 성을 굳건히 지키고, 침입자가 위협하면 군대를 보낼 수 있는 기지도 필요하다.

우리 몸은 여러 가지 문제를 겪은 후에 이러한 기능을 익힌다. 면역계는 외부 사회에 노출되면서 벌어지는 소규모 충돌을 통해 배우고 자극을 받아 탄탄한 방어 능력을 갖춘다. 세포 수준에서 이루어지는 이 엄격한 교육은 면역계가 편안하고 안락한 상태에서 벗어나도록 떠미는 것으로도 볼 수 있다.

위생 가설은 집 안이 지나치게 청결하고 자연에 존재하는 오염물질이 생활환경에서 철저히 차단되면 인체 면역계가 학습할 기회를 빼앗기는 것과 같다고 설명한다. 살균된 환경에서는 미생물에 노출될 일이 없고, 우리 몸의 보초병인 면역계가 더 강해질 기회가 없다는 것이다. 혈액 세포는 외부에서 침입한 물질과 순수한 방문자를 구분해야 하는 것이 정상이나, 외부에서 유입된 미생물과 접촉할 기회가 없으면 이런 기능을 익히지 못한다. 그 결과 면역계가 허술한 상태로 유지되고[21], 감염이 일어나도 물리치지 못할 뿐만 아니라 공격을 감행해야 할 때와 물러나야 할 때를 혼동한다. 위생 가설은 아이가 표백제, 항균 비누, 그 밖에 다양한 세척제를 사용하는 환경에서 생활하고[22] 몸이 지저분해질 기회가 줄면 습진과 피부 건조, 다발성 경화증, 크론병, 제1형 당뇨, 천식, 건초열이 발생할 확률이 높아질 수 있다고 본다. 그리고 여러분도 예상했겠지만 알레르기도 포함된다.

이 가설로 음식 알레르기가 급증한 수수께끼가 정말로 풀렸는지 판단하기에 앞서, 역사적인 자료를 몇 가지 짚어 보면 도움이 될 것이다. 위생 가설의 뿌리는 영국에서 1970년의 어느 일주일간 태어난 16,567명 전원의 건강 정보를 수집한 '영국 코호트 연구'에서 찾을 수 있다. 이 연구에서 수집된 데이터를 분석한 결과, 한 가지 흥미로운 현상이 발견됐다. 습진과 건초열 발생률이 가족의 자녀 숫자와 관련 있다는 사실이었다. 즉 형제자매가 많은 집은 습진과 건초열 발생률이 모두 더 낮은 것으로 나타났다.[23]

영국의 역학자 데이비드 스트라컨David Strachan은 이 결과를 바탕으로 다음 단계 연구를 진행했다. 영국에서 1958년의 어느 일주일 동안 태어난 17,415명의 건초열 발생률을 조사한 것이다. 1989년에 발표된 스트라컨의 연구 결과에 따르면, 건초열은 다른 어떤 요인보다 가족 구성원의 수와 한 가정에서 태어난 순서와 깊은 연관성이 있었다.[24] 자신보다 나이가 많은 형제자매가 있는 아이는 외동이나 장남, 장녀인 아이보다 11세, 23세에 건초열이 발생할 가능성이 더 낮은 것으로 나타났다. 습진도 나이 많은 형제 수와 관련 있었다. 즉 연장자인 형제자매가 많은 아이일수록 습진 발생률이 낮았다. 이 현상은 형제자매 효과로도 불린다. 스트라컨은 형제자매 간에 일어나는 '비위생적 접촉'이 이러한 결과가 나온 이유일 수 있다고 추정했다. 어린아이들이 나이가 더 많은 아이들이 이미 감염되어 있던 미생물에 노출되고, 이를 통해 그러한 미생물을 물리치는 면역력이 구축된다는 것이다.

스트라컨은 다음과 같이 설명했다. "지난 세기 전반에 걸쳐 가족 구성원의 수가 줄고 가정의 편의 시설이 개선되었으며 개인 청결 기준도 높아졌다. 그 결과 새로 꾸려진 가정에서 구성원 간에 교차 감염이 발생할 확률이 줄었다. 이것이 부유층에서 임상학적 아토피 질환이 더 일찍, 더 광범위하게 발생하는 이유일 수 있다." 스트라컨이 밝힌 핵심이 현재 우리가 위생 가설이라 칭하는, 청결도 향상이 인체 면역계가 약화된 원인이라고 보는 이론이 되었다. 인체가 감염에 더 많이 노출될수록 알레르기 같은 면역 질환이 생길 가능성이 낮아진다는 내용이다.

위와 같은 초기 보고서가 발표된 후 수년 동안 형제자매 효과가 정말로 존재하는지 입증하기 위한 연구가 다수 진행됐다. 나이 많은 형제자매가 있으면 천식과 심지어 당뇨까지 발생률이 낮아진다는 연구 결과도 나왔다. 또 생후 첫 6개월 동안 보육 시설에 다닌 아이들은[25] 천식과 습진이 발생할 위험성이 더 낮아질 수 있다는 결과도 있었다. 미국 미시건 주립대학교의 역학자 두 명은 2002년까지 발표된 이러한 데이터를 전부 모아서 검토했다. 건초열의 경우 총 17건의 관련 연구에서 모두 형제자매가 많을수록 발생률이 낮아지는 반비례 관계가 확인됐다.[26] 습진을 조사한 11건의 연구 중 9건, 습진과 숨을 쌕쌕거리는 증상을 조사한 31건의 연구 중 21건도 마찬가지였다. 위생 가설이 적용되는 범위는 건초열, 습진을 넘어 음식 알레르기를 포함한 다른 면역계 문제까지 더욱 확장됐다.

흥미로운 생각이지만 근거는 없었다. 위생 수준이 별로 좋지 않은 환경에서 생활하다가 세균이나 바이러스에 약하게 감염되면 인체가 그러한 미생물에 면역력을 갖게 된다는 추정이 사실이라면 면역계에 이러한 기능이 갖추어지는 메커니즘이 존재할 것이다. 그러나 그와 같은 메커니즘은 과학적으로 입증되지 않았다.

그래서 근거를 찾기 위한 실험 연구가 시작됐다. 이탈리아의 연구진은 감염이 일어나면 면역세포의 한 종류인 보조 T세포 1T helper 1(줄여서 Th1)이 활성화되는 경우가 있다고 밝혔다.[27] 미생물에 덜 노출되면 Th1의 활성이 줄고, 또 다른 면역세포인 보조 T세포 2Th2가 활성화된다. 이 Th2의 활성이 높아지는 것은 알레르기의 특징인 것으로 밝혀졌다[28].

독일에서도 위생 가설에 힘을 실어 주는 결과가 나왔다. 1980년대에 독일 연구진은 바이에른 시골 지역의 작은 마을에서 석탄과 나무를 태워 난방을 하는 집에 사는 아이들은 알레르기 발생률이 희한할 정도로 낮다는 사실을 알아냈다. 이러한 난방 방식은 건강에 심각한 문제를 일으킬 수 있다는 일반적인 생각과는 상반되는 결과였다. 일부 역학자들은 그런 환경이라도 시골의 공기가 뮌헨 같은 도시 지역보다 깨끗하므로 알레르기 발생률도 더 낮은 것이라고 주장했다.[29] 그러나 연구 결과 이런 추측은 사실이 아닌 것으로 드러났다. 어쨌든 시골 농장에 살고 나이가 많은 형제자매와 함께 생활하는 아이들을 조사한 데이터마다 알레르기 발생률이 더 낮은 것으로 나타났다. 하지만 왜 이런 차이가 나타나는지, 정확한 이유가 밝혀진 연구는 한 건도 없었다.

1999년부터 2002년 사이에 발표된 몇몇 연구에서는 새로운 표적을 지목했다. 세균에서 발견되는 내독소라는 분자였다. 이 내독소가 면역 기능을 좌우하는 필수 스위치인 TLR4를 켜는 역할을 한다는 내용이었다.[30] 무엇보다 내독소는 자연환경에 많다는 점이 중요하다.[31] 오스트리아에서는 2200명이 넘는 어린이를 대상으로 농장에 사는 아이들이 다른 환경에서 자란 아이들보다 건초열이나 습진 발생률이 더 낮은 여러 가지 후보 요인을 조사한 연구가 실시됐다. 생활환경, 감염, 식생활, 반려동물 노출이 후보에 포함됐다. 그 결과 유일하게 발병률과 관련 있는 변수는 농장에 사는 아이들이 가축과 접촉하는 빈도인 것으로 확인됐다.[32] 바이에른과 스위스에서 농장과 농장이 아닌 일반 가정 총 84곳을 조사한 연구에서는 내독소 농도가 가장 높은 곳이 마구간이며, 농장에 사는 아이들이 쓰는 매트리스에 농장이 아닌 집에서 사는 아이들의 매트리스보다 내독소가 더 많은 것으로 밝혀졌다.[33] 2001년에 오스트리아, 독일, 스위스 시골 지역에 사는 초등학생 2618명을 조사한 '알레르기와 내독소 연구'에서는 생후 첫 1년 동안 마구간이 주변에 있고 농장에서 나온 우유를 마신 아이들은 생애 초기에 이러한 환경에서 살지 않은 아이들보다 천식과 건초열 발생률이 낮은 것으로 나타났다.

실내 환경에서도 동일한 특징이 나타나는지 확인하기 위한 연구가 실시됐다. 연구진은 콜로라도에서 최소 3회 이상 숨을 쌕쌕대는 증상이 의사를 통해 확인된 적 있는 61명의 아기를 대상으로, 이 아이들이 사는 집의 거실, 주방, 침실에서 진공청소기로 먼지를 수집했다. 그 결과 알레르기 증상이 나타난 아기가 사는 집은 그런 문제가 없는 아기가 사는 집보다 내독소가 훨씬 적은 것으로 확인됐다. 이에 연구진은 "생애 초기에 실내 환경에서 내독소에 노출되면 알레르기 유발물질에 민감하게 반응하지 않게 될 가능성이 있다"[34]고 결론 내렸다. 이에 따라 내독소는 위생 가설을 지탱하는 기둥이 되었다. 내독소가 다량 존재할수록 알레르기는 최소 수준에 머무른다고 여겨졌다.

위생 가설이 음식 알레르기와 다른 면역 질환이 증가한 이유를 깔끔하게 설명해 주는 이론처럼 보일 수도 있다. 실제로 위생 수준의 변화가 음식 알레르기 증가세에 영향을 주었을 가능성도 있다. 그러나 지금까지 밝혀진 근거는 확정적이지 않고, 이 이론에 동의하지 않는 과학자들도 많다. 최근에는 상반되는 연구 결과도 나왔다. 가령 Th1의 활성이 줄면 Th2의 활성이 증가하고 알레르기가 생긴다는 주장의 경우, 네덜란드 연구진이 가봉에서 발생한 알레르기를 조사한 결과[35], Th2의 농도가 높아져도 알레르기 발생률은 높아지지 않는 것으로 확인됐다. 다른 여러 연구에서도 인체를 보호하는 기능을 한다고 추정된 Th1의 활성이 감소하면서 생긴다고 여겨진 문제가 실제로는 Th1의 활성이 증가하면서 발생한다는 사실이 밝혀졌다. 기생충의 일종인 연충이 Th2의 활성을 촉진하지만 알레르기가 증가하지 않는다는 연구 결과도 위생 가설과 어긋나는 또 하나의 걸림돌이 되었다. 또한 리노바이러스와 호흡기세포융합바이러스 같은 호흡기 바이러스는 알레르기를 막는 효과가 없고, 오히려 감염 시 알레르기와 천식 위험성이 모두 높아지는 것으로 나타났다.[36]

내독소와 농장 환경이 알레르기에 유리하게 작용한다는 주장과도 상충되는 증거가 나왔다. 몇몇 연구에서 농장 생활이 알레르기와 천식의 위험 요인으로 밝혀진 것이다. 또 다른 연구에서는 농장 환경이 알레르기 보호 효과가 있다는 이전의 연구 결과가 재현성이 없는 것으로 나타났다. 내독소도 마찬가지다. 알레르기와 내독소의 연관성을 판단하기에 애매한 요소들도 발견됐다.[37] 몇 가지만 꼽아 봐도 노출 시점, 유전학적 특징, 개개인의 건강 상태 등 여러 가지다. 게다가 내독소는 인체에 해가 될 수 있다. 흡입하면 가슴이 조이는 증상과 발열, 염증이 발생할 수 있으며 폐에 문제를 일으켜 면역 기능과 무관하게 천식과 숨을 쌕쌕대는 증상이 발생할 수 있다. 데이비드 스트라컨은 자신이 발표한 연구 결과가 10여 년 만에 눈덩이처럼 불어나 위생 가설이 된 것과 관련하여, 과학적으로 밝혀진 근거의 균형을 고려할 때 아동기 초기에 집 바깥 환경에서 이루어지는 접촉이 알레르기 예방에 도움이 된다고 볼 수는 없다는 견해를 밝혔다.

위생 가설은 음식 알레르기의 수수께끼를 완벽히 풀 수 있는 정답이 아닌 것으로 보인다. 이 이론과 관련된 연구가 음식 알레르기에 초점을 맞추지 않았다는 점도 중요한 문제다. 건초열, 습진, 음식 알레르기가 발생하는 면역계의 본질적인 작용 방식은 동일할 수 있지만 이러한 기능이 활성화되는 요인은 같지 않을 수 있다. 내독소가 건초열을 예방하는 데 도움이 된다고 하더라도 그렇기 때문에 음식 알레르기까지 예방한다고 확신할 수는 없다.

이런 사실과 별개로, 위생 가설에는 음식 알레르기를 이해할 수

음식 알레르기의 종말

있는 아주 중요한 정보가 몇 가지 담겨 있다. 또한 예방에 중요한 단서도 찾을 수 있다. 무엇보다 음식 알레르기를 이해할 때 가장 중요하다고 여겨지는 핵심을 이 가설에서 발견할 수 있다. 우리가 이 책을 통해 전하고자 하는 주요 메시지이기도 한 그것은, 바로 알레르기를 해결하는 방법이 모든 사람에게 똑같이 적용되는 경우는 드물다는 사실이다. 유전학적 특징, 환경, 양육 방식, 식습관, 그 밖에 너무나 많은 요소가 개개인이 겪는 음식 알레르기의 전체 그림에 영향을 준다. 누구에게나 두루 적용되는 방식으로는 음식 알레르기를 예방하거나 치료할 수 없다. 이 책에서 이 모든 내용을 차근차근 살펴볼 것이다. 그 전에 먼저, 음식 알레르기가 이토록 유행하게 된 이유에 관한 다른 설명도 살펴보자.

오랜 친구들

몇 년 전에 영국의 미생물학자 그레이엄 루크Graham Rook는 면역 질환이 증가한 이유가 인체의 오랜 친구들과 관련 있다는 가설을 제시했다. 위생 가설과 비슷한 개념이나, 이 가설에서는 소화계에 서식하는 세균 전체인 장내 미생물군에 초점을 맞춘다.

장내 미생물군이 우리의 전반적 건강에 중요하다는 사실은 수많은 연구 결과로 계속 입증되고 있다. '군집'을 이룬 이 장내 미생물은 뇌와 면역계 그리고 여러 질병을 견디는 인체의 능력에 영향을 준다.[38] 음식 알레르기와도 관련 있을 수 있다.

'오랜 친구들' 이론[39]은 서구 지역에 사는 사람들이 지금까지 인류가 진화하면서 노출된 미생물에 더 이상 노출되지 않는다는 사실에서 출발한다. 엄마의 자궁에서, 놀이터에서, 저녁 식탁에서, 친구들과 장난감을 함께 갖고 놀 때, 개가 몸을 핥도록 내버려 둘 때 등 우리는 살면서 미생물에 끊임없이 노출되고, 이 과정에서 접한 미생물은 장에 서식하며 피부에도 서식하고 매일 생활하는 환경에도 머물러 있다. 루크는 이러한 미생물이 인체 면역계를 단련시켜서 외인성물질에 안전하고 균형 있게 반응하게 된다고 설명했다. 위생 가설의혼란 요인이 된 기생충도 이 기능과 관련 있을 수 있다. 접촉하는 미생물이 적으면 이러한 면역 기능도 불완전하게 단련된다.[40] 이때 알레르기로부터 인체를 보호하는 미생물은 병을 일으키는 종류가 아닌 무해한 종류다.

중요한 건 다양성이다. 루크가 이 이론을 제시한 이후부터 수년간 미생물에 광범위하게 노출되는 것이 얼마나 중요한지 명확히 보여 주는 연구 결과가 연이어 발표됐다. 특히 영유아에서 이런 특성이 두드러지게 나타난다. 실제로 다양한 미생물군에 노출되는 것과알레르기를 막는 능력에 연관성이 있다고 밝힌 연구도 많았다.[41] 뉴욕대학교 랭곤 병원의 소아 알레르기 전문의이자 면역학자인 안나노왁웨그르진Anna Nowak-Wegrzyn의 연구진은 아동 856명을 대상으로연구한 결과 다양한 음식을 접하는 식생활과 천식 위험성 감소에 강력한 연관성이 있다고 밝혔다.[42] 이 연구에서 생후 첫 1년간 아이가먹는 음식이 한 가지 늘면 천식 위험성이 26퍼센트씩 낮아지는 것으로 나타났다. 음식을 다양하게 먹지 않은 아이들은 여섯 살 때 음식 알레르기가 나타나는 경우가 더 많았다. 이러한 차이는 한 살 때 가장 두드러지게 나타났다.

현대 사회에서는 식생활의 다양성이 약화된 것으로 보인다. 위생 가설과도 일치하는 부분이다. 즉 주변 환경의 위생 수준이 향상되면서 특정 중증 질환에 걸릴 가능성이 감소했지만 동시에 예전처럼 광범위한 세균과 접촉할 가능성도 줄었다.

그러나 다양한 미생물에 덜 노출되는 상황을 21세기의 위생적인 환경 탓으로만 돌릴 수는 없다. 장내 미생물군의 다양성을 유지하는 데 도움이 되는 섬유질을 예전만큼 충분히 섭취하지 않는 식생활, 몸을 병들게 하는 해로운 세균과 함께 장에 서식하면서 건강에 도움이 되는 세균까지 전부 다 없애는 항생제, 동물과 접촉할 기회가 줄어서 동물의 털과 발바닥에 사는 미생물에 노출될 일도 줄었다는 점도 고려해야 한다.[43] 그 밖에도 여러 가지 요인이 있다.

외부 환경의 미생물과 체내 면역 기능은 서로 깊은 연관성이 있다. 시카고대학교의 음식 알레르기 연구자 캐시 네이글러Cathy Nagler는[44] 마우스를 우유 알레르기가 있는 아기의 장에서 채취한 장내 미생물에 노출되도록 하면 우유 알레르기가 생긴다는 사실을 발견했다. 우유 알레르기가 없는 건강한 아기의 장내 미생물에 노출된 마우스에서는 우유 알레르기 반응이 나타나지 않았다. 보스턴 아동병원의 탈랄 샤틸라Talal Chatila도[45] 인체에 유익한 영향을 주는 것으로 밝혀진 특정 세균은 마우스에서도 음식 알레르기를 방지한다는 연구 결과를 발표했다. 또한 일부 동물에서는 원래 음식 알레르기가 있었더라도 '유익한' 세균에 노출되자 알레르기가 사라질 수 있는 것으로 나타났다.

하버드대학교와 매사추세츠 공과대학MIT의 협력 연구센터인 브로드 연구소는 1년 기간으로 다이아브이뮨DIABIMMUNE이라 이름 붙인 다개국 연구를 시작했다. 러시아, 핀란드, 에스토니아 사람들의 장내 미생물군을 조사하여 문화적 환경이 장내 미생물군에 어떤 영향을 주는지 확인하는 연구였다. 러시아 북동부의 카렐리아 지역은 핀란드와 국경이 맞닿아 있지만 두 곳의 경제 상황에는 확연한 차이가 있다. 이처럼 지리적으로는 인접하지만 생활 방식이 전혀 다른 지역은 연구자들이 '살아 있는 실험실'이라고 부를 만큼 생활 방식이 장내 미생물군, 나아가 면역 반응에 어떤 영향을 주는지 조사하기에 이상적인 환경으로 여겨진다. 같은 이유로 위생 가설을 매우 효과적으로 연구할 수 있는 환경으로도 볼 수 있다.[46]

최근 들어 일부 연구자들은 '위생 가설'이라는 용어를 쓰지 말아야 한다고 주장한다. 그럴 만한 이유는 충분하다. 열악한 위생은 과거에도 그랬고 지금도 막대한 문제를 일으킨다.[47] 위생을 지키는 것이 오히려 해가 될 수 있다는 개념이 확산되면 손 씻기처럼 목숨을 구할 수도 있는 노력을 하지 않으려는 사람들이 생길 수 있다고 우려하는 의사들도 많다. 손 씻기를 비롯해 위생을 유지하기 위한 다른 여러 가지 노력이 질병의 확산을 막는 가장 효과적인 방법이라는 것은 명확한 사실이다. 손은 반드시 씻어야 하고, 아이들도 그렇게 하도록 해야 한다. 친척들이 놀러 와서 아기를 안으려고 하면 먼저 손부터 씻도록 해야 한다. 소아과 전문의도 마찬가지다. 이런 노력을 하지 않는다고 해서 제1형 당뇨와 크론병, 알레르기, 그 밖의 면역 질환 발생률이 줄지는 않는다.

위생 자체는 문제가 아닌데 위생 가설이라는 명칭 때문에 오해가 생길 수 있다. 장내 미생물군이 줄어든 이유는 생활 방식의 변화 때문이다. 동물이나 오염물질과 동떨어진 삶, 과도한 항생제 사용, 식물이 다양하게 포함되지 않은 식생활이 문제다. 제왕절개도 장내 미생물군의 다양성을 해치는 원인이 될 수 있다(나중에 다시 자세히 설명한다). 과거에는 생기가 넘쳤던 장내 미생물군이 이제는 인체 면역계가 올바른 방향으로 나아가도록 이끄는 역할을 제대로 하지 못하는 실정이다. 그 결과 인체가 잘못된 길로 접어드는 경우가 점점 늘어났다. 음식 알레르기는 그런 결과 중 하나다.

하지만 아직 밝혀지지 않은 부분도 많고, 오랜 친구들 이론 역시 위생 가설처럼 완벽한 해답은 아니다. 유전학적 특징은 장내 미생물군은 물론 알레르기 질환의 취약성에도 영향을 준다. 생애 초기의 다양한 경험이 왜 그토록 중요한지 아직 과학적으로 완전히 파악되지 않았다. 아마 많은 독자가 알고 있겠지만 프로바이오틱스가 아동기나 성인기 건강에 어떤 도움을 주는지도 연구가 계속 진행 중이며, 알레르기 방지에 어떤 효과가 있는지 밝히기 위한 연구도 현재 진행 중이다. 이런 한계점은 존재하지만, 장내 미생물군을 건강하게 유지하려면 식생활과 주변 환경에서 다양한 미생물에 노출되는 것이 중요하고, 음식 알레르기의 퍼즐을 푸는 중요한 단서 중 하나일 것으로 추정된다.

이중 항원 노출 이론

이상하게 들릴지도 모르지만, 음식 알레르기는 반드시 음식을 먹어야만 촉발되는 문제가 아닐 가능성이 있다. 피부 접촉도 음식 섭취 못지않게 위험하다는 근거가 점점 늘어나는 추세이며, 이중 항원 노출 이론도 이러한 근거에서 나왔다.

이 이론의 핵심은 습진의 일종인 아토피 피부염이다. 피부가 벌겋게 변하고 가려운 아토피 피부염은[48] 아이들에게서 흔히 나타나며 면역 기능, 환경 요인 등 다양한 요인으로 발생한다. 습진이 생기면 피부에 투과성이 생긴다는 사실에서 음식 알레르기와의 연관성이 제기됐다. 피부는 잠재적인 유해 미생물과 알레르기 유발물질로부터 인체를 보호하는 방어막이다. 그리고 필라그린이라는 단백질이 이 방어막을 유지하는 핵심 기능을 담당한다. 습진이 생기면 필라그린이 제 기능을 못 하는 경우가 많고, 이로 인해 피부가 정상적으로 수행해야 할 강력한 보호막 또는 보호 장벽 역할을 하지 못한다. 피부에 이러한 문제가 발생하면 테이블 위에 잔류한 단백질이나 손으로 접촉하는 음식, 심지어 먼지에 포함된 음식 단백질이 피부를 통해 체내로 유입되어 면역세포가 반응하고 알레르기 반응이 촉발될 수 있다. 이 경우 동일한 음식을 섭취할 때도 같은 반응이 일어난다.

이중 항원 노출 이론은 연관성이 입증된 습진과 음식 알레르기의 관계를 설명한다. 알레르기는 습진이나 알레르기성 천식, 건초열(알레르기성 비결막염으로도 불린다), 음식 알레르기 등 다양한 형태로 발생한다. 모두 '아토피' 질환에 속한다는 공통점이 있다. 아토피라는 표현은 '다르다'는 뜻의 그리스어 atopy에서 유래했다. 이 여러 형태의 알레르기는 모두 연관되어 있다. 보통 피부가 건조해지는 증상이 가장 먼저 나타난다. 대부분 영유아기나 아동기 초기에 나타나는 증상이다. 피부가 건조하고 습진이 생긴 영유아 중 상당수가 나중에 음식 알레르기가 있는 것으로 밝혀지고, 이어서 건초열과 천식 진단을 받는다. 이러한 과정은 알레르기 행진, 또는 아토피 행진으로도 불린다. 이 행진의 양상은 매우 다양하게 나타난다. 알레르기 초기 단계에 극복하는 사람도 있고, 계속 진행되어 중증 질환이 되는 사람도 있고, 증상이 경미한 수준에 그치는 사람도 있다. 사람마다 이 행진이 어떤 경로로 진행될 것인지는 알 수 없고 예측할 방법도 없다. 다만 현재까지 나온 연구 결과를 보면 습진으로 출발한다는 사실을 알 수 있다. 습진으로 피부에 투과성이 생기는 것이 수많은 음식 단백질의 첫 번째 유입 지점이 되고, 이것이 알레르기 유발물질로 작

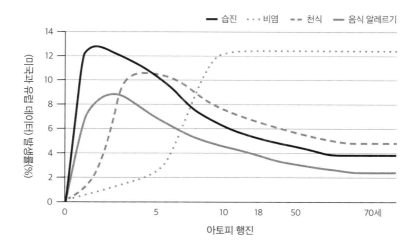

용할 가능성이 있다.

영국의 알레르기 연구진은 이중 항원 노출 가설로 전 세계적으로 특정 식품의 알레르기가 증가한 이유를 설명할 수 있다고 밝혔다.[49] 환경에 없는 음식은 습진이 생긴 사람이 피부를 통해 그 음식에 노출될 일이 없고, 일상생활에서 흔히 접하는 음식은 환경을 통해 이러한 피부 노출이 일어난다는 것이다. 뒤에서 다시 설명하겠지만 생애 초기에 섭취를 통해 음식에 노출되면 이런 상황을 크게 바꿀 수 있다.

이중 항원 노출 이론을 뒷받침하는 동물실험 결과도 있다. 하버드대학교와 펜실베이니아대학교 연구진이 실시한 연구에서는 마우스에 발생하는 습진과 유사한 피부 병소가 음식 알레르기와 밀접하게 연관된 것으로 나타났다. 또한 피부가 손상된 마우스는 음식 알레르기 반응을 일으키는 주요 면역세포인 비만세포가 확장되고 활성화되는 것으로 확인됐다.[50] 또 다른 연구에서는 필라그린 단백질이 기능하지 않는 마우스의 거칠어진 피부 부위가 땅콩 또는 난백 알부민(달걀흰자에 포함된 단백질)에 노출되자 마우스가 극심한 반응을 일으키는 것으로 나타났다. 다른 마우스 연구에서도 필라그린 단백질의 유전자에 습진 환자와 비슷한 돌연변이가 발생한 마우스는 달걀흰자 단백질에 그와 동일한 반응을 보이는 반면 필라그린이 정상적으로 기능하는 마우스에서는 같은 반응이 나타나지 않는 것으로 확인됐다.

사람에서도 그러한 현상이 나타났다. 1998년에 네덜란드의 연구진은[51] 습진을 앓는 생후 6개월 된 남자 아기의 피부에서 특정 음식

음식 알레르기의 종말

을 표적으로 여기고 공격하는 면역세포를 발견했다. 2003년에는 영국 연구진이 피부가 소량의 땅콩유에 노출된 적 있는 아이가 다섯 살이 되었을 때 땅콩 알레르기가 생길 위험성이 높아진다는 연구 결과를 발표했다.[52] 프랑스 연구진은 귀리가 포함된 스킨 크림을 사용한 적 있는 아이들 중 32퍼센트가 귀리를 식품으로 먹었을 때 알레르기 반응이 나타났다고 보고했다.[53] 이러한 연구는 모두 피부와 음식 알레르기가 관련 있다는 견해를 뒷받침한다.

2009년에 영국의 연구진은 임신 기간과 모유 수유 기간, 아기가 태어나 생애 첫 1년을 사는 동안 엄마가 섭취한 땅콩의 양을 조사하여 노출 경로를 매우 세밀하게 분석했다. 이 연구에서는 가족 구성원 개개인의 땅콩 섭취 습관도 함께 조사했다. 그 결과 태어난 아기가 땅콩에 알레르기 반응을 보이는 가정은 그렇지 않은 가정보다 식구들이 땅콩을 훨씬 더 많이 먹는 것으로 나타났고, 땅콩 알레르기는 환경을 통한 노출과 직접적으로 연관성이 있는 것으로 밝혀졌다.[54] 즉 환경을 통한 노출이 많을수록 알레르기가 생길 확률도 높아졌다. 모유 수유 기간에 영향을 주는 일반적인 알레르기 유발물질도 엄마가 그 물질을 얼마나 많이 섭취하느냐보다 아기의 피부에 닿는 단백질이 더 중요할 수 있는 것으로 나타났다.

그렇다면 해결이 불가능한 문제가 아니라는 점에서 아기에게는 좋은 일이다. 해결 방법에 관해서는 나중에 다시 설명한다.

비타민D 결핍도 음식 알레르기 발생 위험성에 영향을 주는 요인으로 추정된다. 햇볕에 노출되면 피부에서 비타민D가 만들어진다는 사실은 우리 모두 잘 알고 있다. 일부 학자들은 이를 토대로 실내에서 보내는 시간이 너무 길면 알레르기와 천식 발생률이 높아진다고 본다. 햇볕이 잘 드는 곳에 사는 것도 중요한 요소다. 미국과 호주의 경우 적도와 가장 멀리 떨어진 곳에 사는 사람들에서 음식 알레르기 발생 위험이 가장 높게 나타난다. 한 연구에서는 미국 최북단에 위치한 주(태양광 노출이 적은 곳)가 남부 주(태양광 노출이 많은 곳)보다 알레르기 반응을 치료하는 처방약인 에피펜EpiPens 사용량이 더 많은 것으로 밝혀졌다. 뉴잉글랜드 주의 경우 이 치료제를 처방받는 인구가 1000명당 평균 8~12명인 반면 남부 지역에서는 이 숫자가 1000명당 평균 3명이었다. 또한 에피네프린이 더 많이 처방되는 지역은 흑색종 발생률이 낮고, 그 반대의 경우도 마찬가지인 것으로 나타난 것도[55] 태양광 노출과 알레르기의 연관 가능성을 암시한다.

출생하는 계절도 음식 알레르기 발생 확률과 상관관계가 있다. 이 역시 비타민D와 관련 있는 것으로 확인됐다. 2011년 호주에서 여름에 태어난 아이들과 다른 계절에 태어난 아이들을 비교한 연구에서는 여름에 태어난 아이들 중 음식 알레르기 환자의 비율이 55퍼센트 더 낮은 것으로 나타났다.[56] 뒤이어 실시된 다른 연구에서도 같은 결과가 나왔다. 즉 가을과 겨울에 태어난 아이들은 여름과 봄에 태어난 아이들보다 음식 알레르기가 있는 비율과 에피펜 처방을

받는 비율이 더 높았다.[57]

비타민D 결핍과 알레르기 발생 위험성의 연관성을 입증하는 직접적인 데이터도 있다. 호주에서 실시된 연구에서는 체내 비타민D 수치가 낮은 영유아는 비타민D 수치가 충분한 수준인 영유아와 극명한 차이가 있는 것으로 나타났다.[58] 즉 비타민D 수치가 낮으면 땅콩 알레르기가 생길 확률이 11배 더 높고, 달걀 알레르기가 생길 확률은 4배 더 높았다. 종합적으로 비타민D 수치가 낮은 아기들은 다양한 종류의 알레르기 발생 확률이 최소 10배 더 높은 것으로 확인됐다. 다른 여러 연구에서도 비타민D 결핍과 음식 알레르기의 연관성을 나타내는 결과가 나왔다. 확정적인 결과가 나오지 않은 연구도 많다. 미국 국민건강영양조사에서도 음식 알레르기 발생률을 추적하는데, 이 조사 결과에 따르면 땅콩 알레르기는 체내 비타민D 수치가 낮은 사람에게서 발생할 가능성이 2.39배 높다.[59] 그러나 달걀이나 우유 알레르기와의 연관성은 밝혀지지 않았다. 임신 기간에 비타민D를 복용한 엄마가 낳은 아기는 음식에 알레르기 반응이 나타날 위험성이 낮다는 데이터도 있다.[60]

그러나 이 데이터와 상충되는 결과도 나왔다. 일부 연구에서는 비타민D 수치가 너무 높으면 오히려 문제가 될 수 있다는 정반대의 관계가 확인됐다. 이러한 결과는 농장에서 자라는 아이들의 경우 알레르기가 드물고 비타민 보충제의 이용률도 낮다는 사실에서 비롯됐다. 비타민D를 보충 섭취하면 아기의 구루병을 예방하고 아동기 전반에 걸쳐 뼈 성장에 도움이 되는 경우가 많다.[61] 유럽의 연구진들은 다른 지역들만큼 비타민D를 적극적으로 보충 섭취하지 않는 시골 지역의 경우 농장에서 자란 아이들의 알레르기 질환 발생률이 더 낮은 것이 이러한 특성과 관련 있는지 조사했다. 그 결과 일부 연구에서 비타민D가 Th1의 자연적 면역 반응을 방해하는 것으로 나타났다. 핀란드의 연구에서는 유아기부터 비타민D를 보충 섭취한 사람들은 31세에 음식 알레르기가 나타나는 비율이 더 높은 것으로 확인됐다.[62] 2016년에는 독일 연구진이 출생 시점에 체내 비타민D 수치가 가장 높았던 아이들이 세 살 때 음식 알레르기가 나타나는 비율도 가장 높았다고 밝혔다.[63] 또 다른 독일 연구진은 아기가 태어날 때 엄마의 체내 비타민D 수치가 높은 경우 아기가 음식 알레르기를 겪을 위험성이 더 크다는 결론을 내렸다.[64] 그러나 다른 연구에서는 이와 일치하는 연관성이 발견되지 않았다.

그러므로 적정량이 중요하다고 볼 수 있다. 비타민D가 너무 적거나 너무 많으면 모두 문제가 된다. 세포 수준에서 일어나는 메커니즘이 더 밝혀지면, 우리가 햇볕을 마음껏 쬐면서 돌아다니거나 겨울철에 실내에서 오랜 시간을 보낼 때, 또는 비타민D 성분이 강화된 우유를 마실 때 우리의 몸속 면역계에서 무슨 일이 벌어지는지 더 자세히 알게 될 것이다. 비타민D는 장내 미생물군의 조성을 변화시킬 가능성이 있으며[65], 면역력과 관련된 특정 유전자에도 영향을 주는 것으로 보인다. 지금까지 밝혀진 데이터를 토대로 할 때, 비타민D 결핍과 음식 알레르기는 주의를 기울여야 할 만큼 연관 관계가 충분히 밀접한 것으로 보인다.

음식 알레르기의 종말

음식 알레르기는 어떻게 발생할까

지금까지 음식 알레르기의 유행으로 엄청나게 늘어난 환자와 추정되는 원인을 살펴봤으니, 이제 음식 알레르기가 어떻게 발생하는지 알아볼 차례다. 그러려면 현미경으로 들여다봐야 볼 수 있는 면역계의 세계로 들어가야 한다.

1장의 내용을 상기해 보면, 음식 알레르기는 주로 IgE, 즉 면역글로불린 E라고 하는 항체로 촉발되는 반응이다. 가족 중에 음식 알레르기가 있다면 'IgE 매개 음식 알레르기'라는 용어를 들어본 사람이 많을 것이다. 음식 알레르기 중에서 가장 흔한 종류이고, 이 명칭은 일반적인 음식 알레르기 반응과 관련 있다. 음식 민감성과 음식 알레르기는 다르며(이 부분은 다시 자세히 설명한다), 이 책에서 다루는 것은 진단과 검사가 가능하고 위험한 면역 질환인 음식 알레르기다.

음식 알레르기가 발생하는 과학적 배경을 설명한다고 하면 지레 겁을 먹는 분들도 있겠지만 기본적인 원리는 번듯한 학위가 있거나 생물학적 지식이 많지 않아도 충분히 이해할 수 있다. 우리의 생명을 지키는 면역계는 아주 매력적이고 복잡하다. 특정 식품에 이 면역계가 격렬한 반응을 보이는 이유를 알면, 면역계가 인체를 안전하고 건강하게 지키는 기능도 더 깊이 이해할 수 있다.

IgE 항체는 1960년대 중반, 미국 콜로라도와 스웨덴의 두 연구진이 비슷한 시기에 발견했다.[66] 콜로라도에서는 부부가 둘 다 면역학자인 기미시게 이시자카와 테루코 이시자카가 돼지풀 꽃가루에 극심한 알레르기 반응을 보이는 사람의 혈액에서 정체를 알 수 없는 항체를 연이은 실험 끝에 발견했다.[67] 스웨덴에서는 면역화학자 한스 베니히Hans Bennich와 군나르 요한손Gunnar Johansson이 다발성 골수종 환자의 혈액에서 동일한 항체를 찾았다. 두 연구자는 1968년에 한뜻으로 과학계를 설득해서 이 미지의 항체에 IgE라는 공식 명칭을 부여했다. IgE의 발견은 알레르기 연구 역사에서 결정적 순간이 되었다.

이시자카 부부는 1960년대 말과 1970년대에 볼티모어 존스홉킨스대학교의 연구실에서 IgE 연구를 이어 갔다.[68] 두 사람은 이 항체가 재채기, 가려움증, 붓는 증상 등 우리가 보통 알레르기라고 하면 떠올리는 반응을 일으키는 화학물질인 히스타민의 분비를 어떻게 촉발하는지 알아내고자 했다. IgE 항체가 면역계 내부에서 정확히 어떻게 작용하는지 밝히는 것도 이들의 연구 목표였다. 그 사이 스웨덴에서 요한손의 연구진은 IgE와 히스타민을 구분할 수 있는 연구 기술을 개발하여 알레르기 치료로 가는 길을 열었다.

이러한 초기 결과를 바탕으로 수천 건의 연구가 실시되어 알레르기의 발생 과정이 더욱 세밀하게 밝혀졌다. 세상에 드러나지 않았던 사실들이 수많은 연구진을 통해 환히 밝혀졌다. 알레르기 유발물질이 몸에 들어오면, 생체 조직과 외부 환경을 구분하는 경계에 있는 비만세포와 그 밖의 다른 세포에 IgE가 결합한다. 다음에 동일한 알레르기 유발물질이 다시 나타나면(그 물질이 함유된 음식을 섭취해서), 이미 그 물질에 맞게 특이적으로 만들어진 IgE가 결합된 비만세포가 몸 곳곳에 배치되어 있다. 이 알레르기 유발물질과 IgE가 만나면 세포에서 히스타민이 분비되고[69] 염증을 일으키는 사이토카인이라는 화학물질과 다양한 효소, 근육을 수축시키는 물질들이 함께 분비된다. 그중에는 기도를 조절하는 물질과 몸을 불편하고 안전하지 않은 상태로 만드는 물질도 포함되어 있다. 모두 위험한 음식을 몸 밖으로 내보내기 위해 나타나는 반응이다. 이처럼 비만세포와 IgE의 결합으로 나타나는 활성이 외부로 드러나는 알레르기 반응의 핵심이다.

특정 음식이 어떻게 면역계에서 IgE 항체를 만들어 내도록 유도하는지는 그 정확한 과정이 아직 밝혀지지 않았다. 인체가 침입한 물질마다 특이적으로 반응하는 항체를 만든다는 것은 알려진 사실이다. 우리가 새로운 종류의 세균에 감염될 때마다 그 미생물에 반응하는 독특한 항체가 만들어진다. 그래서 같은 세균이 다음에 또 나타나면 면역계가 항원을 인식하고 항원의 표면에 깃대 같은 물질을 붙인 다음 항체로 이 침입자가 죽을 때까지 싸울 준비를 한다. 하지만 이 싸움은 보통 IgE보다 수가 훨씬 많은 IgG 항체가 담당한다. IgE 항체는 이와는 다른 방식으로 항원과 맞선다. IgE는 습진(또는 아토피 피부염)과 '건초열'(또는 알레르기 비염), 알레르기 천식 등 아토피 행진과 관련 있는 경우가 많다. 그러나 건강에 무해한 음식이 애초에 왜 적으로 오인을 받는지는 아직 과학적으로 밝혀지지 않았다.

연구로 몇 가지는 드러났다. 알레르기 유발물질에 포함된 단백질이 문제를 일으킨다는 사실과, 섭취 시 그러한 위험 요소로 작용하는 단백질은 공통된 특징이 있는 경우가 많다는 점도 확인됐다.[70] 그 공통점이란 크기가 작다는 점, 가열해도 단백질의 구조가 변하지 않는다는 점, 공통점이 없는 다른 알레르기 유발물질과 구분하기 쉽다는 점, 양이 아주 적을 때는 위험 요소로 작용하지 않는다는 점이다. 알레르기 유발물질이 점막 조직에(입 안쪽과 같은) 극소량만 닿아도 IgE 반응이 시작된다는 사실도 연구로 밝혀졌다. 단백질의 일종인 효소 중에는 수많은 알레르기 반응과 관련 있는 면역세포인 Th2를 활성화하는 기능이 두드러지는 종류가 있고[71], 이렇게 효소를 통

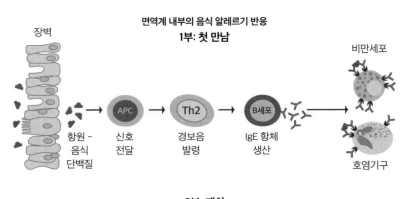

면역계 내부의 음식 알레르기 반응
1부: 첫 만남

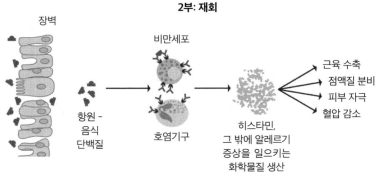

2부: 재회

일반적으로 인체가 음식에 포함된 새로운 종류의 단백질을 접하면 면역계가 인지하고 특별한 문제없이 받아들이는 법을 배운다. 음식 알레르기는 이 과정이 다르게 일어난다. 즉 항원으로 작용하는 음식 단백질, 또는 표지물질이 처음 장벽을 통과하면(1부) 항원 전달 세포(antigen-presenting cell, APC)가 제2형 보조 T세포(Th2)라는 면역세포에 신호를 보낸다. Th2 세포가 B세포에 경고를 보내면 B세포에서 IgE 항체(Y자형 구조)가 만들어지기 시작한다. 이렇게 만들어진 IgE는 비만세포 그리고 호염기구와 결합한다. 다음에 동일한 음식 단백질 항원이 유입되면 비만세포와 호염기구에 결합되어 있던 IgE가 활성화된다. 그 결과 히스타민을 비롯해 우리가 알레르기 증상이라고 통칭하는 여러 반응을 일으키는 화학물질이 만들어진다.

해 Th2가 활성화되면서 IgE의 작용이 시작되는 것으로 보인다. 예를 들어 파파야에서 발견되는 효소 중에 고기를 연하게 하는 용도로 활용되는 파파인이라는 효소도 파파야를 만지는 사람에게 알레르기 반응을 일으킬 수 있다.

유전학적인 특징도 IgE의 생산에 영향을 줄 수 있다. 서구 사회에서는 전체 인구의 최대 40퍼센트가 환경에 존재하는 광범위한 알레르기 유발물질에 반응하여 체내에서 IgE가 만들어진다.[72] 이들은 그렇지 않은 사람들보다 혈중 IgE 농도가 더 높은 경향이 있다. 연구 결과에 따르면 이 40퍼센트에 속하는 사람들과 그렇지 않은 사람들의 차이점은 몇 가지 유전자와 관련 있다. 음식 알레르기에 위험 요소로 작용할 가능성이 있는 유전자도 몇 가지가 밝혀졌고[73], 유전학적 요소와 주변 환경이 합쳐져서(이를 후생유전학이라고 한다) 음식 알레르기의 발생 가능성에 영향을 준다는 주장은 충분히 설득력이 있다. 그러나 확정적 결과는 아니며, 특히 유전학적 요소는 거의 모든 경우 복합적으로 작용한다는 사실에 유념해야 한다. 환경도 중요하고 타이밍도 중요하다. 그리고 다른 유전자도 함께 영향을 준다.

면역계에서 IgE가 어떤 과정을 거쳐 만들어지든, 그다음 순서는 명확히 밝혀졌다. 만들어진 IgE는 비만세포와 다른 세포에 달라붙어 있다가 알레르기 반응을 일으킨다. 음식에 포함된 알레르기 유발물질이 비만세포와 결합되어 있던 IgE 항체와 만나면, IgE의 작용으로 비만세포에서 화학물질이 분비되고 이것이 두드러기 같은 경미한 반응부터 복통 같은 중등도의 반응, 또는 숨을 쌕쌕거리는 증상과 같은 중증 반응을 일으킨다. 최종적으로는 기도가 좁아지고 혈압이 떨어지면서 맥박이 약해지는 쇼크 상태인 아나필락시스에 이를 수 있다. 구토 증상이 나타나고, 단시간에 호흡도 곤란해지는 이 상태에서는 에피네프린 주사를 맞아야 증상이 더 이상 진행되지 않는다. 일부 경우는 앞서 소개한 나탈리 조르지처럼 비극적인 최후를 맞지만 대부분 알레르기 발작이 회복되는 것으로 끝이 난다. 문제는 경미한 수준의 알레르기 반응도 당사자에게는 큰 충격으로 남는다는 것이다. 그래서 식당에 외식을 하러 가기도 겁나고 포장된 가공식품에 혹시라도 명시되지 않은 성분이 들어 있을까 봐, 점심 시간에 구내식당에서 받아 온 식판에 알레르기 유발물질이 조금이라도 묻어 있을까 봐 조마조마한 마음으로 살게 된다. 이번에는 증상이 약하게 나타나는 것으로 끝났지만 다음에도 그러리라고는 누구도 보장할 수 없다.

음식 알레르기에는 아직 밝혀지지 않은 의문이 많지만, 분명한 사실은 우리 몸이 일단 특정 음식에 반응할 태세를 갖춘 뒤에는 되돌리기가 어렵다는 것이다. 지난 20년간 저자가 속한 스탠퍼드대학교 연구진과 전 세계 많은 연구진이 인체가 그러한 단백질을 알레르기 유발물질이 아닌 음식으로 인식하도록 만들 수 있는 안전하고 효과적인 방법을 개발하기 위해 노력했다. 이러한 방법의 가장 기본적인 개념은 이전까지 위험한 물질이었던 음식을 소량 정도는 먹어도 아무렇지 않도록 만들어서 다음에 의도치 않게 노출되더라도 알레르기로 위험한 반응이 나타날 가능성을 없애는 것이다. 이 책에서 차차 소개할 이러한 치료 프로그램은 유행병이 되어 버린 음식 알레르기를 없애기 위해 마련되었고 실제로 사람들의 삶을 대대적으로,

세세한 부분까지 바꿔 놓고 있다. 이와 함께 과학자들은 알레르기 반응이 촉발되는 메커니즘을 수많은 부분으로 나누어서 분석해 왔다. 이러한 연구에서 나온 결과는 알레르기가 발생하는 과정을 중단시킬 수 있는 치료제가 나올 확률을 계속해서 높이고 있다. 이 모든 노력이 하나로 모여서 음식 알레르기 진단을 받은 모든 사람들에게 새로운 시대가 열렸다.

그 외 알레르기 형태로 나타나는 반응

호산구성 식도염:

호산구성 식도염도 음식 알레르기만큼은 아니지만 꾸준히 증가하는 추세다. 호산구라는 면역세포가 원래는 있어야 할 위치가 아닌 식도에서 발견될 때 발생하는 문제로, 심한 경우 식도가 음식을 먹으면 막혀 버릴 정도로 좁아져서 즉시 의학적인 치료를 받아야 하는 상태에 이른다. 호산구성 식도염과 음식 알레르기의 관련성을 제시한 연구 결과도 있으나 실제로 그러한 연관성이 있는지는 제대로 밝혀지지 않았다. 무엇보다 호산구성 식도염 발생은 IgE 수치 변화와 무관하다. 음식 알레르기를 치료하기 위한 면역요법이 영구적인 호산구성 식도염을 유발할 수 있는지 여부나, 특정 면역요법이 음식 알레르기와 호산구성 식도염을 둘 다 앓고 있는 사람에게 부분적인 해결책이 될 수 있는지 여부는 아직 밝혀지지 않았다.

음식 단백질 유발성 장염 증후군:

알레르기의 한 형태인 음식 단백질 유발성 장염 증후군은 음식과 관련이 있지만 구체적인 작용 방식은 음식 알레르기와 차이가 있다. 음식 알레르기 검사로는 이 증후군을 진단할 수 없다. 일반적으로 영유아에서 나타나며 구토, 설사, 탈수 증상을 유발할 수 있다. 이러한 증상은 모두 심각한 수준에 이를 수 있다. 다만 이 증후군은 5세 정도가 되면 자연적으로 사라지는 경우가 많다. 음식 단백질 유발성 장염 증후군을 유발하는 가장 흔한 음식은 우유, 대두, 쌀, 귀리, 달걀이다. 진단 검사법이 없어서 유병률도 자세히 밝혀지지 않았다.

구강 알레르기 증후군:

꽃가루는 음식 알레르기와 특이한 관계가 있다. 구강 알레르기 증후군에서는 꽃가루 알레르기를 일으키는 단백질이 특정 생과일과 채소에도 동일한 반응을 촉발하는 문제가 나타난다. 가령 자작나무의 단백질에 반응하여 건초열이 발생하는 사람이 사과에도 알레르기가 있을 수 있고, 라텍스 알레르기에 키위나 토마토, 피망 알레르기가 동반될 수 있다. 보통 꽃가루가 날릴 때 구강 알레르기 증후군도 가장 많이 나타난다. 음식을 익히면 단백질이 변형되므로 대체로 익히지 않은 음식과 관련 있다.

알파갈 알레르기:

육류 알레르기는 희귀한 문제였으나, 최근 들어 그러한 양상이

바뀌었다. 특정 진드기 종에 물린 경우, 탄수화물(갈락토스-알파-1,3-갈
락토스)이 육류 알레르기를 일으키는 희한한 증후군이 생길 수 있다.
알파갈alpha-gal 알레르기로 불리는 이 증후군은 버지니아대학교의 토
머스 플래츠밀스Thomas Platts-Mills가 진드기에 물린 사람들이 적색육을
먹고 몇 시간 뒤 경미한 수준부터 심각한 수준까지 알레르기 증상을
보인다는 사실을 발견하면서 처음 알려졌다. 현재 많은 연구자가 이
알레르기가 발생하는 메커니즘을 밝히고자 노력하고 있다.

알레르기와 불내성은 어떻게 다를까

앞에서 음식 불내성은 음식 알레르기와 다르다고 설명했다. 그러나
특정 음식으로 몸에 발생하는 이상 반응에 점점 이목이 집중되고 있
는 만큼 이 주제를 더 깊이 살펴볼 만하다고 생각한다. 최근 몇 년간
유독 큰 우려가 제기된 몇몇 식품이 있다. 그중 하나인 글루텐은 빵
반죽을 쫄깃하게 만드는 여러 단백질의 혼합물로 밀, 호리, 보리, 그
밖의 다른 곡류에서 발견된다. 글루텐이 들어가지 않은 식품과 베이
커리, 그러한 메뉴를 제공하는 음식점이 새로운 시장을 형성했다는
사실을 모르는 사람이 없을 정도다. 미국의 경우 이러한 제품의 시
장 규모가 연간 65억 달러를 넘는 수준이다. 유제품도 우려되는 식
품으로 꼽힌다. 그 외에도 고추를 못 먹는 사람, 강한 향신료만 먹으
면 문제가 생기는 사람도 있고 때로는 식품첨가물이 원인이 되는 경
우도 있다.

이러한 식품이 일으키는 이상 반응은 의학적으로 진단이 어렵다. 그렇다고 상상 속에만 존재하는 증상이라는 뜻은 아니다. 한 사람이 평생 먹는 음식은 약 100톤이다.[74] 100톤의 음식이 위·장관을 통과하면서 처리되는 것이다. 인체 소화계는 우리가 한평생 살면서 몸속에 유입하는 온갖 단백질, 당류, 지방을 능숙하게 처리할 수 있는 기능을 갖추고 있다. 우리의 식생활에 인체가 대체로 잘 맞춰 준다는 점을 기억한다면, 소화가 원활하지 않을 때는 무엇이 문제인지 관심을 기울여야 한다.

한 가지 음식, 또는 여러 음식을 소화하지 못하는 음식 불내성은 음식 알레르기보다 훨씬 흔하게 나타난다. 미국인의 최대 20퍼센트가 이렇게 안 맞는 음식을 먹고 속이 불편해지는 상황을 겪는 것으로 알려져 있다.[75] 음식 불내성의 경우 증상이 심각하게 악화되거나 위험한 상황에 이르는 경우가 드물다. 음식 불내성은 면역 질환이 아니다. IgE가 개입하거나 비만세포가 떼지어 호출되는 일도 없고, 적과 맞서기 위해 화학물질이 발포되는 일도 없다. 그보다는 대부분 속이 더부룩하고 가스가 차는 증상 등 위와 장의 불편한 증상으로 나타난다. 결코 유쾌한 반응은 아니지만 일반적으로 단시간 내에 사라지고 문제가 발생하는 곳도 소화기관으로 한정된다.

음식 불내성이 발생하는 원인은 음식 알레르기의 원인과 차이가 있다. 위·장관의 손상일 수 있고, 감염이 소화에 문제를 일으킬 수도 있다. 경우에 따라 소화 기능 문제는 염증성 장 질환이나 크론병 같은 심각한 질병의 형태로 나타난다.[76] 또 탄수화물을 원활히 흡수하지 못하는 시기이거나 복용 중인 의약품이 특정 식품의 소화 기능에

음식 알레르기의 종말

방해가 될 수도 있다. 전 세계 인구의 상당수가 우유에 함유된 당인 젖당을 소화하지 못한다는 점도 고려해야 한다.

음식 불내성은 그 검사법도 음식 알레르기와 다르다. 의사는 환자가 느끼는 불편한 증상이 어떤 음식 때문인지 추적하기 위해 대변이나 소변 검사, 호흡 검사를 실시할 수 있다. 더 구체적으로 문제를 파악하기 위한 검사도 있다.[77] 중증 질환일 가능성이 있다면 이러한 검사가 꼭 필요하다. 이제는 검사로 음식 불내성과 음식 알레르기, 셀리악병을 구분할 수 있지만, 이러한 검사를 받아 봐야겠다는 생각이 든다면 먼저 알레르기 전문의와 상담하는 것이 중요하다. 진단 검사에서 잘못된 결과가 나오는 경우가 있고, 보험 보장 범위에 포함되지 않아 돈을 허비할 수도 있다. 치료의 경우, 음식 불내성 중 일부는 문제가 되는 음식을 피하는 것만으로 간단히 해결할 수 있다. 또는 의학적 관리가 필요할 수도 있다. 섭식 장애로 심각한 반응이 일어난 경우라면 즉각 의료보건 전문가의 철저한 관리를 받아야 한다.

오늘날에는 음식과 관련된 건강 문제를 겪지 않는 사람을 찾기 힘들 정도다. 실제 현상이 아님에도 마치 그러한 동향이 생긴 것처럼 보일 때도 있다. IgE 매개성 음식 알레르기가 있는 사람의 입장에서는 글루텐 민감성 문제가 부각되면서, 자칫 목숨을 빼앗을 수도 있는 더 심각한 건강 문제인 음식 알레르기에 쏠려야 할 관심이 분산된다고 느낄 수도 있다. 그러나 음식과 관련된 문제를 호소하는 목소리가 전체적으로 커지면, 음식 알레르기를 겪는 사람들에게도 도움이 될 가능성이 크다. 실제로 이제 음식점들도 10년 전보다 알레르기에 훨씬 더 신경 쓴다. 음식 알레르기는 더 이상 꾀병으로 취급되지 않는다. 또한 음식 알레르기와 불내성은 모두 가공식품에 의존하는 현실과 항생제 과용, 농약과 관련된 잠재적인 건강 위해성 등 현대사회의 식품 공급과 엮인 쟁점을 부각시킨다. 그러므로 음식 알레르기가 있는 사람들은 음식 불내성에 시달리는 사람들을 보다 안전하고 건강한 식생활을 찾고 싶어 하는 일종의 동료로 보고 교훈을 얻을 필요가 있다.

핵심 요약 ————————————————————————

- 지난 수십 년간 전 세계적으로 음식 알레르기 발생률이 증가했다. 지금도 이러한 추세가 지속되고 있다. 전 세계 어린이 인구의 최대 8퍼센트, 성인 인구의 11퍼센트가 음식 알레르기를 겪고 있다.
- 이러한 동향을 명료하게 설명하는 단일한 이론은 없다. 과학자들은 여러 가지 요소가 복합적으로 영향을 주었을 것으로 추정한다. 현대사회의 생활 방식은 해로운 물질과 무해한 물질을 구분하는 면역계의 기능에 악영향을 줄 수 있다. 음식 알레르기 유발물질을 피부를 통해 처음 접하면 음식 알레르기로 이어질 수 있다.
- IgE라는 항체는 우리가 일반적으로 떠올리는 음식 알레르기 반응을 일으킨다. 그러나 IgE 농도가 증가해도 알레르기 반응이 나타나지 않는 경우도 있다. 이러한 현상을 음식 민감성이라고 한다.
- 알레르기 반응은 나타나지 않고 음식을 소화하지 못하는 경우도 있다. 이러한 음식 불내성도 중요한 문제이나, 대체로 음식 알레르기보다는 덜 심각하다.

내 잘못인가?
책임 전가는 이제 그만

필요한 건 죄책감이 아니라
음식 알레르기의 위험요소에 관한 확증된 통찰력이다

브린나 지아노스Brynna Gianos에게 육아는 전혀 낯선 일이 아니었다. 하지만 경험 많은 엄마인 브린나도 어느 금요일 오전에 생후 6개월 된 딸아이 오든을 안고 샌프란시스코에 있는 저자의 알레르기 클리닉을 찾아와 마침내 진료실 의자에 앉았을 때 떨리는 건 어쩔 수가 없었다. 태어나 처음으로 달걀을 맛본 후, 오든의 입 주변에는 발진이 생겼다. 브린나는 다음에 더 심한 반응이 나타날 수 있다는 생각에 알레르기 검사를 받아 보기로 했다. 평소 쾌활한 성격이지만 걱정은 꼬리에 꼬리를 물고 이어졌다. "임신했을 때 거의 매일 오믈렛을 먹었어요. 그리고 제왕절개로 출산을 했고요." 브린나는 이렇게 말했다. 딸아이의 인생이 이제 겨우 시작됐는데, 자신이 아이의 음식 알레르기를 일으켰을지 모른다고 자책했다. 침착하게 대응하려고 애썼지만 죄책감이 자꾸 스멀스멀 올라왔다. 음식 알레르기를 앓는 아이를 둔 수많은 부모가 브린나와 비슷한 반응을 보인다. 확실한 근거도 없이 곧장 자신을 비난하고 나무란다.

처음 부모가 된 사람 중에 갓 태어난 아기가 음식 알레르기를 겪을까 봐 걱정하지 않는 사람은 거의 없다. 오늘날에는 아이에게 유제품이나 땅콩을 아무 생각 없이 먹였다가 끔찍한 일을 겪었다는 이야기나 그러면 안 된다는 경고를 곳곳에서 접하곤 한다. 게다가 음식 알레르기 발생률이 치솟고 있다는 소식까지 들리면 더더욱 걱정을 하지 않을 수가 없다. 아이가 실제로 알레르기 검사에서 양성으로 판정됐을 때 많은 부모가 죄책감을 느끼지만, 그리 타당한 반응이라고는 볼 수 없다. 내가 아이에게 물려준 건 아닐까? 내가 다르게 행동했다면 이런 일이 없었을까? 내가 어떻게 했다면 이런 일을 겪지 않았을까? 대체 나는 무슨 생각으로 달걀을 그렇게 많이 먹었지?

오든이 달걀을 처음 먹은 뒤에 입 주변 피부에 왜 반점이 생겼는지는 알 수 없다. 하지만 오든이 아직 배 속에 있을 때 엄마가 오믈렛을 많이 먹어서 생긴 일은 아니다. 음식 알레르기는 아직 '밝혀지지 않은' 부분이 많다는 사실에도 불구하고 우리는 분명히 자책할 만한 근거가 있다고 확신한다. 마찬가지로 어린 자녀가 모유나 분유를 먹다가 고형식으로 언제, 어떻게 바꾸면 되고 이때 어떤 점을 주의해야 하는지 부모의 분별 있는 판단에 도움이 될 만한 정보도 충분히 밝혀졌다고 생각한다.

음식 알레르기의 종말

이번 장에서는 유전자와 음식 알레르기의 관계, 9개월의 임신 기간이 알레르기 발생 위험을 높일 수 있는지 여부, 그리고 제왕절개와 음식 알레르기의 관련성에 관한 연구 결과를 살펴본다. 부모가 자신이나 자녀에게 음식 알레르기가 생긴 것 같은 의심이 들 때 가장 먼저 해야 할 일에 관해서도 정리해 본다. 누군가를 비난하는 마음과 죄책감을 상식과 확실한 지식으로 바꾸는 것이 이번 장의 목표다.

유전자가 영향을 줄까?

가장 많이 접할 수 있는 이 첫 번째 질문의 답은 '그럴 수도 있고, 아닐 수도 있다'이다. 지난 20여 년간 진행된 연구를 살펴보면, DNA의 영향이 음식 알레르기에 더 쉽게 걸리는 성향을 만들 수 있는 숨겨진 경로가 밝혀진 것은 사실이다. 그러나 확정적인 결과는 아니다. '음식 알레르기 유전자' 같은 건 없다. 알레르기 위험성에 영향을 주는 것으로 보이는 유전자는 있지만 언제, 어떻게, 그러한 작용이 나타나는지는 확실히 알려지지 않았다. 몇 가지 희귀한 선천성 증후군이 음식 알레르기를 동반하는 경우가 있으나 이것 역시 분명한 연관성이 있다기보다는 예외적 사례에 해당한다. 그러나 음식 알레르기가 있는 부모에게서 태어난 아이가 같은 문제를 겪을 가능성이 더 높은지, 유전학적인 복잡한 영향이 무조건 무작위 확률로 나타나는 부분은 무엇인지 안다면 가족이 음식 알레르기에 대비하고 극복하는 데 도움이 될 것이다.

음식 알레르기의 유전 가능성을 확인하기 위해 많은 연구가 실시됐다. 호주에서 5000명 이상의 영유아를 대상으로 실시한 대규모 '헬스너츠HealthNuts' 연구에서는 음식 알레르기가 있는 아이 중 10퍼센트는 가족력이 없는 것으로 나타났다.[1] 그러나 이 추정치는 과소평가된 결과일 수 있다. 2016년에 시카고에서 음식 알레르기가 있는 어린이 832명을 조사한 결과에 따르면[2] 291명은 엄마나 아빠가 음식 알레르기를 앓는 것으로 확인됐다.

뉴욕 마운트시나이에 있는 아이칸 의과대학의 스콧 시커러Scott Sicherer는 땅콩 알레르기가 유전되는지 확인하기 위한 초기 연구를 진행했다. 시커러는 이 연구를 위해 둘 중 최소 한 명이 땅콩 알레르기 진단을 받은 쌍둥이 58쌍을 모집했다. 연구 대상자에는 유전자가 전부 동일한 쌍둥이(일란성쌍둥이)와 절반만 동일한 쌍둥이(이란성쌍둥이)가 모두 포함되었고, 각 쌍둥이의 양육 환경은 동일했으므로 DNA가 알레르기에 영향을 주는지 확인할 수 있었다. 연구진은 일치율로 알려진 통계 기법을 적용하여 쌍둥이 두 명이 동일한 형질을 갖게 될 확률을 계산했다. 그리고 일란성쌍둥이의 일치율과 이란성쌍둥이의 일치율을 비교하여 땅콩 알레르기가 유전될 확률을 파악했다. 일치율은 음식 알레르기와 밀접한 관련이 있는 천식, 습진 등 여러 질병의 유전성을 조사할 때 두루 활용된 적이 있는 방법이다. 분석 결과, 땅콩 알레르기가 유전될 가능성은 약 82퍼센트로 추정됐다. 연구진은 유전학적 영향력이 '상당하다'고 밝혔다.[3] 보다 최근에 스웨덴의 연구진이 9세부터 12세까지 스웨덴 쌍둥이 25,000명 이상을 대상으로 천식, 습진, 음식 알레르기 데이터를 분석하고 2016년

음식 알레르기의 종말

에 발표한 논문에도 '아동기 천식과 알레르기 질환은 유전 가능성이 높다'[4]는 결과가 나왔다.

음식 알레르기가 유전되는지 확인할 수 있는 또 다른 방법은 가족 전체를 살펴보는 것이다. 부모나 형제자매 중에 음식 알레르기가 있는 사람이 있으면 같은 문제를 겪을 확률이 높아질까?[5] '헬스너츠' 연구에서도 바로 이 점을 조사했다. 그 결과, 5200명 이상의 영유아 중 직계가족 한 명이 음식 알레르기가 있다면 그렇지 않은 아기보다 같은 문제를 겪을 확률이 아주 조금 더 높은 것으로 나타났다. 그러나 가족 중 두 명 이상이 음식 알레르기가 있다면 아기도 같은 알레르기를 겪을 위험성이 급증했다. 예상치 못한 몇 가지 연관성도 드러났다. 엄마가 천식이나 습진을 겪은 적이 있으면, 그리고 아기의 형제자매 중 건초열을 앓는 사람이 있다면 모두 아기의 달걀 알레르기와 관련 있는 것으로 나타났다. 또 엄마와 아빠가 천식과 건초열 병력이 있는 아기는 땅콩 알레르기를 앓을 확률이 더 높은 것으로 확인됐다.

1990년대 초에는 1989년 1월부터 1990년 2월까지 영국 와이트 섬the Isle of Wight에서 태어난 1456명 전원을 대상으로 1세, 2세, 4세에 땅콩 알레르기가 있는지 확인하는 연구가 실시됐다. 연구진은 습진과 달걀 알레르기 가족력이 아이의 땅콩 알레르기 발생 확률에 영향을 준다고 결론 내렸다.[6] 시카고에서는 한 연구진이 핵가족 581세대를 대상으로 형제자매 중 한 명에게 음식 알레르기가 있는 아이가 같은 문제를 겪는지 조사했다. 그 결과 그러한 연관성이 있는 것으로 나타났다. 2009년에 발표된 이 연구 결과에 따르면 아이 한 명이 음식 알레르기가 있으면 형제인 다른 아이도 음식 알레르기를 앓는 독립적 위험 요소로 작용한다. 즉 다른 변수와 상관없이 영향을 준다는 의미다. 엄마나 아빠에게 음식 알레르기가 있는 것도 아이가 알레르기를 겪을 확률과 밀접한 관련이 있는 것으로 나타났다[7](단, 이 경우 연관성은 형제자매만큼 강하지 않았다). 땅콩, 밀, 우유, 달걀흰자, 대두, 호두, 새우, 대구, 참깨 알레르기에서 이와 같은 영향이 확인됐다.

유전자가 단독으로 영향을 주는 경우는 드물다. 환경의 영향도 함께 작용하기 때문이다. 유전자와 주변 환경 사이에서 이루어지는 복잡한 상호작용은 상황마다 다양하다. 예를 들어 환경에 존재하는 특정 화학물질이 특정 유전자의 돌연변이를 촉진하고 이로 인해 암 위험성이 높아질 수 있다. 그러나 그러한 화학물질로 발생하는 영향이 어느 정도인지, 또 화학물질이 촉발하는 악영향에 가장 취약한 사람은 누구인지는 밝혀지지 않았다. 음식 알레르기도 이와 비슷하다고 볼 수 있다. 중국 시골 지역에서 826쌍의 쌍둥이를 조사한 다른 연구에서는[8] 유전자와 환경이 모두 음식 알레르기에 영향을 주는 것으로 나타났다. 유전 가능성은 땅콩과 패류 알레르기에서 가장 높았다. 음식 알레르기에 영향을 주는 것으로 보이는 비유전적 요소로는 흡연과 풀, 꽃가루 같은 알레르기 유발물질, 개인의 호흡기 감염 병력을 꼽을 수 있다. 흥미로운 사실은 헬스너츠 연구에서 동아시아 출신 부모는[9] 음식 알레르기 발생률이 낮지만 이들이 낳은 자녀는 음식 알레르기를 겪는 비율이 상대적으로 높았다는 점이다. 환경이 영향을 준다는 사실이 드러난 결과다.

그러나 다른 연구에서 좀 더 미묘한 요소가 밝혀졌다. 때때로 음식 알레르기 검사에서 양성이 나왔는데도 문제가 된다고 한 음식을 먹은 후 알레르기 반응이 나타나지 않는 아이들이 있다. 방대한 규모로 진행된 '시카고 가족 코호트 음식 알레르기 연구Chicago Family Cohort Food Allergy study'에서, 형제자매 중에 음식 알레르기가 있는 어린이 1120명 중 절반은 음식 알레르기 검사에서 양성이 나왔지만 그 음식을 먹어도 알레르기 반응이 나타나지 않았다. 이들 중에 검사에서 알레르기를 유발할 것으로 예상된 음식을 먹고 실제로 반응이 나타난 아이들은 14퍼센트 미만이었다. 전체 인구로 결과를 확대 비교해도 비율은 그리 높지 않았다.[10] 음식 알레르기를 앓는 형제자매가 있는 아이는 알레르기 검사에서 양성이 나오더라도 실제로는 그 음식에 알레르기 반응을 보이지 않을 수 있다는 사실은 자녀의 음식 알레르기를 염려하는 부모들의 부담을 덜어 주었다. 검사에서 양성이 나왔다고 해서 무조건 위험하다고 단정 지을 수는 없다는 결과였다.

음식 알레르기의 유전 가능성은 지금도 연구가 계속되고 있다. 땅콩 알레르기는 조부모나 부모에서 자녀에게로 유전될 수 있다는 사실이 밝혀졌으나, 무조건 유전되지는 않는다는 사실도 함께 밝혀졌다. 또한 음식 알레르기가 같은 가족 구성원 중 여럿에서 나타날 수 있지만, 형제자매 중 한 명이 환자라고 해서 다른 자녀도 반드시 음식 알레르기를 앓는 것은 아니다. 그러나 핵가족 내에서 누군가 음식 알레르기가 있다면 부모는 자녀의 알레르기를 충분히 경계할 필요가 있다.

유전성 음식 알레르기에 영향을 주는 유전자를 찾기 위한 연구는 땅콩 알레르기에서 가장 많이 실시됐고, DNA에 숨어 있는 범인도 발견됐다. 필라그린 단백질의 유전자에 돌연변이가 일어나면 이 단백질의 기능이 일부 소실되어 땅콩 알레르기가 생길 수 있다.[11] 아마도 피부 장벽에 결함이 생기면서 나타나는 결과로 보인다. 또 인간 백혈구 항원human leukocyte antigen, HLA으로 통칭되는, 면역 기능을 정상적으로 유지하는 데 필요한 여러 단백질이 암호화된 한 묶음의 유전자 역시 땅콩 알레르기와 관련 있다.[12] 미국에서 2800여 명의 부모와 자녀를 조사한 연구에서도 HLA와 알레르기의 관련성이 확인됐다.[13]

2017년에 발표된 연구에서는 땅콩 알레르기에 국한되지 않는 유전자의 영향이 밝혀졌다. 독일과 미국의 유전학자들은 양국의 어린이 1500명을 대상으로 유전체를 분석했다.[14] 인체에는 20,000여 개의 유전자가 있고, 유전자 하나하나는 A, T, G, C라는 약자로 나타내는 뉴클레오티드로 이루어진다. 세포가 분열할 때마다 세포에 포함된 DNA가 복제되어 각 세포가 복사본 하나를 갖는다. 그런데 DNA 복제가 이루어지는 이 과정에서 뉴클레오티드의 배열 중 글자 하나에 변화가 생길 수 있다. '단일염기 다형성single nucleotide polymorphism', 줄여서 SNP로 불리는 이 변화는 영구히 남을 수 있고 아무런 해가 되지 않을 수 있지만 해가 되는 경우도 있다.

2017년에 한 연구진은 500만 가지 이상의 SNP를 분석하고 인간 유전체의 다섯 곳에서 음식 알레르기의 위험 요소가 되는 SNP를 발견했다고 전했다. 즉 이 다섯 곳에서 특정 변화가 일어나면 음식 알레르기가 생길 확률이 높아진다는 의미다. 이러한 변화가 발생하는 유전자와 관련된 인체 부위에는 식도 피부와 점막이 포함된다. 또한

음식 알레르기의 종말

음식 알레르기와 연관성 있는 유전자

아래 목록은 음식 알레르기의 원인일 가능성이 있는 유전자 몇 가지를 정리한 것이다. 유전자는 경우에 따라 음식 알레르기에 영향을 준다. 음식 알레르기에서는 유전자와 주변 환경의 상호작용(후생학적 요소)이 더 중요한 것으로 보인다.

유전자	밝혀진 내용
HLA	여러 연구를 통해 이 유전자의 다양한 변이가 땅콩 알레르기와 관련 있는 것으로 밝혀짐.
필라그린(Filaggrin)	이 유전자에 돌연변이가 발생하면 단백질의 기능이 소실되고 음식 알레르기 위험성이 증가할 수 있는 것으로 밝혀짐.
STAT6	이 유전자의 한 가지 변이가 견과류 알레르기와 관련 있는 것으로 밝혀짐.
IL-10	자연적으로 사라지지 않는 우유 알레르기와 이 유전자의 몇 가지 변이가 관련 있는 것으로 나타남.
IL-13	이 유전자의 염기 한 개가 바뀌면 면역계가 특정 음식 단백질에 반응할 가능성이 있는 것으로 나타남.
SPINK5	습진이 있는 어린이가 이 유전자의 특정 변이형을 보유한 경우, 음식 알레르기 발생 가능성이 더 높아질 수 있는 것으로 밝혀짐.
FOXP3	이 유전자에 변이가 생기면 IPEX 증후군이라는 희귀질환과 관련된 중증 음식 알레르기가 발생함. 이 유전자는 면역 관련 천식과도 연관성이 있음.
STAT3	아나필락시스 환자에서 이 유전자에 돌연변이가 있고 체내 IgE 수치가 높다는 사실이 밝혀진 후, 학계는 이 유전자가 음식 알레르기와 관련될 가능성이 있다고 추정.*

* Muraro A, et al. Precision medicine in allergic disease-food allergy, drug allergy, and anaphylaxis-PRACTALL document of the European Academy of Allergy and Clinical Immunology and the American Academy of Allergy, Asthma, and Immunology. *Allergy*. 2017 Jul;72(7):1006-21.

1부. 음식 알레르기 알기

83

다섯 곳 중 네 곳은 한두 가지 특정 음식이 아닌 모든 음식 알레르기와 관련 있는 것으로 추정됐다.

유전체 중 어느 부위에 생기는 돌연변이가 음식 알레르기와 관련 있는지 상세히 알아내는 것은 실질적으로 그리 큰 도움은 되지 않는 것으로 보인다. 그러나 그러한 유전자가 밝혀지면 제약업계의 새로운 치료제 표적이 될 수 있고, 새로운 진단 검사법의 개발로 이어질 가능성도 있다. 또한 음식 알레르기가 지금과 같이 유행하게 된 이유를 밝히는 데도 도움이 될 것이다.

첫 환경

부모의 DNA가 섞이고 얽히다 보면 신생아가 음식 알레르기를 앓는 원인이 생길 수도 있다. 그러나 다른 경로로도 그러한 영향이 발생할 수 있다. 탯줄도 그런 경로 중 중요한 요소에 해당한다. 처음 엄마가 된 많은 사람이 임신 사실을 알게 된 직후부터 혹시라도 태어날 아이가 음식 알레르기를 겪으면 어쩌나 걱정하기 시작한다. 이런 염려로 카페인을 끊고 녹색 잎채소를 많이 먹기도 한다. 음식 알레르기가 점차 흔한 병이 되면서 임신 기간에는 특정 음식을 끊어야 한다는 분위기가 형성됐다. 편집증적인 관리와 과도한 인터넷 검색은 수많은 엄마가 9개월의 임신 기간 중에 치즈를 즐겨 먹다가는 나중에 아기가 우유 알레르기를 앓을 수도 있다는 의혹까지 탄생시켰다.

임신 중 식생활과 영유아에서 나타나는 음식 알레르기의 연관성을 두고 최근에 형성된 이러한 분위기는 음식 알레르기에 관한 지난 모든 연구 결과와 얽혀 있다. 즉 이 질병에 관한 정보가 더 많이 밝혀질수록 임신부가 먹어야 하는 음식과 먹지 말아야 하는 음식에 관한 고민도 깊어졌다. 현재까지 축적된 연구 결과는 음식 알레르기의 예방과 치료에 새 시대를 연 중요한 요소이므로 나중에 다시 상세히 살펴보겠지만, 일단 죄책감에 시달리는 부모나 슈퍼마켓에서 장을 볼 때마다 어찌해야 할 바를 모르는 임신부들에게 안심해도 된다는 사실부터 전한다.

2000년에 미국 소아과학회는 아기가 땅콩 알레르기를 겪을 위험성을 줄일 수 있도록 임신부는 땅콩을 먹지 말 것을 권장했다. 영유아 조제식과 모유 수유를 중점적으로 다룬 이 자료의 말미에는 이 권고가 딱 한 문장으로 덧붙여졌다.[15] "임신 기간에 식생활을 제한할 필요는 없으나, 땅콩을 식생활에서 제외하는 것은 예외라고 할 수 있다." 출산을 앞둔 수많은 여성이 땅콩버터 근처에도 가지 않도록 만들기에 충분한 내용이었다. 임신 중에 엄마가 먹는 음식에 따라 아기가 음식 알레르기를 겪을 수도 있다는 암시는 모두가 공유하는 공통적인 의식의 한 부분이 되었고, 엄마들에게는 또 하나의 걱정거리이자 자신이 뭔가 잘못한 게 틀림없다고 생각하는 죄책감의 또 다른 이유가 되었다.

하지만 많은 여성이 두려워하는 이 문제, 임신 중 식생활이 아기가 겪는 알레르기의 원인일 수 있다는 생각은 사실이 아닐 가능성이 있다는 증거는 그 전부터 있었다. 1980년대에 스웨덴의 두 연구자는 임신 중에 우유와 달걀을 먹지 않은 여성과 태어난 아이의 아토피 여부를 조사했다. 연구진은 212명의 여성을 모집하고 임신 기간이 중반에 접어들었을 때부터 이 두 가지 음식을 먹거나 먹지 않는 그룹으로 무작위 배정했다. 아기가 태어난 후에도 모유 수유를 시작한 엄마들 중 상당수는 계속해서 우유나 달걀 섭취량을 소량으로 유지하고, 이 두 가지 알레르기 유발물질이 포함되지 않는 식생활을 이어 갔다. 그 결과 우유와 달걀 섭취 그룹과 미섭취 그룹에서 습진, 천식, 건초열, 음식에 대한 반응 등 아기의 알레르기 반응이 동일한 양상으로 나타났다.[16] 임신한 여성의 식생활은 아기의 음식 알레르기 발생 위험에 거의 영향을 주지 않는다고 볼 수 있는 결과였다.

또 다른 스웨덴 연구에서는 천식과 함께 꽃가루나 동물의 털에 알레르기가 있는 임신 여성 165명을 대상으로 다양한 식생활의 영향을 조사했다. 참가한 여성들은 임신 마지막 석 달 동안 달걀이나 우유를 먹지 않는 그룹과 매일 달걀 하나와 우유 1리터를 마시는 그룹에 무작위로 배정됐다. 연구진은 임신기의 식생활이 영향을 준다면, 달걀이나 우유를 섭취한 엄마에게서 태어난 아기는 태어날 때 이미 몸속에 그러한 음식에 대한 IgE 항체가 형성된 상태일 것이라고 가정했다. 그러나 출산 후 제대혈의 IgE 항체를 분석한 결과 두 그룹의 아기에서 아무런 차이도 나타나지 않았다.[17]

이 연구진은 5년 뒤에 같은 연구를 다시 한 번 실시했다.[18] 임신기 식단에 따른 차이가 드러나려면 시간이 걸릴 수 있다고 보았기 때문이다. 즉 아기가 자라서 유아가 되었을 때 비로소 알레르기가 나타날 수도 있다고 보고 총 198명의 아기를 조사하였으나, 달걀과 우유를 먹지 않은 그룹에서 태어난 아기의 알레르기 발생률이 더 낮지 않았다. 달걀 알레르기의 경우 오히려 임신 기간에 달걀과 우유를 섭취하지 않은 엄마에게서 태어난 아기들에서 발생 비율이 더 높은 것으로 나타났다.

땅콩의 경우 임신 기간에 먹는 땅콩의 결백이 확정되지 않았다. 1999년에 남아프리카에서 소규모로 실시한 연구 결과[19] 임신 기간에 땅콩을 일주일에 한 번 이상 섭취한 엄마에게서 태어난 아기는 땅콩 섭취 빈도가 그보다 낮은 엄마에게서 태어난 아기보다 땅콩 알레르기 발생 위험이 더 높은 것으로 나타났다. 영국에서 실시된 또 다른 연구에서는 622건의 설문을 토대로 아동기에 나타나는 음식 알레르기와 가족과 관련된 여러 가지 요소의 상관관계를 분석했다. 그 결과 5세 미만 아동의 경우 임신 기간의 땅콩 섭취가 땅콩 알레르기 발생 가능성을 높이는 것으로 나타났고, 5세 이상에서는 이러한 경향이 나타나지 않았다.[20] 그러나 남아프리카와 영국의 두 연구 모두 참가자가 임신했을 때 땅콩을 얼마나 자주 먹었는지 과거의 일을 떠올려서 응답하는 설문 방식으로 실시됐고, 자녀를 임신했던 때와 응답 시점의 간격이 몇 년이나 되는 경우도 있었다. 유효성이 아예 없는 결과라고 단정할 수 없으나, 분석 결과를 어디까지 받아들여야 하는지 신중하게 판단할 필요는 있다.

21세기 초, 영국의 연구진이 좀 더 나은 정보원에서 방대한 데이터를 확보한 후 분석한 결과가 나오면서 분위기는 바뀌기 시작했다.[21] 알레르기 전문의 조르지 뒤 투아George du Toit와 기드온 랙Gideon Lack의 연구진이 실시한 이 '에이번 모자 종단연구The Avon Longitudinal Study of Parents and Children'에는 약 1만 4000명이 참가하여 음식 알레르기의 위험 요소에 관한 정보를 다량 얻을 수 있었다. 2003년에 학술지 〈뉴잉글랜드 의학저널*The New England Journal of Medicine*〉에 실린 연구 결과에 따르면, 임신 기간의 식생활과 태어난 아이의 땅콩 알레르기에는 아무런 연관성도 발견되지 않았다. 다만 앞서 실시된 연구들과 마찬가지로 이 연구도 참가자가 출산 후 오랜 시간이 지났을 때 당시의 기억을 떠올려서 응답하는 회고 방식으로 실시되었으므로, 참가자를 각 그룹에 무작위로 배정한 전향적 연구의 결과만큼 확실하다고 볼 수는 없다.

미국 소아과학회는 2008년에 기존 입장을 뒤집었다. 여러 연구 결과를 종합할 때 "임신 기간에 특정 음식을 배제하는 식단이 아기의 알레르기를 방지하는 효과가 있다는 근거는 없다"고 밝힌 것이다. 임신 중에 달걀과 우유를 피하는 것은 영유아의 음식 알레르기 예방에 도움이 되지 않을 수 있다는 설명도 덧붙였다. 땅콩의 경우 섭취를 피하는 것이 아이의 땅콩 알레르기 예방에 도움이 되는 것으로 보이는 연구 결과가 있다고 언급하면서도, 결과가 정반대로 나온 연구도 있다고 지적했다. 그리고 임신 기간에 잠재적인 알레르기 유발물질의 섭취를 피하는 것이 유리하다고 할 만한 확실한 근거가 없다는 설명으로 이 모든 상황을 명확히 요약했다.[22]

2010년에 발표된 연구에서는 이와 다른 결론이 내려졌다. 땅콩에 반응하는 IgE 항체가 생긴 것으로 확인된 140명의 영유아를 조사한 결과, 엄마가 임신 기간에 땅콩을 섭취했는지 여부가 위험 요소로 작용한다는 것이 이 연구의 결론이었다.[23] 앞서 실시된 여러 연구와 마찬가지로 이 연구도 참가자가 임신 기간을 3개월씩 나누고 각 기

음식 알레르기의 종말

간에 섭취한 땅콩의 양을 떠올려서 응답하는 방식으로 진행됐다. 선택 항목은 주 2회 미만, 주 2회 이상이지만 매일 섭취하지는 않음, 매일 섭취, 알 수 없음이었다. 이 연구에서 조사한 아기의 평균 연령은 생후 9개월이었으므로, 참가자 중 일부는 최대 1년 반 전에 자신이 땅콩을 얼마나 자주 섭취했는지 기억해서 응답한 셈이다. 임신했을 때 먹은 음식이 좋은 기억으로 남을 수는 있지만 전부 정확하다고 할 수는 없다. 또한 이 연구에서 아기의 땅콩 알레르기 여부를 확인하기 위해 선택한 검사법은 반응이 나타났다고 해서 무조건 알레르기가 있다고 판단할 수 없는 종류였다. 앞에서도 설명했듯이 특정 음식에 민감 반응이 나타난다고 해서 반드시 알레르기인 것은 아니다. 물론 이 연구에서 도출된 데이터를 다 무시해야 한다는 의미는 아니다.

영국의 비영리단체가 확보한 증거를 토대로 포괄적이고 엄격하게 분석한 결과를 발표하는 '코크란 리뷰Cochrane Review'에서는 952명이 참가한 총 5건의 연구 데이터를 평가했다.[24] 연구진은 아동의 천식과 습진 발생률을 중점적으로 분석한 결과(둘 다 나중에 음식 알레르기로 이어질 가능성이 있다), 임신 기간에 우유나 달걀, 다른 잠재적 알레르기 유발물질을 피하는 것이 자녀의 천식과 습진 예방에 도움이 된다는 증거는 "불충분"하므로 더 많은 증거가 필요하다고 밝혔다.

임신 중 식생활과 음식 알레르기의 연관성을 조사한 이 모든 연구에서 매우 뚜렷하게 나타나는 사실 한 가지가 있다. 과학에서 늘 분명한 결과만 나오는 것은 아니라는 점이다. 과학적인 연구 결과도 애매하거나 상충되는 경우가 많다. 최고로 숙련된 전문가도 진실이 무엇인지 알아내기가 어려울 수 있다. 이러한 연구 결과를 전부 제시한 이유는 여러분을 헷갈리게 만들려는 의도가 아니라, 충분한 정보를 알아야 한다는 판단에서다.

내(카리)가 속한 스탠퍼드대학교의 클리닉에서는 임신한 여성과 모유 수유 중인 여성에게 영양이 풍부한 음식을 원하는 대로 먹도록 권장한다. 특정 음식을 피하지 말고 골고루 먹어야 한다고 강조하지만, 건강에 해로운 음식(탄산음료, 사탕, 과자 등)은 예외로 둔다. 세계보건기구는 아기가 태어나면 첫 몇 개월 동안은 모유만 먹이라고 권장한다.[25] 우리도 꼭 따라야 할 훌륭한 가이드라인이라 생각하므로, 출산한 여성에게는 모유 수유가 가능한 경우 최대한 오래 모유를 먹이라고 권한다. 요약하면, 음식 알레르기가 걱정된다는 이유로 임신 기간이나 모유 수유 기간에 식단을 바꿀 필요는 없다.

아기의 액체 점심

아기가 자궁을 벗어나 세상에 태어났을 때 부모가 가장 먼저 염려하는 것 중 하나가 모유 수유다. 엄마가 섭취하는 음식의 영양소가 모유를 통해 아기에게 전달된다는 사실은 우리 모두가 잘 알고 있다. 그러므로 갓 태어난 아기가 음식 알레르기를 겪으면, 엄마는 혹시 자신이 땅콩을 계속 먹어서 그런 건 아닌지, 아침 식사로 먹은 달걀이나 다른 음식이 원인은 아닌지 의심할 수 있다.

모유 수유에 관한 각종 권고 사항을 살펴보면 너무 복잡해서 좌절감마저 들 정도다. 무슨 음식을 어떻게 먹으라는 건지 서로 엇갈리는 주장도 있고, 모유를 먹여야 하는 기간도 제각각이다. 그러지 않아도 육아로 지친 엄마들은 명확한 조언을 얻지 못한다. 또한 모유 대신 분유를 먹이는 엄마들은 최신 연구 결과를 접할 때마다 사람들이 다들 자신을 손가락질하는 것 같은 기분을 느낀다. 우리 병원에서는 아기 가족 중에 음식 알레르기를 앓는 사람이 있는 경우 소아과 전문의와 더불어 알레르기 전문의와도 만나서 어떤 준비를 하는 것이 좋은지 상담하도록 권한다. 지금까지 나온 연구 결과에 따르면, 분유보다 모유가 음식 알레르기 발생 위험성이 낮다. 미국 소아과학회는 출산 후 최소 4개월간 모유를 먹이면 아기의 생애 첫 2년간 습진과 우유 알레르기가 발생할 위험성을 줄일 수 있다고 밝혔다.[26] 전 세계적으로 보건 당국이 모유 수유를 권장하는 이러한 분위기가 형성된 부분적인 바탕에는 수십 년간 식품업계의 강력한 입김 때문에 분유에 과도한 힘이 실린 상황을 바로잡기 위한 노력이 깔려 있다. 하지만 아기에게 모유와 분유 중 무엇을 먹일지는 전적으로 개인이 선택할 문제다.

모유를 먹이는 엄마의 식단이 아이의 음식 알레르기 발생 가능성과 연관성이 있는지 조사한 연구 결과는 임신 기간에 먹는 음식의 영향에 관한 연구 결과와 거의 비슷하다. 의학계도 과거에는 모유 수유 중일 때 알레르기 위험성이 있는 음식을 피하라고 권했지만 나중에는 입장을 바꾸었다. 음식 알레르기 유발물질 중 몇 가지는 섭취를 피하면 아이의 습진 예방에 도움이 될 수 있다는 결과도 있고[27], 핵가족인 가족 구성원 중에 땅콩 알레르기 환자가 있으면 아기도 같은 알레르기를 겪을 위험성이 높으므로 땅콩 섭취를 피해야 한다는 데이터도 있다. 하지만 전체적으로 보면 엄마의 식생활이 아이의 음식 알레르기 예방에 큰 영향을 준다는 근거는 찾을 수 없다. 앞서 임신 기간 중 식생활이 아이에게 주는 영향을 분석한 '코크란 리뷰'에서도 총 523명이 참가한 두 건의 연구를 분석한 결과 그러한 연관성은 찾을 수 없었다고 밝혔다.[28] 이 분석에서 엄마가 임신 중일 때 우유, 달걀, 땅콩을 섭취했는지 여부와 상관없이 아이가 1, 2, 7세일 때 이 세 가지 식품의 알레르기가 생길 확률은 동일하다고 나타났다. 이에 연구진은 의문을 풀기 위해서는 보다 큰 규모로 더욱 정밀한 임상시험이 실시되어야 한다고 밝혔다.

국제사회는 임신 중일 때, 또는 모유 수유 중일 때 특정 음식을 피해서 아이의 음식 알레르기를 예방하려는 사람들에게 일관된 메시지를 전한다. 그렇게 피하는 것이 효과적이라는 근거는 없다는 것이다. 미국 소아과학회가 2019년에 발표한 모유 수유와 알레르기에 관한 최신 권고 사항에도 특정 음식을 피하는 식생활 변경은 시도하지 말라는 내용이 포함되어 있다.[29] 유럽 알레르기·임상면역학회[30]와 호주 임상면역·알레르기학회의 입장[31]도 동일하다.

분유는 어떨까?

갓 태어난 아기에게 분유를 먹이기로 한 부모 중에는 아기가 태어나면 최소 4개월은 모유만 먹이라는 최근 권고를 볼 때마다 왠지 비난

받는 듯한 기분을 느끼는 사람들이 있다.[32] 그러나 음식 알레르기의 경우 분유를 먹이면 위험성이 높아진다는 연구 결과는 설득력이 없다. 또한 미국 소아과학회와 유럽 알레르기·임상면역학회가 최근에 내놓은 권고 사항을 보면, 부분 가수분해 분유와 완전 가수분해 분유는 음식 알레르기 발생 위험성 면에서 차이가 없다.

2008년에 호주에서 실시한 연구에서는[33] 대두 성분 분유가 땅콩 불내성 위험성을 높이지 않는 것으로 나타났다. 이전에 실시된 다른 여러 연구에서 확인된 것과 같은 결과였다. 2016년에 호주에서 실시한 다른 대규모 연구에서도[34] 한 살 때 모유만 먹는 것과 음식 알레르기 위험성에는 아무런 연관성이 없는 것으로 확인됐다. 이 연구에서 음식 알레르기의 예방 효과는 부분 가수분해 분유가 우유 성분의 분유보다 더 나은 것으로 나타났다.

음식 알레르기에 관한 연구는 워낙 다양하게 실시된 만큼 상반되는 결론이 나온 경우도 있다. 멤피스대학교 연구진은 엄마들을 대상으로 출산 후 첫 12개월간 아이에게 무엇을 먹였는지 조사한 결과 연결 고리를 찾았다고 밝혔다.[35] 모유를 바로 먹기도 하고 미리 짜서 보관해 둔 모유와 분유도 함께 먹은 아이들은 모유를 바로 먹기만 한 아이들과 비교할 때 생애 첫 6년간 음식 알레르기 증상이 나타날 가능성이 더 높은 것으로 나타났다.

하지만 모든 결과를 종합하면 분유가 불리하다는 근거는 희박하다. 또한 소위 저자극성 분유라고 불리는 제품이 음식 알레르기 예방에 도움이 된다는 근거도 없다. 아기에게 분유를 먹이기로 한 경우 가족 중에 음식 알레르기가 있거나 어떤 제품을 먹여야 할지 몰라서 걱정이 된다면, 또는 아기의 생애 첫 몇 개월간 모유를 먹이는 것과 관련하여 다른 우려 사항이 있다면 반드시 담당 소아과 전문의나 알레르기 전문의와 상의해야 한다.

우리 병원에서는 미국과 유럽 정부가 정한 소아의학 관련 가이드라인에 따라 저자극성 분유는 아기의 음식 알레르기 예방에 도움이 되지 않는다고 설명한다. 그리고 가능하면 모유를 먹이고, 분유는 불가피한 상황에서 필요할 때만 보충해 먹일 것을 권한다. 그리고 분유를 먹이는 부모들에게는 소아과 전문의와 상의해서 아기에게 필요한 비타민과 단백질을 충분히 제공할 수 있는 가장 좋은 제품을 선택하라고 권장한다.

제왕절개의 영향

브린나의 경우도 그랬듯이 제왕절개로 출산한 많은 부모들이 아이가 음식 알레르기를 겪으면 혹시 출산 방법이 위험성을 높인 건 아닌지 의심한다. 명확한 사실은 밝혀지지 않았다. 2000년부터 2015년까지 전 세계에서 제왕절개로 태어난 아기의 숫자는 거의 두 배로 늘었다.[36] 2018년에 학술지 〈랜싯*The Lancet*〉에 발표된 조사 결과에 따르면, 제왕절개로 태어난 아기의 15퍼센트가 조사를 실시한 169개국 중 106개국에서 태어난 것으로 나타났다. 그중에는 의학적으로 굳이 제왕절개를 하지 않아도 되는 경우가 상당한 비율을 차지했다. 어떤 이유로 제왕절개를 선택하든, 이렇게 아이를 낳은 부모는 음식 알레르기와 이 출산 방식의 연관성을 판단할 만한 근거가 있는지 알고 싶을 것이다.

우선 제왕절개를 택했다고 해서 비난받거나 자책할 이유는 없다. 제왕절개는 생명을 구하는 방법이고, 이 방식으로 아이를 낳고 아이가 음식 알레르기를 겪는다고 해서 엄마가 죄책감을 느낄 이유는 없다. 뒤에 나오지만 제왕절개와 아이의 음식 알레르기가 관련 있다는 확실한 근거는 없다. 연관성이 나타난 연구 결과도 있지만 명백한 데이터는 없다. 지난 10여 년간 나온 결과를 살펴보면 제왕절개 시 아기의 음식 알레르기 발생 위험성이 높아질 수 있다는 결과가 다수 발표된 것은 사실이다. 출산을 앞둔 부모들 중에는 이러한 결과를 참고해서 출산 방식을 정하는 사람도 있을 것이다. 이와 관련된 연구를 살펴보다 보면 음식 알레르기와 관련된 몇 가지 중요한 의문이 함께 다루어진다. 인체에 유익한 균을 포함한 미생물의 음식 알레르기 방지 효과도 그중 하나다.

많은 연구에서 제왕절개와 음식 알레르기의 관련성이 확인됐다. 오리건의 한 연구진은 건강 기록이 저장된 데이터베이스를 활용하여 건초열, 천식, 습진, 음식 알레르기가 있는 아동 약 9000명을 선별하여 출산 방식을 포함한 출생 기록을 분석했다. 그 결과 건초열과 천식은 제왕절개로 태어난 아이들에서 더 흔히 발생하는 것으로 나타났다. 다만 천식의 경우 여자아이에서만 이러한 관련성이 나타났다. 음식 알레르기는 이 연구에서 분석한 전체 코호트의 0.5퍼센트에도 못 미치는 29명에서만 나타나, 중요한 건강 문제가 아닌 것으로 확인됐다.[37]

2008년에 아일랜드의 한 연구진은 아동기 천식과 음식 알레르기의 위험 요소, 제왕절개의 연관성을 조사했다.[38] 이 연구진이 택한 연구 방식은 다른 연구 결과를 분석하는 메타분석으로, 보통 가장 엄격한 연구 방법으로 여겨진다. 총 23건의 연구 결과를 분석한 결과 제왕절개로 태어난 아이들은 천식 위험성이 20퍼센트 높은 것으로 나타났다.

음식 알레르기와 몇 가지 다른 알레르기 질환의 관계를 메타분석으로 조사한 연구 결과는 더 있다.[39] 덴마크의 한 연구진은 1966년부터 2007년 사이에 실시한 26건의 연구를 분석하고, 제왕절개와 음식 알레르기의 연관성은 그리 단순하지 않다고 밝혔다. 이 두 가지 연관성을 다룬 연구 상당수가 조사한 아이들의 수가 적고, 따라서 전체 인구군을 대표하는 결과로 볼 수 없다는 것이 연구진의 견해였다. 또한 통계치가 얼마나 정확한지 나타내는 표준오차가 큰 경우도 많다고 밝혔다. 표준오차는 얼마나 '대략적인' 결과인가를 나타내므로 표준오차가 클수록 데이터는 정밀하지 않다. 종합하면 조사한 표본의 크기가 작고 연구에서 나온 데이터의 표준오차가 커서 실제보다 제왕절개와 음식 알레르기의 연관성이 과장되게 나타날 수 있다는 의미다. 연구진은 이전에 실시한 여러 연구에서 제왕절개 출산 시 음식 알레르기 위험성이 높아진다는 결과가 나온 것은 이러한 편향 때문이라고 결론 내렸다.

그러나 음식 알레르기 한 가지만 조사한 다른 분석에서도 제왕절개로 태어난 아이들의 음식 알레르기 발생률이 더 높은 것으로 밝혀진 메타분석 결과가 있다.[40] 호주 연구진이 실시한 이 분석에서

음식 알레르기의 종말

는 특정 음식을 섭취한 후에 알레르기 증상이 나타났거나 음식 알레르기 유발물질로 알려진 특정 물질에 표적화된 IgE가 혈액 검체에서 검출되어 음식 알레르기로 진단받은 아이들을 조사한 총 4건의 연구가 다루어졌다. 이 가운데 출생 이후부터 아이들을 추적 조사한 2건의 연구에서는 제왕절개로 태어난 아이들이 자연분만으로 태어난 아이들보다 IgE 항체가 검출된 경우가 더 많았다. 음식에 민감하게 반응한다는 의미였다. 음식을 섭취한 후에 반응이 나타나 음식 알레르기 진단을 받은 아이들을 조사한 나머지 2건의 연구 중 한 건에서는 제왕절개와 자연분만에 따른 음식 알레르기 발생률에 차이가 없었다. 그러나 다른 한 건에서는, 아이가 2세가 되었을 때 부모가 보고한 아이의 음식 알레르기 여부를 토대로 할 때 제왕절개로 태어난 아이들의 음식 알레르기 발병률이 더 높은 것으로 나타났다. 한 가지 중요한 사실은, 음식 알레르기가 있는 엄마에게서 태어난 아이들에서만 이러한 연관성이 나타났다는 점이다. 분석을 실시한 연구진은 제왕절개와 음식 알레르기의 연관성은 기껏해야 미미한 수준이라고 결론 내렸다.

512명의 아이들을 출생 직후부터 2세까지 추적 조사하고, 출생 방식에 따라 음식 알레르기의 발생 가능성에 차이가 있는지 조사한 연구 결과도 주목할 만하다.[41] 이 조사에서 512명의 아이들 중 171명은 제왕절개로, 341명은 자연분만으로 태어났다. 2세가 되었을 때 음식에 어떤 식으로든 민감한 반응을 보이는 것으로 진단받은 아이들은 총 35명이었고, 이 가운데 IgE 매개성 알레르기는 8명에 불과했다. 음식 알레르기로 진단된 아이들 중에 제왕절개로 태어난 아이들의 비율이 더 높은 것도 아니었다.

제왕절개가 음식 알레르기 발생 위험성을 높일 수 있다면, 그 이유를 장내 미생물군에서 찾을 수 있을지도 모른다. 1990년대에 전 세계 알레르기 연구자들은 한 가지 독특한 사실을 발견했다. 중앙 유럽과 동유럽의 아토피 질환 발생률이 서유럽보다 낮다는 사실이었다. 누구도 그 이유를 밝혀내지 못했지만 환경이 영향을 준 것은 분명해 보였다. 학계는 서구 사회의 특징적 생활 방식이 영유아의 소화기관에 존재하는 미생물군의 총량과 다양성을 약화시킬 수도 있다고 추정했다. 실제로 그렇다면 아기가 노출되는 미생물이 적다는 의미이고, 이로 인해 외부에서 유입된 물질에 인체가 건강하게 반응하는 면역 기능의 핵심 요소인 Th1의 활성이 낮아진다고 볼 수 있다. 앞에서도 설명했듯이 장내 미생물군에 특정 세균이 포함되면 음식 알레르기 위험성이 높아진다.[42] 스웨덴의 한 연구진은 에스토니아의 영유아는 스웨덴 아기들보다 장내 미생물이 최대 1000배 많고, 이것이 유익한 영향을 준다고 밝혔다. 에스토니아의 알레르기 발생률은 낮은 반면[43] 스웨덴은 높다.

알레르기와 체내 미생물군의 상관관계는 출생 시점부터 시작될 가능성이 있다. 여러 연구에서 알레르기가 있는 아기와 그렇지 않은 아기의 장내 미생물군은 다른 것으로 밝혀졌다. 스웨덴에서 실시한 연구에서는 음식 알레르기가 있는 아이들의 경우 황색포도상구균이 많고 박테로이데스와 비피더스균은 더 적은 것으로 나타났다.[44] 2001년에 실시한 연구에서도 음식 알레르기가 있는 아이들은 생애 첫 1년간 박테로이데스와 비피더스균이 더 적은 것으로 확인됐다.

알레르기가 있는 생후 12개월 된 아기의 장에서 클로스트리듐 디피실리*Clostridium difficile*균이 더 많이 검출됐다는 연구 결과도 있다.[45]

2001년에 핀란드에서는 한층 더 자세한 연구가 진행됐다.[46] 영유아의 장내 미생물군 조성에 따라 달걀과 우유 알레르기, 그리고 다른 형태의 아토피 질환 발병 여부를 예측할 수 있는지 조사한 연구였다. 연구진은 76명의 아기를 대상으로 생후 3주와 3개월에 대변 검체를 채취했다. 이 연구에서 조사한 아기는 모두 알레르기 질환 병력이 있는 가족에서 태어났다. 분석 결과, 이번에도 알레르기가 있는 아이들은 비피더스균이 적고 클로스트리듐 디피실리균은 더 많은 것으로 나타났다. 완전히 새로운 결과도 있었다. 논문 내용을 그대로 옮기자면 "신생아의 장내 미생물군 변화는 유아기의 아토피성 감작感作 발생에 선행되어 나타난다." 다시 말해 알레르기가 발생하기 전, 장내 미생물군이 달라진다는 것이다. 이는 장내 미생물군의 다양성이 음식 알레르기와 연관되어 있을 뿐만 아니라, 사실상 음식 알레르기를 일으킬 가능성도 있다는 의미다. 2007년에 네덜란드에서 957명의 영유아를 대상으로 생후 1개월과 2세 때 장내 미생물군을 조사한 대규모 연구에서도 이와 동일한 현상이 확인됐다.[47]

이 모든 결과는 제왕절개와 어떤 관련이 있을까? 장내 미생물군과 알레르기의 연관성을 밝히기 위한 수많은 연구에서 반복적으로 발견되는 두 가지 균이 있다. 박테로이데스와 비피더스균이다. 이 두 가지 균이 장에 많을수록 아이가 알레르기성 질환을 앓게 될 확률은 줄어든다. (주로 병원에서 발생하는 질병과 관련된) 클로스트리듐 디피실리균도 이러한 연구 문헌에 자주 등장하지만 이유는 앞서 두 가지 균과 정반대다. 즉 클로스트리듐 디피실리균이 많을수록 알레르기가 발생할 확률은 높아진다. 제왕절개로 태어난 아기의 장내 미생물군에서는 정확히 이러한 특징이 나타나는 경우가 많다. 박테로이데스와 비피더스균은 적고, 클로스트리듐 디피실리균은 많다. 자연분만으로 태어난 아이들에서는 이와 정반대의 양상이 나타난다.

신생아의 장에 미생물군이 어떻게 형성되는지 그 정확한 기전에 관해서는 지금도 견해가 엇갈리는 상황이다.[48] 소화계 질환을 연구해 온 많은 학자가 아기가 산도를 지날 때 세균이 아기의 체내에 '공급'되는, 일명 '세균성 세례'로 불리는 현상이 일어난다고 본다. 외부와 차단되어 있던 자궁에서 처음으로 벗어나는 이 순간에, 세상 밖으로 나오는 길의 점막 조직 내벽에 있던 세균이 아기에게로 유입된다는 것이다. 제왕절개로 태어나는 아기는 이 길을 지나지 않으므로 이곳에 무수히 존재하는 미생물에 노출될 일도 없다. 이 이론에 따르면 바로 여기서 발생하는 차이가 천식, 알레르기, 염증성 장 질환 등 면역 기능과 관련된 질환의 발생률과 최소한 부분적으로 관련이 있다. 세균성 세례를 받지 않으면 비만과 몇몇 정신질환과도 관련된다고 밝힌 연구 결과도 있다.

그러나 이 이론을 뒷받침하는 근거는 허술하다. 제왕절개로 태어난 아기와 자연분만으로 태어난 아기의 장내 미생물군에서 나타나는 차이가 산도를 지나는지에 좌우된다면 출생 직후에 그러한 차이가 나타나야 한다. 그러나 연구에서는 태어나 며칠이 지나야 확실한 차이가 나타나는 것으로 밝혀졌다. 아기의 대변 검체를 조사한 한 연구에서는 출생 후 5일이 될 때까지 두드러지는 차이가 나타나지

음식 알레르기의 종말

않았다. 또한 출생 후에 가장 먼저 나오는 대변인 태변 검체를 분석한 결과에서도 제왕절개와 자연분만의 큰 차이는 확인되지 않았다. 아예 결과가 반대로 나온 연구도 있다. 2014년에 플로리다대학교의 연구진은 제왕절개와 자연분만으로 태어난 아기들의 태변에서 각기 다르게 검출된 네 가지 세균의 종류를 밝혔다.[49] 2018년에는 중국의 연구진이 자연분만으로 태어난 아기들은 제왕절개로 태어난 아기들보다 미생물군이 다양하다는 연구 결과와 함께 아기의 장에 서식하는 균의 종류에 구체적으로 어떤 차이가 나타나는지 보고했다.[50]

출생 방식에 따라 출생 직후에 나타나는 차이는 몇 주 또는 몇 개월씩 지속되는 것으로 보인다. 98명의 아기를 조사한 한 연구에서는[51] 이 가운데 제왕절개로 태어난 15명의 아기가 생후 4일, 4개월이 되자 자연분만으로 태어난 아기보다 박테로이데스와 비피더스균이 적고 생후 1년이 되었을 때는 클로스트리듐균이 더 많은 것으로 확인됐다. 2017년에 다국가 연구진이 실시한 다른 연구에서는 제왕절개로 태어난 아기의 대변에서 확인된 미생물군이 자연분만으로 태어난 아기들과 달리 엄마의 피부에 서식하는 세균군과 상대적으로 더 비슷한 것으로 밝혀졌다.[52] 또한 이 연구에서는 산도를 거쳐서 태어나고, 모유를 먹고 자란 경우에만 장내 미생물군 중 비피더스균이 더 많은 것으로 확인됐다.[53] 비피더스균은 대장암 예방과 일부 위·장관 질환의 치료, 염증성 장 질환의 증상 완화 등 건강에 유익한 영향을 주는 대규모 세균군의 하나다.

지금까지 살펴본 대부분의 근거로 볼 때 출생 방식이 영유아의 장내 미생물군을 결정짓는 중요한 요소라고 볼 수는 없다. 그러나 이 이론을 완전히 무시할 수 없는 데이터도 충분히 있다. 제왕절개로 태어난 아기는 항생제 이용률이 높다는 점, 어떤 방식으로 출생하느냐에 따라 출생 과정과 출생 이후에 아기가 병원에서 접하는 미생물이 다르다는 점 등 다른 여러 요소도 영향을 줄 수 있다. 제왕절개가 실시되면 분만 과정이 생략되는데, 분만 과정에서 태아막이 파열되면 태아가 모체의 세균에 노출되는 경우가 많다. 최소 한 건의 연구에서 보통 분만 과정이 생략되는 선택적 제왕절개로 태어난 아기와 분만 중에 응급 제왕절개로 태어난 아기의 장내 미생물군은 다른 것으로 확인됐다.[54] 모유 수유를 하는지 여부도 아기의 장내 미생물군에 영향을 주고, 산모의 비만 여부도 관련 있을 수 있다.

미국과 푸에르토리코의 연구진은 제왕절개로 태어난 아기는 엄마의 자궁을 벗어나는 동안 모체의 일부 유익한 세균을 확보하는 이점을 누리지 못한다는 주장을 확인하기 위해 총 18명의 산모와 아기를 대상으로 실험적인 구제책을 시도했다. 예정대로 제왕절개로 아기를 출산할 11명의 산모 중 4명의 질 속에 접은 거즈를 삽입하고 한 시간가량 두었다가 출산 직전에 빼서 무균 환경에 두었다. 그리고 아기가 태어나 약 1분이 지났을 때 이 거즈로 아기의 입술, 얼굴, 가슴, 팔, 다리, 나머지 몸 구석구석을 총 15초간 문질렀다. 연구진은 생애 첫 일주일간 이러한 처치를 받은 아기와 자연분만으로 태어난 7명의 아기를 비교한 결과 장내 미생물군이 비슷했다고 밝혔다. 제왕절개로 태어났으나 이와 같은 처치를 받지 않은 7명의 아기는 이들과 장내 미생물군에 차이가 있는 것으로 확인됐다.

여기서 '질 분비물 바르기'의 개념이 탄생했다. 면에 질액을 묻혀 제왕절개로 태어난 아기의 입술과 얼굴, 그 밖의 다른 부위를 문지르는 방식은 점점 큰 인기를 얻기 시작했다.

그러나 현시점에서 이와 같은 질 분비물 바르기가 아기의 음식 알레르기 예방이나 장내 미생물군과 관련된 다른 질병의 예방에 도움이 된다는 근거는 없다. 질 분비물 바르기를 시도한 위의 연구 절차가 그리 적절하지 않았다는 점도 중요하다. 해당 연구에서 제왕절개로 출산한 여성은 모두 출산 전에 항생제를 투여받았지만, 자연분만으로 아이를 낳은 여성 중 항생제를 투여받은 사람은 한 명뿐이었다. 제왕절개로 출산한 경우 분만 과정을 거친 산모는 없었다. 또한 산모의 비만 여부와 임신 기간에 늘어난 체중은 연구 결과에 반영되지 않았다. 조사가 실시된 아기의 수도 적고, 각 그룹에 속한 아기들에서 확인된 미생물의 차이는 미미한 수준일 뿐 저자가 논문의 결론 부분에서 이야기한 것처럼 뚜렷한 차이는 없었다.

질 분비물을 바르는 것은 해로운 바이러스와 진균이 아기에게로 쉽게 옮겨 갈 수 있다는 점에서 매우 위험한 행위다. 미국 산부인과학회는 안전성과 유익성에 관한 데이터가 더 확인될 때까지는 실험 연구에서만 행해야 한다고 밝혔다.[55] 제왕절개로 낳은 아기에게 질 분비물을 바르는 방법을 고민 중이라면 반드시 담당 의사와 상의해야 한다.

제왕절개로 태어난 아이들과 자연분만으로 태어난 아이들의 장내 미생물군에 차이가 있다는 점, 적어도 일정 기간 동안은 이 같은 차이가 나타난다는 사실은 충분한 자료로 입증됐다. 그러나 이러한 차이는 그리 오랜 시간이 지나지 않아 사라지고, 특히 모유 수유가 끝난 이후에 격차는 크게 좁혀진다. 여기서 분명히 해 둘 점은 제왕절개로 낳은 아기가 음식 알레르기를 앓더라도 엄마가 자책해서는 안 된다는 것이다. 출산 방식이 음식 알레르기에 영향을 준다는 증거는 없다. 제왕절개는 음식 알레르기의 발생 위험 요소가 될 가능성이 있는 여러 요소 중 하나이고, 이러한 요소들이 총체적으로 영향을 줄 가능성이 더 크다. 수많은 여성과 아이들에게 제왕절개는 목숨을 구해 주는 방법이다. 이 방법을 택한다고 해서 어떠한 죄책감도 느낄 필요가 없다. 그러지 않아도 많은 압박과 평가에 시달리며 아이를 키워야 하는 오늘날의 상황에 이런 걱정까지 보탤 필요는 없다. 음식 알레르기는 누구의 잘못도 아니다.

장내 미생물군의 최초 구성이 건강에 장기간 영향을 주고, 음식 알레르기 위험성이 높아지는 것도 그러한 영향에 포함되는 것은 사실이다. 출생 후 장내 미생물군이 아기가 음식 알레르기를 겪을 가능성에 왜, 어떻게 영향을 주는지 전부 정확히 밝혀내려면 보다 큰 규모로 더 많은 연구가 진행되어야 한다. 음식 알레르기 가족력이 있어서 앞으로 태어날 아기도 같은 문제를 겪을까 봐 걱정이 된다면, 제왕절개가 그러한 위험성에 얼마나 영향을 줄 수 있고 어떤 대비책이 있는지 산부인과 전문의, 알레르기 전문의와 상의해야 한다.

임신과 임산부, 음식 알레르기에 관한 일반적인 우려		
의문점	밝혀진 사실	증거 수준
임신 기간의 식생활이 아기의 음식 알레르기 발생을 촉발할 수 있을까?	그렇지 않다. 임신 기간에 먹고 싶은 음식은 뭐든 먹어도 된다.	매우 탄탄하다.
제왕절개는 음식 알레르기의 위험 요소일까?	가능하다. 제왕절개로 출산하면 음식 알레르기 위험성이 약간 높아질 수 있으나, 제왕절개를 하는 모든 경우가 그런 것은 아니다.	중간 정도. 근거가 확인된 논문도 있으나 그렇지 않은 논문도 있다.
모유 수유 중인 엄마의 식생활이 그 모유를 먹는 아기의 음식 알레르기 발생 확률과 관련이 있을까?	그렇지 않다. 모유 수유 중인 엄마는 먹고 싶은 대로 먹어도 된다.	매우 탄탄하다. 2014년에 발표된 한 연구에서는 알레르기가 없는 엄마가 모유 수유 중일 때 땅콩과 견과류를 섭취하면 아기가 이 두 가지 음식에 알레르기가 생길 확률이 오히려 낮아지는 것으로 나타났다.
분유 중에 음식 알레르기 위험성을 높이는 종류가 있을까?	그렇지 않다. 분유와 음식 알레르기는 연관성이 없다. 또한 가수분해 분유와 성분 분유는 음식 알레르기 예방 효과가 없는 것으로 보인다.	매우 탄탄하다.

그 밖에 문제가 될 수 있는 요소는?

이번 장에서 살펴보았듯이, 음식 알레르기는 환경과 유전학적 요소를 모두 포함한 여러 가지 요소로 발생할 가능성이 크다. 음식 알레르기가 있는 부모에게서 태어난 아이는 같은 문제를 겪을 수도 있고 그렇지 않을 수도 있다. 동일한 환경에서 자라는 두 아이도 음식 알레르기에서는 크게 다른 양상이 나타날 수 있다. 식구 중 땅콩 알레르기가 있는 가정에서 제왕절개로 태어났고 살균소독이 말끔히 된 집에서 두 아이가 자라도 한 명은 땅콩 알레르기가 생기고 다른 한 명은 그렇지 않을 수도 있다. 실제로 음식 알레르기가 있는 인구군은 다양하게 분포한다. 중증도와 발병 연령, 문제가 되는 음식도 모두 다양하다.

과학계의 연구로 음식 알레르기에 관한 더 많은 사실이 계속 밝혀지고 가능성 있는 위험 요소와 이 병이 발현될 수 있는 여러 방식이 점차 드러났다. 전체적으로 보면 정보가 띄엄띄엄 배치된 하나의 커다란 망이 형성되었다. 우리 몸의 면역계가 알레르기 유발물질을 어떻게 견디는지, 그 기본적인 메커니즘을 밝히기 위한 연구도 계속 진행되고 있다. 환경과 유전학적 요소, 출생 경로와 함께 몇 가지 흥미로운 요소도 밝혀졌다. 그중에는 놀라울 정도로 큰 영향을 주는 요소도 있다.

출산을 앞둔 부모들은 출산 방식과 함께 아이가 태어나는 시점에도 신경을 쓴다. 조산은 여러 건강 문제와 연관된 경우가 많으므로 아기가 일찍 태어나면 음식 알레르기에 더 취약해지는 건 아닌지 의문이 들 수 있다.

현재까지 밝혀진 근거로 볼 때 조산은 음식 알레르기의 위험 요소가 아니다. 오히려 그 반대일 가능성이 있다. 2001년에 핀란드에서 조산아 72명과 임신 기간을 모두 채우고 태어난 65명의 아기를 조사한 연구에서는[56] 아이가 10세가 되었을 때 조산아로 태어난 아이들은 그렇지 않은 아이들과 비교할 때 아토피성 질환의 발생률이 절반 정도에 그친 것으로 확인됐다. 몇 년 후 캐나다 연구진은 1995년에 태어난 13,980명 아이들을 대상으로 음식 알레르기를 조사했는데 조산과 관련 없는 것으로 나타났다.[57] 출생 시 저체중이었던 경우도 음식 알레르기와는 관련이 없었다.

태어난 아이가 음식 알레르기 진단을 받은 경우, 크면서 문제가 사라지기도 한다는 사실이 부모의 걱정을 더는 데 도움이 되리라 생각한다. 콜로라도대학교의 데이비드 플라이서David Fleischer는 땅콩 알레르기가 자연히 사라질 확률이 50퍼센트라는 연구 결과를 발표했다.[58] 다른 여러 연구에서도 20퍼센트에 가까운 확률로 그러한 변화가 일어날 수 있는 것으로 나타났다.[59] 다만 현시점에서 알레르기를 겪다가 그 문제에서 벗어날 수 있는 아이에게 어떤 특징이 있는지는 밝혀지지 않았다. 달걀 알레르기도 아이가 크면 익힌 달걀은 먹을 수 있게 되는 경우가 많다.[60] 또 달걀과 유제품이 함유된 제과 제품을 섭취한 아이들은 다른 특별한 중재법을 시도하지 않아도 달걀과 유제품 알레르기가 사라질 확률이 더 높다. 그러나 이런 변화가 흔히 일어나지는 않으며, 반드시 그렇다고 보장할 수 있는 것도 아니다. 음식 알레르기 진단을 받은 사람은, 문제가 되는 음식이 여전히 자신에게 위협 요소인지 확인하려고 무작정 조금 먹어 보는 시도는 절대 해서는 안 된다. 성인이 된 이후에 음식 알레르기가 생긴 사람은 의학적 해결 방법 없이 자연스레 문제가 사라질 가능성이 매우 희박하다. 또한 음식 알레르기는 사그라진 것 같다가도 재차 발생할 수 있다.

이 책 뒷부분에서 음식 알레르기를 안전하고 효과적으로 예방하고 치료할 수 있는 검증된 방법을 소개할 예정이다. 음식 알레르기를 해결할 수 있는 이 치료 프로그램은 방대한 근거로 뒷받침되고 수백 건의 성공 사례로 확인된 방법이다. 음식 알레르기를 겁내고 두려운 문제에서 수용 가능한 것으로 바꿔 놓을 수 있다.

핵심 요약 ──────────────────────────────

- 음식 알레르기가 있는 부모에게서 태어난 아이는 같은 문제가 생길 가능성이 더 높지만, (성인일 때 또는 아동기에) 음식 알레르기로 진단을 받은 사람들 중에는 가족력이 전혀 없는 경우도 많다.
- 음식 알레르기를 유발한다고 밝혀진 단일 유전자는 없다. 여러 유전자와 환경이 함께 작용할 가능성이 가장 높다.
- 주변 환경이 유전자에 변화를 일으키고, 그것이 음식 알레르기에 영향을 줄 수 있다.
- 임신 기간과 모유 수유 중일 때 엄마의 식생활이 아기의 음식 알레르기 위험성에 영향을 준다는 근거는 없다.
- 제왕절개 시 아이의 음식 알레르기 위험성이 높아진다는 근거가 일부 밝혀졌으나, 제왕절개를 한다고 해서 아이가 반드시 음식 알레르기를 겪는 것은 아니다.

무슨 일이 벌어지고 있을까?
식품 라벨, 주방, 학교, 그 외
꼭 살필 것

음식 알레르기 진단 이후에 해야 할 일,
확인할 것과 배워야 할 것

레아 쿠엘라Leah Cuellar와 헥터 쿠엘라Hector Cuellar는 부모가 되고 아이에게 알레르기가 생기면 어쩌나 하는 불안감이 극에 달하자 선제적 방식을 택하기로 했다. 아들 윌리엄이 생후 4개월이 되자, 레아는 땅콩버터를 조금 먹이고 무슨 반응이 나타나는지 지켜보았다. 아이의 입 주변과 목 부위가 벌겋게 변했고, 레아는 에피네프린 주사를 맞게 하려고 근처 응급실로 아이를 데리고 달려갔다. 검사 결과 윌리엄은 땅콩 알레르기라는 사실이 확인됐다. 그리고 견과류와 유제품 알레르기도 있다는 사실까지 알게 되었다.

두 사람은 식료품 저장실에서 견과류가 든 음식은 전부 없애는 것이 논리적인 조치라고 생각했지만, 갓난아기였던 윌리엄이 유아기에 접어들자 다른 시도를 해 보기로 했다. 알레르기가 없었을 때처럼 식료품을 구비하기로 한 것이다. "아이가 그런 환경에 적응해야 한다고 생각합니다." 레아의 말이다. 두 사람은 다섯 살이 된 윌리엄의 손이 닿지 않는 곳에 견과류를 철저히 숨기는 대신 음식을 먹기 전에 먹어도 되는지 꼭 확인하도록 가르쳤다.

부부의 이런 방식이 아무 위험 없이 순탄했던 것은 아니다. 윌리엄이 네 살이던 부활절에 레아는 자신의 엄마에게 사탕과 디저트는 견과류가 들어 있지 않은 것으로만 준비해야 한다고 미리 알렸다. "그런데 엄마가 땅콩이 든 M&M's 초콜릿을 사 오셨지 뭐예요." 레아는 당시를 떠올리며 말했다. 윌리엄이 더 어릴 때는 레아나 헥터가 항상 아이 곁에 붙어 있어야 했다. 생후 18개월 때 놀이터에서 우연히 땅콩 쿠키를 발견하고 덥석 먹으려고 했던 일이 있고는 더 각별히 신경 써야 했다. 아이가 다닐 유치원은 식단에 견과류가 포함되지 않고 교사와 직원이 필요 시 에피네프린을 직접 주사할 수 있도록 훈련받은 곳으로 선택했다. 음식 알레르기에 관해 잘 알지 못하는 친척들이 좋은 뜻으로 무심히 하는 말들에도 끊임없이 대응해야한다. "아무리 말해도 이해를 못 해요." 레아의 설명이다.

첫 번째 조치

이번 장에서는 음식 알레르기 진단 후에 해야 할 일을 단계별로 설명한다. 모든 것을 한꺼번에 다 해야 할 필요는 없다. 음식 알레르기가 있는 아기를 키우고 있다고 해서 아이가 혼자 알아서 안전하게 살아가도록 가르치는 방법부터 익힐 필요는 없다. 꼭 필요한 몇 가지 변화가 있지만, 한 번에 조금씩 음식 알레르기를 관리해 가면서 일상생활을 충분히 이어 갈 것이다.

음식 알레르기를 해결할 수 있는 프로그램은 7장에서 소개한다. 우리가 제시할 새로운 시대로 성큼 나아가고자 한다면, 먼저 집 안부터 챙겨야 한다. 그중에서도 가장 먼저 안전한 곳으로 만들어야 할 곳은 주방이다.

식료품 저장실과 냉장고

특정 알레르기 유발 식품을 집 안에서 완전히 몰아내는 방식을 택하는 부모들이 많다. 우유 알레르기가 있는 아기가 아무도 보는 사람이 없을 때 냉장고를 열고 우유 통을 꺼내는 일을 아주 쉽게 방지할 수 있는 방법이다. 대부분 사람에게는 아무런 문제가 되지 않는 땅콩이나 견과류 제품도 마찬가지다. 냉장고와 식료품 저장실에서 알레르기 유발 식품을 아예 없애는 것은 위험을 없앨 수 있는 간단한 방법이라고 할 수 있다. 우유 알레르기가 있는 아이가 집에서 혹시라도 우유를 마시게 될까 봐 염려한다면 집에 우유를 두지 않으면 된다.

하지만 알레르기가 없는 다른 식구들을 위해서 알레르기 유발 식품을 평소대로 집 안에 두는 가정도 있다. 아이가 땅콩버터를 무척 좋아한다면, 자신은 얼마든지 먹어도 되는 음식을 오직 땅콩 알레르기 진단을 받은 동생을 위해 포기하려고 하지 않을 수도 있다. 부모 입장에서도 땅콩버터와 잼만 바르면 점심 도시락이 뚝딱 마련되고, 다른 아이들도 좋아하는 음식이라면 땅콩버터를 없애지 않는 쪽을 택할 수 있다. 집에 우유가 발도 못 붙이게 하면 아침에 즐겨 마시던 커피가 달라질 수 있고, 달걀 알레르기가 있는 아이를 고려해서 달걀을 아예 구입하지 않으면 주말마다 해 먹던 오믈렛과도 작별해야 한다.

가정에서 알레르기 유발 식품을 전부 없애는 것이 현실적으로 불가능하거나 그러고 싶지 않은 가족은 다른 방법을 택할 수 있다. 견과류, 견과류로 만든 버터, 유제품과 달걀이 함유된 과자 등 건조식품은 어린아이의 손이 닿지 않도록 찬장 높은 곳에 보관한다. 냉장 보관해야 하는 식품 중에 알레르기를 일으킬 수 있는 식품은 가장 안쪽에 두거나 냉장고 서랍에 넣어 두면 되고, 냉장고를 아예 따로 쓰는 방법도 있다. 알레르기가 있는 아기가 어린이로 자라면 먹지 말아야 하는 음식을 설명하기도 수월해진다. 색깔이 있는 스티커를 활용하면 아이가 먹어도 되는 음식을 구분하는 데 도움이 된다. 또한 식료품 저장실에도 알레르기가 있는 아이를 위한 전용 공간을 만들어서 안심하고 먹어도 되는 간식을 따로 보관하자.

가족 중에 음식 알레르기 진단을 받은 사람이 생기면, 처음에는 문제가 되는 음식을 집에서 전부 없앴다가 점차 타협점을 찾는 가정이 많다. 한 엄마는 견과류와 씨앗을 플라스틱 용기에 담아서 어른도 의자 위에 올라가야 닿을 수 있을 정도로 높은 선반에 두었다. 그리고 알레르기가 있는 아들에게는 전용 간식 서랍을 마련해 주었다.

음식 알레르기의 종말

다른 식구들은 음식 알레르기가 있는 아이가 충분히 자라 집에서 혼자 알아서 그 음식을 피할 수 있을 때까지 견과류 없는 생활에 적응했다. 알레르기가 있는 아이가 집에 없을 때 가끔 집 밖으로 나가서 땅콩버터와 잼 바른 샌드위치를 먹곤 했다. 또 어떤 가정은 주방을 안전한 곳으로 만드는 대신 알레르기 유발 식품이 포함된 간식을 개별 포장해서 한꺼번에 보관해 두는 '위험한 장소'를 따로 마련했다.

요리

음식 알레르기라는 진단이 내려지면 요리할 때도 지켜야 할 새로운 규칙이 생긴다. 요리에 쓰는 도마와 냄비, 팬, 칼은 반드시 철저히 세척해야 한다. 도마는 알레르기 유발성분이 절대 닿을 일이 없도록 보관하는 것이 최선이다. 심한 알레르기가 있는 아이를 키우는 집에서는 알레르기 유발성분이 들어가지 않은 음식을 만들 때만 사용하는 냄비와 팬을 따로 마련하는 방법도 있다. 주방 조리대와 화구 윗면 등 요리하면서 사용한 표면에 알레르기 유발성분이 닿았다면 꼼꼼히 닦아 내야 한다. 조리도구도 마찬가지로 알레르기 유발성분이 포함된 음식을 젓거나 자른 경우에는 잘 세척해야 한다. 또한 요리를 한 사람은 알레르기 유발성분을 다룬 후에 손을 깨끗이 씻어야 한다.

그날그날 준비하는 음식에 따라 음식 알레르기가 있는 아이는 요리하는 동안 주방에 들어오지 못하도록 하는 것도 방법이다. 가령 빵을 만들거나 케이크를 구울 때는 밀가루가 공기 중에 날아다니기 쉬우므로 밀 알레르기가 있는 아이는 주방 근처에 오지 않도록 해야 한다. 밀 알레르기가 있는 식구가 있다면 주방에서 아예 밀을 쓰지 않는 가정도 많다. 매튜 프랜드Matthew Friend의 가족들은 다른 방법을 택했다. 매튜는 생후 9개월이던 1999년에 심한 밀 알레르기라는 진단을 받았다. "유아용 시리얼을 먹고 온몸에 두드러기가 났어요." 매튜의 이야기다. 피부에 닿기만 해도 알레르기 반응이 일어날 정도였다. 시카고에서 자라는 동안 생일 파티에 갈 일이 생기면 어머니가 글루텐이 포함되지 않은 컵케이크를 직접 구워서 파티에 가져가도록 해 준 덕분에 오히려 친구들의 부러움을 사기도 했다. 하지만 매튜의 부모는 집 안에서 밀을 완전히 없애지 않기로 했다. 저녁 식탁에 모두 둘러앉아 다른 형제들이 밀로 만든 파스타를 먹을 때 매튜는 글루텐이 없는 파스타를 함께 먹었다. 그렇게 몇 년이 지난 후, 매튜는 부모님의 결정이 성인의 한 사람으로 성장하는 데 유익한 기반이 되었음을 깨달았다. "세상 사람들은 너에게 맞춰서 식사를 만들어 주지 않는다고 알려주셨어요. 그런 현실에서 살아갈 준비를 해야 한다고 하셨죠."

교차오염

음식 알레르기가 있는 아이나 어른이 알레르기 반응을 일으키지 않도록 신경을 쓰다 보면, 전에는 몰랐던 놀라운 경험을 할 때가 많다. 알레르기가 있는 사람의 눈으로 세상을 보면, 그렇지 않은 사람에게는 기쁨을 주는 것들이 아주 위험할 수 있음을 깨닫게 된다. 치즈를 그냥 싫어하는 아이는 햄버거를 먹을 때 치즈를 빼도 문제될 것이 없지만, 소젖으로 만든 유제품에 알레르기가 있는 아이는 치즈가 들어가기는커녕 햄버거에 치즈가 조금 닿기만 해도 아예 먹을 수가 없다.

교차오염은 알레르기 유발성분이 다른 음식과 접촉할 때 일어난다. 빵 조각에 땅콩버터가 살짝 묻는 것, 스크램블드에그를 만들던 중에 컵에 담긴 우유가 쏟아져서 한 방울 튀는 경우, 새우 샐러드를 섞은 숟가락으로 무심코 마카로니를 퍼 담는 경우가 그렇다. 면역계의 반응을 촉발하는 단백질은 다른 곳에 쉽게 묻고, 눈에는 보이지 않지만 뚜렷한 존재감을 드러낸다.

이처럼 교차오염은 중대한 위협이 될 수 있으므로, 부모들은 각별히 신경 써야 한다. 일반적으로 음식 알레르기가 있는 아이들은 파티에 가거나 호텔 뷔페를 이용할 때 혼자 두면 안 된다. 외식을 할 때도 치즈가 들어간 음식이 나오면 다시 만들어 달라고 해야 한다. 불편하지만 딱히 다른 방도가 없다. 유제품이 들어간 수프에 사용한 국자는 유제품이 들어가지 않은 냄비에 함께 쓰지 말아야 한다. 마찬가지로 구운 치즈를 만들 때 사용한 뒤집개를 유제품 알레르기가 있는 아이의 오믈렛을 뒤집는 데 사용하면 안 된다. 일반 오믈렛에 사용한 뒤집개를 우유 알레르기가 있는 아이가 먹을 햄버거 고기를 뒤집을 때 사용해서도 안 된다. 두부를 자른 칼로 대두 알레르기가 있는 아이가 먹을 닭고기를 손질하면 안 된다.

주의해야 할 일들을 일일이 따지다 보면 도저히 감당 못 할 일처럼 느낄 수도 있다. 하지만 충분히 할 수 있다. 음식 알레르기가 있는 식구가 있는 가정은 반드시 지켜야 할 여러 규칙에 적응하게 된다. 주방에서는 안전한 요리 수칙을 지키고, 안심하고 갈 수 있는 음식점을 추려 낸다. 특별히 주의를 기울여야 하는 상황과 마음 놓고 있어도 되는 상황도 구분할 수 있게 된다. 음식 알레르기 진단을 받은 후에는 아래의 체크리스트를 활용하면 좋다.

- 수납장
  - 안전한 식품을 보관할 수 있는 곳을 마련한다. 음식 알레르기가 있는 아이에게는 식료품 저장실에 전용 공간을 마련해 준다.
  - 가정에 꼭 필요하지만 위험한 물건은 어린아이의 손이 닿지 않는 높은 곳에 보관한다.
- 냉장고
  - 알레르기 유발 식품은 일시적으로 또는 영구적으로 집에 들이지 않는다.
  - 위험한 식품에는 경고 스티커를 붙이거나 다른 용기에 담아 따로 보관한다.
- 요리
  - 조리대, 칼, 그 외 모든 조리도구는 세정제를 사용해서 온수로 꼼꼼히 세척한다. 그냥 닦아내는 것으로 위험한 음식 단백질이 다 제거됐으리라 생각하고 넘어가면 안 된다.
  - 심한 알레르기를 앓는 아이가 있다면 조리도구를 따로 사용한다.
  - 알레르기 유발성분이 포함된 요리와 그렇지 않은 요리에 조리도구를 함께 사용하면 안 된다.

- ·요리할 때는 음식 알레르기가 있는 아이가 먹을 음식을 먼저 만든다.
- 저녁 식탁
  - ·알레르기 유발성분과 접촉한 음식을 음식 알레르기가 있는 아이가 먹지 않도록 주의한다.
  - ·음식이 쏟아지는 등 섭취 외에 다른 경로로도 노출되지 않도

집 안에 숨어 있는 알레르기 유발성분

예상치도 못한 곳에 음식 알레르기 유발성분이 숨어 있는 경우가 있다. 집 전체를 둘러보면서 문제가 될 만한 제품을 찾아보자. 특히 아래와 같은 성분이 있는지 제품의 라벨을 잘 살펴봐야 한다. (처음 한 번 둘러보고, 시간이 좀 지나면 새로 구입한 가정용품도 재차 전부 확인하자.)

- ·젤라틴.
- ·펙틴.
- ·유화제. 기름과 물이 잘 섞이도록 하는 성분으로, 달걀이나 유제품이 사용될 가능성이 있다.
- ·식품으로 만든 오일. 식용유에는 대부분 단백질이 들어 있지 않지만(음식 알레르기의 원인이 되는 성분), 일부 제품에는 들어 있다. 음식 알레르기가 있는 사람은 문제가 되는 단백질이 극소량만 있어도 반응이 나타날 수 있으므로 그러한 성분이 들어간 오일은 사용하지 않는 것이 좋다. 특히 외식할 때 주의해야 한다.
- ·치약. 제품에 따라 유제품이 함유된 경우가 있다.
- ·약. 성분 목록의 불활성 성분 중에 우유 분말이 포함되지 않았는지 확인한다.
- ·식물 재료로 만든 세척제나 오일.
- ·화장품.
- ·크림/로션.

록 주의한다.

· 식기와 그릇은 음식 알레르기 유발성분과 닿지 않는 곳에 보
관한다.

음식 알레르기 관련 운동을 벌여 온 단체인 '음식 알레르기 연구·
교육원Food Allergy Research & Education, FARE'에서는 가정에서 알레르기 유
발성분을 전부 없애야 하는지 고민하는 가족 또는 다른 방법을 찾는
가족이 활용할 수 있는 질문 목록을 제시했다.[1] 아래의 질문들을 활
용하면, 음식 알레르기 진단을 받고 가족의 생활 방식을 어떻게 바
꿔야 하는지 결정하는 데 도움이 될 것이다.

• 알레르기 반응이 일어나거나 우연히 노출된 경험이 있는가?
• 문제가 되는 음식을 제거하면 나머지 식구들은 어느 정도로 불편
해할까?
• 식구 중에 아이는 몇 명인가? 음식 알레르기 환자가 아이라면, 나
이는 몇 살이고 평소에 자신이 먹는 음식을 어느 정도로 알아서
구별하는 편인가?
• 알레르기 유발성분이 포함된 음식을 집에서 모두 없애는 것이 최
선이라고 판단한 경우, 음식 알레르기가 있는 아이가 집 외 다른
장소에서 알레르기 유발성분에 노출될 가능성과 그런 경우 대처
하는 방법을 잘 가르칠 수 있는가?
• 알레르기 유발성분이 포함된 음식을 집에서 없애지 않기로 결정
했다면, 음식 알레르기가 있는 아이가 안전한 음식과 위험한 음

식을 구분하도록 잘 가르칠 수 있는가?

위와 같은 질문에 답해 보면서 지금 떠오르는 답이 시간이 흐르면 바뀔 수도 있다는 점을 기억하자. 알레르기 여부와 상관없이 아기 때 챙겨야 할 것과 십대 청소년이 되었을 때 챙겨야 할 것은 다르기 마련이다. 또한 몇 년이 지나면 새로운 방법도 등장한다. 안도의 한숨을 쉬게 되는 날은 반드시 온다. 아이도 스스로 돌보는 법을 배울 것이다.

식품 라벨 이해하기

위협 요소가 될 수 있는 음식을 집에서 모두 없애고 장을 볼 때 알레르기에 안전한 식품만 구입하려면, 식품 라벨과 친해져야 한다. 음식 알레르기가 없는 사람들도 '땅콩 함유 가능성 있음', '견과류를 취급하는 시설에서 생산된 제품임' 같은 문구를 자주 본 적이 있을 것이다. 소비자가 피해야 할 제품을 구분할 수 있도록 쓴 문구인지, 제조업체가 스스로를 보호하기 위해 명시한 문구인지는 잘 모르겠지만 말이다.

이런 문구가 맨 처음에 어떻게 생겨났는지 알면 식품 라벨을 이해하는 데 좋은 토대가 될 것이다. 옛날에는 가공식품도 없고 사람들이 무엇을 먹어야 하는지 크게 고민할 필요도 없었다. 먹어도 되는 음식과 아닌 음식이 명확했기 때문이다. 미국에서 정부가 식품 라벨을 처음으로 관리하기 시작한 때는 1906년 시어도어 루스벨트 Theodore Roosevelt 대통령이 '와일리 법Wiley Act'으로도 불리는 '순수식품 의약품법Pure Food and Drug Act'을 최종 재가하면서부터다.[2] (미국 농무부의 수석 화학자였던 하비 워싱턴 와일리Harvey Washington Wiley는 포름알데히드와 그 밖의 보존료가 얼마나 치명적인 물질인지 입증하기 위해 젊은 청년들을 모집해서 이러한 물질의 양을 조금씩 늘려 섭취하게 하는 실험을 진행하고, 그 결과를 토대로 정부가 이 법률을 마련하도록 설득하는 데 성공했다.) 식품의약국FDA은 이전부터 존재했지만[3] '와일리 법'은 FDA가 본격적으로 기능하게 된 계기가 되었다.

1966년에 제정된 '공정 포장 및 라벨 표시에 관한 법Fair Packaging and Labeling Act'[4]으로 모든 식품에 성분을 표시해야 한다는 요건이 마련됐다. 이어 1990년에는 '영양표시 및 교육에 관한 법'[5]이 마련되어 현재 우리가 알고 있는 포장 식품의 영양 성분표가 등장했다. 더불어 조금씩 주목받기 시작하던 음식 알레르기 문제도 다루어졌다. 알레르기 유발성분은 극미량으로도 반응을 일으킬 수 있으므로, 식품 제조업체가 제품에 이러한 성분이 '미미한 수준'으로 들어 있을 수 있다고 추정하는 것만으로는 충분하지 않다는 내용이었다. 이와 함께 FDA는 알레르기 유발성분은 전부 식품 라벨에 자발적으로 표기해야 한다고 밝혔다.[6] 특정 알레르기 유발성분의 '함유 가능성'이 있다는 정도로는 불충분하다는 판단에서 나온 결정이었다.

1990년대 말부터 FDA는 식품 회수 조치가 급증하고 있다는 사실을 인지했다. 간식류 제품에 달걀이나 땅콩이 함유된 사실을 명시하지 않았다가 급히 회수하는 일이 반복되자, FDA는 이러한 성분으로

음식 알레르기의 종말

발생하는 문제가 어느 정도 확산한 상황인지 파악해 볼 필요가 있다고 판단했다. 음식 알레르기가 있는 사람들이 위험한 성분에 멋모르고 노출되는 빈도는 어느 정도일까? 이 의문이 해결되면 미국 국민을 음식 알레르기 유발성분으로부터 보호할 수 있는 조치를 마련해야 한다는 점도 잘 알고 있었다. 이전까지 FDA가 한 번도 고려해 본 적이 없는 일이었다.

FDA 조사관들은 미네소타와 위스콘신으로 향했다. 그리고 1999년 9월부터 2000년 3월까지 총 85개 업체가 생산한 쿠키, 아이스크림, 그 외 다양한 간식 제품을 무작위로 선정해서 라벨에 표시되지 않은 땅콩이나 달걀 성분이 함유되어 있는지 분석했다.[7] 학술지 〈영국 의학저널_BMJ, British Medical Journal_〉에 실린 결과에 따르면 "조사한 업체의 약 25퍼센트는 제품에 사용된 모든 성분을 표시하지 않았으며, 절반 정도는 제품에 사용된 모든 성분이 라벨에 정확히 표시되어 있는지 확인하지 않았다."[8] 또한 제조 과정에서 아무도 인지하지 못한 채로 식품 알레르기 유발성분에 오염된 제품도 많은 것으로 드러났다. 제품 라벨에 표시된 성분과 실제로 제품에 사용된 모든 성분이 일치하는지 비교해 보고 확인하는 업체는 절반에 불과했다.

이 보고서가 최종 완성된 2001년에 FDA는 식품 제조업체가 극미량만 존재하는 자연 성분을 제외한 식품의 모든 성분을 명시해야 한다는 요건을 마련했다. 하지만 앞서 FDA 조사에서 확인된 결과로 본다면 충분한 조치는 아니었다. 식품의 알레르기 유발성분을 우려하는 미국의 각 주에서도 이 시기에 더 엄격한 규제가 필요하다는 점을 인지했다. 식품 알레르기를 앓는 사람들은 식품 라벨에 빠진 성분, 의도치 않게 식품에 섞여 있을 가능성이 있는 알레르기 유발성분을 신경 써야 하는 데다 용어 문제로도 골머리를 앓기 시작했다. 가령 가공식품에 함유된 유단백질은 카제인, 카제인염, 젖당, 유청 등 다양한 명칭으로 표시된다.[9] 유제품은 들어 있지 않은 제품이라고 라벨에 표시되어 있어도 우유 부산물이 함유되어 있을 가능성이 있다. 식구 중에 달걀 알레르기가 있는 모든 가정이 알부민 성분을 어떻게 하면 피할 수 있는지 제대로 아는 것도 아니다.[10] '천연 향미료'라는 표현도 드러나지 않은 식품 알레르기 유발성분이 포함되어 있다는 의미일 수 있다. 게다가 식품회사들이 식품 제조업계에서 '우발적인 첨가물'이라고도 칭하는, 검출이 거의 불가능할 정도로 극히 적은 양이 함유된 성분까지는 공개하지 않을 수도 있다. 그만큼 적은 양이라도 알레르기가 있는 사람의 면역계에서 발생하는 영향은 결코 미미한 수준에 그치지 않을 수 있다. "식품 알레르기가 있는 소비자가 주요한 알레르기 유발성분을 피하기 위해서는 제품을 구매하기 전 제조업체에 연락해서 알레르기 유발성분이 없는지 확인해야 한다." 2001년 FDA에서 발행하는 〈FDA 컨슈머*FDA Consumer*〉라는 간행물에는 이런 설명이 실렸다.[11]

이와 같은 움직임은 2004년에 제정된 '식품 알레르기 유발성분의 표기 및 소비자 보호법*Food Allergen Labeling and Consumer Protection Act, FALCPA*'으로 이어졌다.[12] 이 법에는 포장 식품을 제조하는 업체가 2006년부터 준수해야 하는 보다 엄격한 라벨 표시 요건이 포함됐다. 즉 가장 흔한 알레르기 유발성분 8종은 성분 목록이나 성분 목록 바로 옆에 '포함됨'이라는 표현과 함께 명시해야 한다. 또한 낯선 용어는 알기

음식 알레르기의 종말

쉬운 명칭을 병기하여 이해가 쉽고 분명하게 표현해야 한다는 요건도 더해졌다. 가령 레시틴은 '레시틴(대두)'이라고 표시한다.

그러나 이 '식품 알레르기 유발성분의 표기 및 소비자 보호법'에서도 몇 가지 한계가 드러났다. 무엇보다 두드러지는 문제점은 알레르기 유발성분이 100종 이상 밝혀졌음에도 가장 흔한 8종만 관리한다는 사실이다. 예를 들어 이 법률로 관리되는 알레르기 유발성분에 참깨는 포함되지 않았지만, 미국에서 참깨는 알레르기 반응을 보이는 인구가 100만 명 이상인 아홉 번째로 흔한 식품 알레르기 물질이다. 캐나다와 다른 여러 국가에서는 포장 식품에 참깨가 사용된 경우 업체가 성분 목록에 반드시 명시해야 한다.[13] 옥수수, 육류, 젤라틴, 기타 씨앗류(해바라기씨, 양귀비씨), 겨자, 마늘 등 그만큼 흔한 원인은 아니지만 우려되는 알레르기 유발성분도 많다.[14]

'식품 알레르기 유발성분의 표기 및 소비자 보호법'이 적용되지 않는 제품이 많다는 점도 문제다. 처방약과 일반의약품 제조업체는 알레르기 유발물질을 표시할 의무가 없다. 유대교 율법에 따라 제조된 식품을 의미하는 코서Kosher 식품도 이 법률의 적용 범위에 포함되지 않는다. 개인위생용품, 음식점에서 비닐이나 포장 용기에 담아 판매하는 음식, 알코올 함유 음료, 술과 다른 음료가 혼합된 음료, FDA가 관리하지 않는 제품도 마찬가지다.[15] ('식품 알레르기 유발성분의 표기 및 소비자 보호법'에는 농산물 판매자가 과일과 채소에 라벨을 표시해야 한다는 요건이 없다. 사과는 그냥 사과일 뿐이라는 사실을 일반 국민이 충분히 알 것이라는 확신에서 나온 결정일 것이다. 또한 농산물에 사용된 농약 등 화학물질에 관한 조항도 없다.)

또한 '식품 알레르기 유발성분의 표기 및 소비자 보호법'은 '함유 가능성 있음'이라는 표현을 규제하지 않는다. 제조업체가 아무 의미도 없는 이 문구를 자유롭게 이용하도록 한 것이다. 하지만 생각해 보자. 쿠키를 한 상자 샀는데 라벨에 "우유 함유 가능성 있음"이라는 경고가 적혀 있다면, 다양한 의미로 해석할 수 있다. 제조공장에서 우유가 함유된 다른 제품이 만들어진 같은 생산라인을 사용했다는 의미일 수도 있다. 만약 그렇다면 같은 날 두 제품이 생산됐다는 의미일까, 각기 다른 날 생산됐다는 것일까? 기계는 다른 제품을 생산하기 전에 세척이 되었을까? 제조업체가 공장의 생산라인을 청소한 적은 있을까? 다른 생산라인에서 쿠키 생산라인으로 물질이 유입될 수도 있지 않을까? 제조업체는 제품의 알레르기 유발물질 함유 여부를 검사할까? 검사를 한다면, 기준치를 얼마로 보고 모니터링하고 있을까? '함유 가능성 있음'이라는 문구에는 대체 무슨 쓸모가 있을까?[16]

이 모든 상황은 소비자가 쿠키 상자 측면에 적힌 문구 하나를 두고 무슨 뜻인지 아주 오랫동안 분석하고 고민하게 만든다. 딸아이가 견과류 알레르기가 있는 킴 프리드먼Kim Friedman과 데이브 프리드먼Dave Friedman 부부는 집에 들여도 되는 제품이 맞는지 확인하기 위해 제조업체마다 끝도 없이 전화를 걸어서 문의했던 때를 지금도 기억한다. 슈퍼마켓에 장을 보러 가도 확실한 정보를 찾느라 매번 고생했고 늘 스트레스가 쌓였다. 그러다 한 상점에서, 자체 브랜드로 판매되는 상품의 경우 제품의 UPCuniversal product code 코드를 확인하는 것이 알레르기 유발물질의 포함 여부를 가장 확실하게 알 수 있는 방법이라고 알려주었다. 이 경우에도 주기적으로 제조공장의 생산 방식이 바뀌므로 장을 볼 때마다 매번 이 정보를 확인해야 했다. "케첩이 캐슈너트를 취급하는 공장 생산라인에서 같이 만들어질 수도 있다는 사실을 아는 사람이 있을까요?" 킴의 설명이다.

일부 제조업체는 "본 제품은 견과류를 가공한 시설에서 제조되었습니다" 또는 "……를 보장할 수 없음을 밝힙니다" 같은 문구를 표시하지만, FDA에는 교차오염 여부를 평가하거나 이러한 표시 문구를 관리할 수 있는 지침이 없다.[17] 이러한 문제의 근본 원인은 FDA가 알레르기 반응을 일으킬 수 있는 최저 농도를 의미하는 알레르기 유발성분의 역치를 정확히 측정할 수 있는 방법을 마련하지 않았다는 데 있다. 이 역치를 설정하기에는 아직 데이터가 충분히 나오지 않았다는 것이 FDA의 입장이다. 하지만 이 기준이 없으면 식품 제조업체는 자사 공장에서 혹시라도 교차오염이 일어났을 때 그 공장에서 생산된 제품의 교차오염으로 이어질 위험성이 있는지 판단할 수가 없다. 음식 알레르기가 있는 사람들의 입장에서는 참으로 실망스러운 일이다. '식품 알레르기 유발성분의 표기 및 소비자 보호법'에 관한 법학적 평가 중에는 "업체가 권고 사항인 제품 라벨에 과도하게 많은 정보를 집어넣도록 하면서도 교차오염 방지가 가능하도록 생산 방식을 바꿔야 한다는 의욕이 생기도록 만드는 효과는 없다"는 내용도 있다.[18] '함유 가능성 있음'이라는 문구는 전적으로 업체가 자율적으로 표시하는 내용이므로, 소비자는 성분 목록 대신 이 문구에 의존하면 안 된다. 스탠퍼드대학교에서 임상 연구 프로그램을 지휘하고 있는 샤론 친트라자Sharon Chinthrajah의 말을 빌리자면 "라벨 표시법은 소비자 한 명 한 명을 보호하지 못한다."

　'식품 알레르기 유발성분의 표기 및 소비자 보호법'과 관련된 좀 더 미묘한 문제도 있다. 고도로 정제된 유지油脂는 알레르기 유발성분을 표시해야 하는 식품으로 관리되지 않는다는 점이다. 이러한 유지 제품에는 원칙적으로 단백질이 함유되지 않아야 한다. 문제는 인체 면역계를 공격하는 것은 단백질이고, 음식 알레르기가 있는 사람 중에는 고도로 정제된 유지에도 알레르기 반응을 보이는 사람도 있다는 것이다.[19] 이러한 식품에 함유된 단백질의 양이 알레르기 반응을 촉발할 만한 수준이라는 의미다. 따라서 이 법에 이런 사항을 누락했다는 것은 문제다. 식품 제조업체의 입장에서 불리한 조항도 있다. 식품 알레르기를 가장 많이 일으키는 세 가지 식품인 견과류, 갑각류, 생선은 개별 식품이 아닌 분류군 전체로 관리된다.[20] 하지만 실제로는 같은 분류군에 속한 식품이라도 그중 한 가지나 몇 가지에만 알레르기 반응이 나타나는 사람들도 있다. 예를 들어 아몬드에 알레르기 반응을 보이는 사람이 헤이즐넛에도 모두 그러한 반응을 보이지는 않는다. 마찬가지로 홍합 알레르기가 있는 사람이 새우에는 괜찮을 수 있다. 그런데도 식품 라벨에는 구체적으로 어떤 성분이 들어 있느냐가 아닌 더 넓은 분류명만 표시하도록 되어 있다. 이로 인해 먹어도 괜찮은 포장 식품을 위험할까 봐 피하는 사람들이 생긴다.

　FALCPA의 준수 의무를 면제받는 방법도 있다. 업체가 FDA에 특정 성분에 '알레르기 유발 단백질이 들어 있지 않다'는 사실을 통지하거나, 제품에 사용한 성분이 '사람의 건강에 해가 되는 알레르기 반응을 일으키지 않는다'고 확신하면 FALCPA의 라벨 표시 요건 면제를 신청할 수 있다.

그러나 이 면제 조항은 문제가 될 가능성이 다분하다.[21] 업체가 그와 같이 통지하는 경우에는 단백질이 IgE와 결합하는지 여부를 집중적으로 검토한다. 인체가 해당 음식에 알레르기 반응을 보이는지 여부를 정확히 알 수 있는 방법이다. 반면 요건 면제를 신청하는 경우에 FDA는 알레르기 유발성분의 함량 기준을 적용하여 위험 가능성이 있는 단백질이 그 기준보다 적게 함유되어 있는지만 확인한다. 업체의 통지와 면제 신청 모두 악용될 가능성이 있다. 현시점까지 통지된 내용을 살펴보면 성분에 관한 설명이 정확하지 않아 정말로 해당 제품에 특정 알레르기 유발 단백질이 들었는지 판단이 어려운 경우도 있다. 또한 원료의 원형을 성분으로 밝힐 뿐 완제품에는 어떤 성분이 들어 있는지 밝히지 않은 제품도 있다. 포장 식품이 제조되는 과정에서는 원재료에 화학적 변화가 일어나기도 하므로, 이는 문제가 될 수 있다. 업체들이 제조 공정을 분명하게 공개한 것도 아니었다.

요건 면제 신청서를 제출한 사례 중에는 제품과 무관한 지침을 제시하면서 자사 제품이 알레르기 유발성분 함량 기준을 충족한다고 주장한 경우도 있다. 가령 일부 업체는 미국 소아과학회가 정한 영유아 조제식 지침을 토대로 자사 제품을 "저자극성"이라고 칭하지만, 이러한 지침으로는 우유 알레르기가 있는 아기가 이 영유아 조제식에 알레르기 반응을 보이지 않는다고 보장할 수 없다. 분류 범위가 훨씬 넓은 스낵 식품은 더 말할 것도 없다. 또 업체들 중에는 자사 제품에 알레르기 유발 단백질이 사용되나 제조 공정에서 무해한 형태로 바뀐다고 주장하면서도 그에 대한 근거는 제시하지 않은 곳도 있다. 한마디로 '식품 알레르기 유발성분의 표기 및 소비자 보호법'의 면제 조항은 결코 샐 틈 없는 엄격한 절차라고 보기 힘들다. 업체가 규제 시스템을 갖고 놀기로 마음먹는다면 빠져나갈 구멍을 얼마든지 찾아낼 수 있다. 2018년 7월까지 FDA에 접수된 통지는 8건, 면제 신청은 4건에 불과하다.[22] 음식 알레르기가 있는 소비자가 위험에 빠질 수 있는 위험을 모든 업체가 감수하려고 한다는 뜻은 아니다. 하지만 예외적으로 일어나는 일일지라도, 이토록 불완전한 식품 라벨은 분명 소비자가 가공식품에 들어 있을지 모를 알레르기 유발성분을 피할 수 있는 그나마 가장 확실한 단일 정보원이다.

2011년에 제정된 FDA '식품안전 현대화법'은 국민을 식품과 관련된 위험으로부터 안전하게 보호하기 위한 가장 최근의 시도라 할 수 있다. 이 법에는 업체가 제품에 함유된 음식 알레르기 유발성분을 최소화하거나 아예 함유되지 않도록 관리하기 위한 '통제 계획'을 수립해야 한다는 요건이 포함되어 있다.[23] 이 요건에 따라 각 업체는 자체적으로 마련된 통제 방식이 얼마나 효과가 있는지 모니터링하는 한편 알레르기 유발성분이 조금이라도 혼입된 경우 반드시 시정 조치를 마련해야 한다.

유럽연합은 2014년에 업체가 알레르기 유발성분을 명확하고 알아보기 쉽게 표시하고 음식점, 카페는 알레르기 유발성분에 관한 정보를 제공하도록 하는 요건이 명시된 새로운 법을 승인했다.[24] 호주 뉴질랜드 식품기준청은 1991년부터 두 나라 소재의 업체를 대상으로 알레르기 유발성분 10종을 포장식품 라벨에 표시하도록 관리해

음식 알레르기의 종말

왔다. 그러나 애매모호한 문구를 쓰는 문제가 불거지자 현재 개선 방안을 검토 중이다. 연체류를 생선, 갑각류와 한데 묶지 않는 것, 견과류의 정의를 내리는 것, 밀 알레르기와 관련 있는 곡류와 글루텐 불내성과 관련 있는 곡류를 구분하는 것이 검토 내용에 포함된다. 캐나다에서는 견과류 9종을 구체적으로 명시하고 생선은 (더 광범위한 분류명 대신) 세부 명칭을 써야 한다. 또한 밀 알레르기 유발성분이나 글루텐은 성분의 원천을 표기해야 한다.[25]

의약품의 경우, MMR 백신으로도 불리는 홍역, 볼거리, 풍진 백신과 독감 백신은 달걀 알레르기가 있는 아동, 성인에게 모두 안전하다.[26] 과거 아나필락시스 반응이 발생한 적이 있는 사람도 포함된다. 그러나 이러한 백신을 맞는 경우, 의료보건 전문가에게 달걀 알레르기가 있다는 사실을 먼저 알리는 것이 가장 좋은 방법이다. 캡슐로 된 약은 캡슐에 젤라틴이 사용되므로 젤라틴 알레르기가 있는 사람에게는 안전하지 않다.[27]

기준치와 아나필락시스

음식 알레르기가 있는 사람은 어느 정도 양까지 조심해야 하는지 몰라서 당황할 때가 많다. 알레르기 유발성분이 극소량 들어 있어도 알레르기 반응이 시작될까? 대부분의 경우 면역계의 기능이 활성화되는 양은 대략 300밀리그램 안팎이다. 견과 한 알, 우유 한 티스푼, 새우 한 마리의 10분의 1 정도에 해당하는 양이다. 그러나 반응을 일으키는 양이 더 적은 경우도 있고, 심지어 무심코 접촉하기만 해도 알레르기 반응이 시작될 수도 있다(대부분 알레르기 반응은 노출 후 2시간 이내에 나타난다). 알레르기 반응이 시작되는 기준은 사람마다 다르고, 살면서 달라질 수도 있다. 인체가 견딜 수 있는 알레르기 유발성분의 양은 운동, 수면, 질병, 스트레스, 사춘기의 영향을 받는다. 고도도 영향을 줄 수 있다. 음식 알레르기가 있는 사람이 잠시도 마음을 놓지 못하는 것도 이런 이유 때문이다.

갑자기 목이 부어오르면서 벌겋게 변하고 숨을 제대로 쉬지 못하는 아이를 안고 응급실로 달려가 본 적이 있거나 그런 아이를 본 적이 있는 사람은 '아나필락시스'라는 단어를 듣기만 해도 겁부터 날 것이다. "보호해 주는 것이 없다"는 뜻의 그리스어에서 온 이 용어는[28] 치명적인 수준, 또는 치명적인 수준에 가까운 알레르기 반응을 지칭하는 표현으로 잘못 쓰일 때가 많다. 아나필락시스의 본래 뜻은 신체의 두 곳 이상에서 알레르기 반응이 나타난다는 의미다. 예를 들어 팔에 두드러기가 나고 동시에 목이 간질간질해지는 증상이 나타나면 아나필락시스에 해당한다. 내부 장기에서 반응이 시작되는 아나필락시스는 위험한 상황으로 이어질 수 있다. 이 경우 호흡 곤란, 숨을 쌕쌕거리는 증상, 혈압 감소, 구토 등이 특징적으로 나타난다. 극심한 아나필락시스 반응은 우선 에피네프린으로 치료하는 것이 가장 중요하며, 중증이면 그다음에 항히스타민제와 스테로이드를 모두 사용해야 한다.

음식 알레르기의 종말

에피네프린

가족 중 누가 음식 알레르기라는 진단을 받으면, 가족 모두 먼저 접하는 낯선 단어 하나가 '에피네프린'이다. 에피네프린은 인체 호르몬 중에 가장 먼저 발견된 호르몬인 아드레날린의 다른 명칭이다. 광범위한 알레르기 치료에 처방되는 에피네프린은 지금까지 셀 수 없이 많은 생명을 구했다.

1859년, 영국에서 의사로 일하던 헨리 솔터Henry Salter는 한 가지 기이한 사실을 깨달았다.[29] "갑자기 놀라거나, 아주 격렬하고 짧게 나타났다 사라지는 흥분"이 천식 증상을 누그러뜨릴 수 있음을 목격한 것이다. 부신의 기능을 설명할 때 가장 많이 등장하는 표현인 '싸움 또는 도주 반응'도 이런 특징에서 나왔다. 비상 상황에서 아드레날린이 급속히 분비되면 적을 없애거나 쏜살같이 달아나는 힘이 생긴다.

자연적으로 존재하는 아드레날린과 합성된 아드레날린을 모두 지칭하는 에피네프린은 아주 오래전에 발견됐다. 1552년에 인체 해부학의 창시자로 여겨지는 이탈리아인 유스타키오Eustachio가 부신의 존재를 문서로 기록했고[30], 이후 300여 년에 걸쳐 유럽 전역의 과학자들이 부신의 정확한 구조를 밝혀냈다. 그러나 당시 과학자들은 이 분비샘에서 나오는 물질이 있다는 것까지만 알았을 뿐 그 물질이 무엇인지는 알지 못했다.

19세기 말에 이르러 영국에서 조지 올리버George Oliver라는 의사가 자신이 살던 곳과 가까운 작은 온천 마을에서 도축업자를 만나, 그에게서 얻은 부신으로 이 수수께끼를 풀었다. 올리버는 부신이 얼마나 강력한 영향을 발휘하는지 목격하고 다음과 같은 글을 남겼다. "혈관에서는 동맥이 급격히 수축하는 영향이 나타난다. 이로 인해 혈압이 엄청나게 상승한다."[31] 올리버는 자신의 아들에게 부신에서 추출한 물질을 일부 주사하는 실험도 했다. 직접 주사한 뒤 아이의 혈관이 어떻게 수축하는지 지켜본 것이다. 올리버가 발견한 결과에 의구심을 가진 친구이자 동료 에드워드 섀퍼Edward Schäfer는 자신의 연구실에서 개에게 같은 실험을 해 보고서야 미친 줄 알았던 친구가 그렇지 않다는 사실을 확인했다. 섀퍼가 측정했을 때도 혈압이 측정 가능한 최대치까지 급속히 상승한 것이다. 이렇게 두 사람 모두 아드레날린이 인체에 발휘하는 놀라운 영향을 알게 되었다.

그로부터 몇 년 뒤, 멋들어진 콧수염에 동그랗고 두툼한 안경을 즐겨 쓰던 일본 출신의 미국인 화학자 다카미네 조키치Jokichi Takamine 는 합성 아드레날린을 개발하고 특허를 취득한 후 제약회사에 특허 권을 팔았다.[32] (도쿄 시장이 선물한 벚나무를 워싱턴 D.C.에 최초로 들여온 사 람도 다카미네였다.) 이 합성물은 처음에 아드레날린으로 불리다가 나 중에는 에피네프린으로 불렸다. 등장 직후에는 기적의 약처럼 엄청 난 호응을 얻고 가래톳 페스트와 야뇨증 치료에 쓰였지만[33] 곧 천식 과 알레르기 환자의 생명을 구하는 약으로 제자리를 찾았다. (특정 종 류의 수술에도 사용된다.)

자연적으로 존재하는 아드레날린은 생물학적으로 인체 여러 세 포의 바깥에 자리한 단백질인 아드레날린 수용체와 결합해서 작용 한다. 아드레날린이 이 수용체와 결합하면 교감신경이 활성화되고 싸움 또는 도주 반응이 시작된다. 동공이 확장되고, 심장박동이 빨라지고, 혈액은 생명 유지에 꼭 필요하지 않은 기관 대신 근골격계 근육으로 흐르기 시작한다.[34] 이 상태에서는 현재 맞닥뜨린 상황에 적극적으로 덤빌 의욕과 왕성한 에너지를 느끼고, 죽어라 온 힘을 다해 달아나거나 자동차를 들어 올려 아이를 구하는 것처럼 골리앗이나 해낼 법한 일들을 비롯해 정상 상태에서는 절대 못 할 일들을 하게 된다.

에피네프린의 또 한 가지 기능은 아나필락시스 반응을 중단시키는 것이다. 알레르기 반응이 일어나면 인체가 독성 물질이 더 이상 몸속을 지나지 못하게 하려는 듯 혈관이 수축하고 혈압이 급격히 떨어진다. 드물지만 기도가 좁아져 호흡이 극히 어려워지기도 한다. 극심한 알레르기 반응이 일어나면 이 모든 일이 단 몇 분 내에 일어난다. 에피네프린은 기도 내벽의 평활근을 이완시키고 혈압을 높여서 이러한 과정이 진행되지 않도록 막는다.[35] 이 합성 아드레날린이 몸 곳곳에 영향을 미치면 붉어진 피부색, 염증, 두드러기도 가라앉는다. 기도가 넓어지는 것도 에피네프린의 중요한 기능이다.[36]

자가 주사기는 원래 1970년대에 화학전이 일어나면 병사가 자신의 몸을 스스로 보호하는 데 쓸 수 있도록 개발됐다.[37] 그러나 발명 직후 학계는 이 도구가 알레르기 반응을 치료하는 치료제와 함께 쓰기에 이상적이라는 사실을 알아챘다. 1987년에는 FDA가 그러한 용도로 처음 나온 상품인 '에피펜EpiPen'을 승인했다.[38] 에피펜의 첫 번째 적응증은 천식이다. 1859년에 헨리 솔터가 관찰했지만 그대로 묻혀 버린 사실, 천식 발작이 일어났을 때 갑자기 흥분하면 발작이 중단되는 현상이 왜 일어나는지 마침내 답을 찾아낸 셈이다. 솔터가 목격한 현상은 아드레날린 작용이었지만 그때는 그 사실을 몰랐다. 에피펜은 음식 알레르기가 있는 모든 환자의 상비약이 되었고, 지금도 음식 알레르기 진단을 받은 사람과 그 가족에게 꼭 필요한 동반자다.

에피네프린 사용법

에피네프린은 세계 알레르기 협회가 지정한 아나필락시스 치료제다.[39] 음식 알레르기로 진단을 받은 사람은 모두 에피네프린 자가 주사기를 최소 두 개씩 항상 가지고 다녀야 한다. 두 개씩 갖고 다니도록 권장하는 이유는 한 번 맞을 분량으로 신속한 효과가 나타나지 않을 수도 있기 때문이다. 반드시 현재 상태에 따라 처방받고, 새로 처방받을 때마다 환자의 체중에 맞는 용량인지 재차 확인해야 한다. 일상생활에 이 자가 주사제를 들이는 일은 결코 쉬운 일이 아니며 간단하지도 않다. 하지만 여러 가지 음식에 알레르기 반응을 보이는 아들을 키운 에릭 그레이버로페즈Eric Graber-Lopez의 말대로 "다른 대안은 없다. 이건 목숨을 구하는 도구다."

입증된 근거를 바탕으로 에피네프린 사용법을 본격적으로 설명하기 전에 한 가지 해 둘 말이 있다. 에피네프린 자가 주사와 관련된 연구는 대부분 알레르기와 관련된 극심한 반응이나 사망('굉장히' 드물게 일어나는 일이다)에 초점을 맞춘 경우가 많다는 사실이다. 그래서 상당수 연구가 치사율 통계를 제시한다. 우리 병원에서는 환자와 가족에게 들기만 해도 기운 빠지는 이러한 수치에 너무 신경 쓰지 말고 필요할 때 반드시 에피네프린을 써야 한다고 설명한다. 음식 알레르기 유발성분에 인체가 노출된다고 해서 무조건 목숨을 잃을 정도로 위험한 상황에 빠지지는 않는다. 연구 결과는 판단을 내리는 데 도움이 되는 정보를 얻는 용도로 활용하되 과도하게 겁낼 필요는 없다.

음식 알레르기 증상과 치료	
증상(음식 섭취 후 2시간 이내)*	치료
두드러기, 콧물, 입 주변 가려움, 목이 간질간질한 증상	H1 차단제(지르텍, 클라리틴 등 일반의약품으로 판매되는 알레르기 치료제). 피부에 얼음을 댄다. 구강에 증상이 나타난 경우 입에 얼음을 넣고 빨아 먹는다.
복통, 위경련, 구토	H2 차단제(H2 길항제로도 불린다. 펩토 비스몰, 잔탁, 펩시드 등이 해당된다), H1 차단제를 함께 사용하거나 따로 사용한다. 얼음물을 마시면 증상 완화에 도움이 될 수 있다. 핫팩은 사용하지 말 것.
저혈압, 숨을 쌕쌕거리는 증상, 어지러움, 극심한 구토	에피네프린 주사기.
두통, 속이 더부룩함, 속에 가스가 참	의사와 상담할 것. 일반적으로 이러한 증상은 음식 알레르기와 무관하므로 다른 질병으로 나타나는 증상일 가능성이 있다.

* 밀 알레르기의 경우, 증상이 섭취 후 2시간 이상 지난 후 나타날 수도 있다.

특정 유형의 알레르기 반응에는 에피네프린을 써야 한다. 모든 알레르기 반응에 다 써야 하는 건 아니다. 음식과 관련된 알레르기 반응은 상당수가 경미한 수준에서 그친다. 두드러기는 약을 먹지 않아도 대부분 가라앉는다. 간질간질한 증상도 얼마 지나지 않아 사그라진다. 붉게 변한 피부색도 사라진다. 그러나 1년 정도 경미한 증상이 계속 나타났다면 다음 해에는 더 심각한 증상이 생기기 쉽다. 예전과 같은 양에 노출된 경우에도 그러한 변화가 일어날 수 있다. 영국에서 1999년부터 2006년까지 음식으로 사망한 48명을 조사한 결과[40] 절반 이상은 가장 최근까지 의사가 에피네프린을 처방하지 않을 정도로 아주 경미한 알레르기 반응을 보인 것으로 밝혀졌다. 다른 여러 자료에서도 음식 섭취 후 아나필락시스로 숨지는 사람 4명 중 3명은 이전까지 알레르기 반응이 심하지 않았다는 결과가 있다.[41] 다시 한 번 강조하지만, 사망에 이르는 알레르기 반응이 일어날 수 있는 것은 사실이지만 극히 드문 일이다.

아나필락시스로 인한 사망은 대부분 의료시설과 멀리 떨어진 곳에서 에피네프린을 재빨리 주사하지 못할 때 발생한다.[42] 아동이 음식 알레르기에 따른 아나필락시스를 겪은 후 목숨을 잃은 사례 6건과 생명에 지장이 없었던 7건의 사례를 조사한 연구에 따르면, 사망한 아이 모두 기도가 폐쇄되기 전 에피네프린 치료를 받지 못했다. 또한 미국에서 음식으로 인한 아나필락시스 사망 사례 63건을 조사한 다른 연구에서도[43] 반응이 나타났을 때 바로 자가 주사기가 사용된 사례는 7건에 불과했다. 캐나다인 면역학자 에스텔 시몬스Estelle Simons의 연구에서는 환자에게 제공된 자가 주사기 처방전 중 약 30퍼센트가 쓰이지 않았다는 사실이 밝혀졌다. 즉 처방전으로 약을 구입하지 않은 것으로 확인된 것이다.

난생처음 아이에게 쓸 에피네프린 주사기를 확보하긴 했지만 어떻게 써야 하는지 모르는 부모도 많다. 약국에서 이 약을 처방받은

음식 알레르기의 종말

환자에게 서면으로 작성된 사용법을 함께 제공하지만[44], 일대일로 사용법을 배울 기회를 얻는 환자는 별로 없다. 또한 부모 대다수가 필요할 때가 되면 얼마든지 주사기를 쓸 수 있을 것이라 자신하지만[45], 실제로 꼭 필요한 시점에 그러지 못하는 경우가 많다. 테네시대학의 연구진이 2006년에 미국에서 발생한 아나필락시스 사례 601건을 조사한 결과에서도[46] 에피네프린 치료제 사용법을 보다 효과적으로 가르칠 필요성이 있는 것으로 나타났다. 약이 부족한 경우도 있다. 한 조사에서는 음식 관련 아나필락시스 사례 68건을 조사한 결과 약 절반은 환자가 이전에 정확히 같은 음식 때문에 발작이 일어난 적이 있음에도 불구하고 반응이 일어난 시점에 에피네프린을 가지고 있지 않은 것으로 확인됐다.[47] 다만 이 연구는 25년 전에 실시되었고, 지금은 식당에서 나오는 요리와 포장된 식품 모두 음식 알레르기 유발성분이 숨어 있을 수 있다는 위험성을 사람들이 훨씬 더 확실히 인지하고 있다. 하지만 이 예전 연구에도 꼭 기억해야 할 교훈이 담겨 있다. 음식 알레르기가 있는 사람, 또는 자녀가 이 병을 앓는 사람은 반드시 에피네프린을 가지고 다녀야 한다는 것이다.

2006년에 영국에서 음식 알레르기가 있는 아동 122명을 조사한 결과[48], 이 아이들의 부모 중 약 70퍼센트는 자가 주사기를 쓸 줄 모르거나, 갖고 다니지 않거나, 언제 써야 하는지 모르는 것으로 나타났다. 성인 환자라고 해서 크게 다르지 않다. 미국에서 과거 극심한 아나필락시스 반응을 경험한 적 있는 성인 1000명을 조사한 결과[49], 과거에 알레르기 발작을 2회 이상 경험한 환자의 절반이 에피네프린을 처방받지 않은 것으로 확인됐다. 환자의 문제라고만 할 수도 없다. 때로는 자가 주사기를 처방하는 의사가 사용법을 모르는 경우도 있다. 또는 환자 가족에게 주사법을 지도하지 않거나, 배울 수 있도록 돕지 않는 의사도 있다.[50] 영국의 한 연구에서는 부모가 에피네프린 자가 주사기 사용법을 미리 배우면 필요할 때 제대로 사용할 확률이 4배 이상 높아지는 것으로 확인됐다.[51] (일반의가 아닌) 알레르기 전문의와 상담한 환자 부모, 알레르기 관련 단체로부터 정보를 얻은 환자 부모 역시 이와 비슷하게 대비가 잘되어 있는 것으로 확인됐다. 2016년에 음식 알레르기 환자의 가족들이 느끼는 불안과 삶의 질을 조사한 연구에서는[52] 의료보건 전문가와 긴밀하게 협력하고 환자인 아이가 스스로 자신의 상태를 관리할 수 있도록 대비된 경우, 가족 전체가 음식 알레르기라는 힘든 싸움에 가장 원활히 적응할 수 있는 것으로 나타났다. 캐나다 몬트리올에서 에피네프린 처방을 받아야 하는 어린이 환자 1200명 이상을 조사한 다른 연구에서도[53] 이 아이들의 부모 중 절반 이상이 혹시라도 주사를 놓다가 아이가 다칠까 봐, 약을 잘못 사용할까 봐, 아이에게 해가 되는 부작용이 발생할까 봐 두려워한다는 결과가 나왔다.

음식 알레르기 환자 중에서 치명적인 반응이 발생할 위험성이 가장 높은 환자는 천식 환자와 십대 청소년(에피네프린을 가지고 다니지 않는 경우가 많다), 치료제를 구입할 형편이 안 되는 사람, 의료보건 시설을 잘 이용하지 못하는 사람이다. 음식 알레르기로 목숨을 잃는 일이 없도록 하려면 교육이 핵심이다. 우리 병원에서도 시카고와 뉴욕시, 이스트 팔로알토, 샌프란시스코에 사는 경제적으로 취약한 환자들을 대상으로 교육 프로그램을 시작했다. 사망 위험성이 가장 높은

음식 알레르기의 종말

환자들이 에피네프린 사용법을 익히고 언제 이 약을 사용해야 하는지 인지하도록 돕는 프로그램이다. 다른 병원들도 이런 노력에 동참해서 음식 알레르기 환자를 포용하는 공동체가 형성되기를 바라는 마음이다.

어느 면역학자의 말처럼 "자가 주사기가 있어도 타이밍을 놓치거나, 오용하거나, 늘 소지하지 않거나, 꼭 필요한 용량이 체내에 충분히 흡수되지 않으면 생명을 살릴 수 없다."[54] 모든 것이 잘 요약된 말인 것 같다.

음식 알레르기 환자, 그리고 환자의 가족은 알레르기 전문의를 통해 에피네프린의 올바른 사용법을 꼭 익혀 두어야 한다. 알레르기 환자에게 주사를 놓아야 하는 일이 언제든 생길 수 있는 사람이라면, 사용 시점과 주사 부위, 치료제 주사 후 해야 할 일을 숙지해야 한다. 일대일 교육보다 나은 방법은 없지만, 몇 가지 기본 원칙을 정리하면 다음과 같다.

- 너무 장시간 기다렸다가 약을 투여하는 것(주요 증상이 나타나고 수분 이상 지나 투여)은 음식 알레르기로 인한 사망의 중대한 원인 중 하나다.
- 숨이 얕아지는 증상, 기침, 맥박이 약해지는 증상, 목 부위가 조이는 증상, 호흡 곤란, 머리가 멍해지는 증상, 의식을 잃는 것과 같은 심각한 반응이 나타나면 즉시 에피네프린을 투여해야 한다.[55]
- 갑작스런 호흡 곤란은 응급 상황이다. 즉각 에피네프린을 투여하고 응급 구조를 요청해야 한다.

- 에피네프린은 허벅지 측면에만 주사해야 한다.
- 에피네프린 투여 시 부작용이 발생할 수 있다. 심장박동이 빨라지거나 안색이 창백해지고 두통을 느끼기도 한다. 구역질이 나는 사람도 있다. 이러한 증상은 시간이 지나면 사라진다. 에피네프린 투여로 심각한 문제가 생길 위험성은 극히 낮으며, 보통은 알레르기 반응이 일어났는데도 약을 투여하지 않아서 생길 위험성이 더 크다.
- 에피네프린을 주사하면 반드시 119에 응급 구조도 함께 요청해야 한다. 알레르기 반응이 에피네프린 주사가 필요한 수준으로 발생했다면, 반응이 시작되자마자 의료보건 전문가의 치료가 필요하다. 응급구조대에 연락해서 "생명이 위독한 수준의 극심한 아나필락시스 반응이 일어났다"고 상황을 전달한다.
- 자가 주사기는 항상 두 개씩 가지고 다니는 것이 가장 좋다. 알레르기 반응이 일어났을 때 약 2회 분량을 주사해야 하는 경우도 있다.
- 현재 구입 가능한 치료제는 에피펜, 오비큐AUVI-Q, 아드레나클릭Adrenaclick과 에피네프린 자가 주사기 복제약까지 몇 가지가 있다. 음식 알레르기 환자는 알레르기 전문의, 보험사와 상담해서 적절한 제품을 선택해야 한다. 우리 병원에서는 가정에서 직접 만들어서 사용하는 에피네프린 키트는 사용하지 말 것을 강력히 권고한다.
- 에피네프린 처방전은 해마다 새로 받고, 환자의 체중에 알맞은 용량인지 확인해야 한다. 단 처방받은 에피네프린은 일반적으로

유효기간이 지나도 약 2년간은 사용해도 괜찮다는 점을 환자가 꼭 숙지해 둘 필요가 있다.

- 음식 알레르기 진단을 받은 사람은 반응이 나타났을 때 대처 요령을 인쇄해서 집, 직장, 학교, 방과 후 프로그램을 함께하는 사람이 필요할 때 누구나 곧바로 참고할 수 있도록 준비해 두어야 한다. 환자와 자주 만나는 친인척 또는 환자가 자주 방문하는 집의 구성원은 인쇄한 사본을 반드시 보유하고 있어야 한다.

에피네프린 사용 시 꼭 지켜야 할 사항

· 극심한 알레르기 반응이 일어나 에피네프린이 필요한 상황이 되면 환자 외 누가 반드시 119에 연락해야 한다.

· 반응이 더 심각해진 다음에 도움을 구하려고 하면 안 된다.

· 극심한 알레르기 반응이 일어나면 즉시 에피네프린을 투여해야 한다. 에피네프린은 일찍 투여해도 인체에 해가 되지 않으며, 알레르기 반응이 일어난 초기에 투여해야 가장 큰 효과를 얻는다.

· 너무 오래 기다렸다가 투여하지 말 것. 알레르기 반응이 시작되고 후반 단계에 접어들면 에피네프린의 효과를 제대로 얻을 수 없다.

· 에피네프린은 허벅지 바깥쪽 중간에 주사한다. 허벅지에 주사기를 대고 10초간 그 자세를 유지하면서 약물을 투여한다.

· 허벅지 바깥쪽 중간 부위 외 다른 부위에는 에피네프린을 주사하면 안 된다.

· 음식 알레르기 반응으로 숨을 쌕쌕거리는 증상이 시작되면 에피네프린을 투여해야
  한다.

· 음식 알레르기 반응으로 숨을 쌕쌕거리는 증상이 나타날 때 흡입기를 사용하면 안
  된다.

· 알레르기 반응이 일어난 환자는 일단 자리에 앉아서 다른 사람에게 에피네프린이
  있는 곳을 알려주고 투여해 달라고 요청해야 한다.

· 환자가 에피네프린 자가 주사기를 직접 가지러 달려가면 안 된다. 알레르기 반응이
  더 심해진다.

· 에피네프린을 주사한 후 5분 정도 기다렸다가 추가 도움을 요청한다. 주사 후 환자
  의 손이 떨리고 심장박동이 갑자기 빨라지면 약효가 듣기 시작한 것으로 볼 수 있다.

· 에피네프린을 주사하자마자 도움을 요청하지 말아야 한다. 효과가 나타나려면 5분
  정도 소요된다.

· 첫 번째 주사 후 5분이 지나도 알레르기 반응이 나아지지 않거나, 환자에게서 아무
  런 반응이 나타나지 않으면, 에피네프린을 한 번 더 주사해야 한다. 또한 첫 번째 주
  사 후 약효가 나타났지만 지속되는 증상이 있으면 5분을 더 기다렸다가 두 번째 용
  량을 투여하는 것이 안전하다(한 번 주사 후 10분간 지켜보고, 두 번째 주사 투여).

· 알레르기 반응이 나타난 환자가 첫 번째 주사 후 아무런 반응이 없거나 증상이 나아
  지지 않으면 지체 없이 두 번째 주사를 투여해야 한다.

· 에피네프린 주사기는 항상 두 개씩 소지해야 한다. 실온에 보관하고, 유효기간을 꼭
  확인한다. 처방전은 필요에 따라 갱신한다(보통 1년에 한 번).

· 에피네프린을 온도가 높은 차량 내부나 냉장고, 얼음이나 아이스팩이 담긴 아이스
  박스에 보관하면 안 된다.

음식 알레르기의 종말

학교에서 에피네프린 사용하기

에릭 그레이버로페즈의 아들 세바스티안은 생후 4개월 때 밀, 우유, 달걀 알레르기라는 진단을 받았다. 에릭은 에피네프린을 아이 일상의 일부로 만드는 일이 얼마나 힘들었는지 지금도 기억한다. 에릭과 아내는 에피네프린 없이는 절대로 집 밖에 나가지 않았다. 세바스티안이 아직 아기였을 때부터 두 사람은 외출할 일이 생기면 아이에게 에피네프린을 챙겨야 한다는 것을 직접 보여 주었다. "신발을 신는 것과 같은 일이 되었습니다." 에릭의 설명이다. 아이가 직접 가지고 다닐 수 있는 나이가 되자마자 에릭은 세바스티안이 자가 주사기를 허리에 늘 차고 다니도록 했다(이런 용도로 특수 제작된 벨트 제품이 있다). "우리는 세바스티안이 크면서 스스로 자신의 상태를 관리할 수 있도록 열심히 도왔습니다." 그렇게 유치원도 다녔다. "하지만 학교에 다니기 시작하면서 힘든 상황이 시작됐습니다."

대부분의 학부모가 학교에 에피네프린 주사기가 항상 구비되어 있기를 바라고, 최근에는 모든 학교가 이러한 요구를 받아들인다. 그러나 학교마다 에피네프린을 보관하고 사용하는 규칙이 다양하다. 학생이 치료제를 직접 보관하도록 하는 학교도 있고, 그렇지 않은 학교도 있다. 세바스티안이 입학한 초등학교에서는 교장이 양호실에 약을 맡겨 두고 필요하면 받아서 쓰라고 했다. "이 약을 쓰는 목적과 전혀 안 맞는 일이었습니다." 알레르기 발작이 시작되면 세바스티안이 교사에게 알리고, 교사가 양호교사에게 다시 전달해야 한다는 소리였다. 이런 식으로는 주사기가 세바스티안에게 오기까지 너무 오랜 시간이 걸린다.

결국 꾸준히 요청한 끝에 이런 요건을 바꿀 수 있었다. 학교 측이 에피네프린이 든 작은 주머니를 차고 다닐 수 있도록 허락했고, 학년이 올라가자 책가방 등 어디든 편리한 곳에 약을 둘 수 있도록 허락했다. 에릭과 아내는 해마다 학교 교사들을 찾아가서 알레르기 발작이 일어나면 어떻게 대처해야 하는지 설명했다. 다른 곳에서 주사 투여 방법을 배운 적이 있는 교사들도 있었지만, 부부는 항상 직접 사용법을 알려주었다.

아이가 학교에 다니면 부모가 챙겨야 할 일이 수두룩하지만, 음식 알레르기가 있는 자녀의 학부모는 아이가 학교에서 잘 지낼 수 있도록 특히 적극적으로 나서야 한다. 음식 알레르기 발생률이 현재와 같은 수준에 이르자 교육기관 대다수가 알레르기 유발성분 노출과 관련된 우려를 자주 접하게 되었다. 미국에서는 2013년에 '비상시 학교 내 에피네프린 사용에 관한 법'이 통과됐다. 이 법은 각 주가 학생을 아나필락시스의 위험으로부터 보호하는 데 도움이 되는 정책을 마련하는 밑거름이 되었다. 알레르기 발작이 일어났을 때 적절한 훈련을 받은 전문가가 에피네프린을 투여하는 행위가 법적으로 보호받게 된 것이다. 그러나 이런 변화와 별개로, 학부모와 학생은 학교에서 조치가 반드시 필요한 상황이 되었을 때, 즉 학생이 알레르기 반응을 보일 때 지체 없이 도움을 받는 데 필요한 모든 것이 갖추어지도록 계속 노력해야 한다.

우리 병원에서는 자가 주사기를 알레르기가 있는 아이 한 명당 두 개씩 학교에 제공하라고 권한다. 또한 에피네프린이 더 많이 필요한 상황에서는 다른 학생이 소지한 에피네프린을 빌려서 사용할

수 있게끔 학교의 동의를 구하도록 권장한다. 대부분 학교가 자가
주사기를 제공받은 날로부터 1년간 보관해 둔다는 점도 학부모가
기억해야 할 사항이다.[56]

에피네프린 선택과 가격

에피네프린에 관한 이야기에서 가격을 빼놓을 수 없다. 캘리포니
아에서 음식 알레르기가 있는 딸 아멜리아를 키우고 있는 엘리자베
스 립택Elizabeth Liptak은 에피네프린이 삶의 일부가 된 것에 관한 소감
을 한마디로 요약했다. 바로 "돈이 많이 드는 일"이다. 엘리자베스는
해마다 자가 주사기가 2개씩 든 제품 3팩을 구입한다. 한 팩은 집에,
또 한 팩은 학교에, 나머지 하나는 차에 둔다. 에피네프린의 유효기
간이 1년이라 이렇게 할 수밖에 없다. 최근에 이렇게 3팩을 구입하
는 데 든 비용은 (보험사에서 부담해 준 부분을 제외하고) 249달러였다. 어
떤 해에는 같은 분량을 구입하는 데 900달러가 든 적도 있다. 보통
비용의 일부는 보험의 보장범위에 포함되지만, 그래도 환자와 가족
이 부담해야 하는 비용은 만만치 않다.

2016년, 미국 정부는 에피펜 판매사인 제약업체 밀란Mylan이 약
50달러였던 자가 주사기 제품을 8년간 600달러가 넘는 가격으로 올
린 사실에 주목하고 엄격히 조사했다.[57] 밀란은 이 같은 가격 폭등
으로 11억 달러에 달하는 이윤을 남겼고[58], 가격 때문에 에피펜을
구입하지 못하는 환자도 많아졌다. 비난 여론이 이어지자(미 하원 감
시개혁위원회에 업체 측이 참석한 일도 영향을 준 것으로 보인다), 결국 밀란은
에피펜 가격을 절반으로 내렸다. 2018년 8월부터는 마침내 에피네

프린 복제약도 이용할 수 있게 되었다.[59] 복제약이 시장에 등장하면서 해마다 가격이 널을 뛰는 상황은 피할 수 있게 되었지만, 그렇다고 가격이 내려가지는 않았다. 복제약의 초기 가격은 300달러였다.[60] 일리노이 주에서는 18세 미만 환자가 사용하는 에피네프린 비용을 보험사가 부담하도록 규정한 새로운 법률이 제정되어 2020년 1월부터 발효됐다.[61] 이런 내용이 규정된 최초의 법이다.

또 다른 자가 주사기 제품인 오비큐는 2013년에 처음 출시되었으나[62] 기술적 문제로 판매가 중단되었다가 2017년에 판매가 재개됐다. 오비큐는 에피펜보다 크기가 작다.[63] 에릭 그레이버로페즈는 이제 십대가 된 아들 세바스티안이 오비큐를 더 좋아한다고 전했다. 주머니에 쏙 들어가는 크기라, 친구들과 어울릴 때도 길쭉한 펜 두 개가 매번 눈에 확 띄는 상황을 피할 수 있기 때문이다. "아이에게는 생활을 바꿔 놓은 변화였습니다." 에릭의 말이다.

음식 알레르기의 세계에 처음 발을 들인 가족들은 각자 가장 잘 맞는 방법을 선택한다. 이때 가격, 스트레스, 사용 편의성을 반드시 고려해야 한다. 그러나 의학적 관점에서 가장 중요한 것은 에피네프린을 소지하는 것, 그리고 가지고 있는 에피네프린을 어떻게 언제 쓰는 것이 적절한지 숙지하는 것이다. 에피네프린을 처방받아야 하지만 도저히 형편이 안 된다면, 담당 알레르기 전문의와 상의해 경제적 지원을 받을 수 있는 곳을 찾을 수도 있다. 음식 알레르기를 안고 살아가는 모든 사람이 에피네프린을 처방받고 그 약을 사용할 수 있어야 한다. 반드시 그래야만 한다.

음식 알레르기의 종말

항히스타민제와 디펜히드라민

매번 에피네프린만 필요한 것은 아니다. 알레르기 유발물질에 노출된 후 두드러기나 복통, 가려움, 코 막힘, 눈물이 고이는 증상, 붓고 목이 따끔따끔하거나 피부가 붉어지는 등 경미한 증상이 나타난다면 세티리진(지르텍)이나 로라타딘(클라리틴) 성분이 더 적합하다. 얼음을 활용하는 것도 도움이 된다. 디펜히드라민(베나드릴)은 졸리고 혈압 감소, 부정맥이 나타날 수 있으므로 우리 병원에서는 권하지 않는다.

음식 알레르기를 의학적으로 치료해야 하는 상황이 되면, 잔뜩 겁이 날 수 있다. 환자들이 긴장하는 것도 충분히 이해가 간다. 게다가 아이가 너무 어려서 통제가 어려운 경우가 많다. 학교에서 바쁜 교직원이 아이 한 명에게만 계속 주의를 기울일 수도 없는 노릇이다. 하지만 음식 알레르기 진단을 받은 사람을 보호하기 위해 가장 기본적으로 필요한 조치는 간단하며 얼마든지 일상생활의 한 부분이 될 수 있다. "생활 방식이 되었습니다." 에릭은 음식 알레르기와 함께 지내는 삶을 이렇게 묘사했다. 세바스티안이 생활하는 주변 환경을 안전하게 만들자, 자가 주사기를 휴대하는 일은 "추가 조치"와 같은 일이 되었다고도 했다.

음식 알레르기와 함께하는 일상

음식 알레르기와 함께 생활하려면 꾸준히 경계해야 할 것들이 많다. 부모 입장에서는 아이가 잠들기 전까지는 조금도 주의를 게을리할 수가 없다. 생일파티나 놀이터에서 놀 때, 외식을 할 때는 더욱 철두철미하게 주의를 기울여야 한다. 친척들, 친구들, 아기를 봐주러 온 사람들, 그 밖에 아이를 잠시 돌봐주는 모든 사람들에게 주의 사항을 아주 세세한 부분까지 알려주어야 한다. 음식 알레르기가 있는 성인 환자도 그에 못지않게 큰 걱정을 안고 살아간다. 음식 알레르기와 함께하는 삶은 이렇게 경계해야 하는 수많은 자잘한 순간들과 걱정, 신경이 갑자기 극도로 날카로워지는 감정들로 가득할 때가 많다.

음식 알레르기가 있는 자녀를 키우는 부모는 하고 싶은 일들을 무조건 억누르지 말아야 한다. 2012년에 유치원에 다니는 음식 알레르기 환자 500명 이상을 조사한 결과에서는[64] 에피네프린 이용률이 "심각할 정도로" 저조하다는 사실이 드러났다. 음식 알레르기가 있는 사람과 더불어 살아갈 수 있도록 모두가 적극적으로 노력해야 한다. 하지만 환자를 키우는 많은 부모가 축하할 일이 생길 때마다 직접 만든 음식을 제공하거나 알레르기 유발성분이 없는 아이 간식을 늘 갖고 다녀야 마음이 편하다고 한다. 어떤 형태든 각자 가장 잘 맞는 방식으로 음식 알레르기를 극복하는 것이 최선이다.

이제는 교내 식당에 견과류 안심 구역을 따로 마련해 둔 학교가 많다. 이 조치에는 장단점이 있다. 스스로 조심하기 힘든 어린아이에게는 식사 때 접촉하는 표면을 안전하게 만들 수 있다는 장점이 있지만, 학부모가 자녀를 이 "알레르기 전용 테이블"에 앉히겠다는 신청서에 서명하기 전 반드시 유념할 사항이 몇 가지 있다. 별도로 마련된 테이블에 따로 앉으면, 음식 알레르기가 있는 학생으로 낙인찍힐 수 있다. 또한 아이가 그 구역에서는 안심해도 된다고 착각해 가장 경계할 곳인 식당에서 경계심이 풀릴 수도 있다.

학부모가 꼭 유념해야 할 또 한 가지가 있다. 자녀가 다니는 학교가 알레르기와 관련된 부모의 요청을 만족할 만큼 들어주지 않는다고 해서 적대적으로 대하지 말아야 한다는 점이다. 우리 병원에서 전담 간호사로 일하는 제이미 삭세나Jamie Saxena는 캘리포니아 주 마운틴뷰와 그 주변 지역 학교 10곳을 도우며 지역사회에 힘을 보태고 있다. 삭세나는 불가능한 요구를 하는 부모들을 접한 적이 있다고 이야기한다. 가령 유치원에서 점심 식사 후에 원생 전체가 손을 씻게 해 달라는 요구도 있었는데, 그러려면 교사 전체가 휴식 시간을 반납해야 한다. "아이들이 잘못된 안전의식을 갖는 것보다는 현실에 적응하도록 도와주는 편이 나아요." 삭세나의 설명이다. 우리 병원에서는 환자의 가족들에게 큰 그림을 보고 그때그때 아이에게 알맞은 것을 찾되, 시간이 흘러 아이가 자라고 각자 필요한 것이 바뀌면 변화를 유연하게 수용할 것을 권한다. 더불어 캐나다나 호주처럼 미국에도 모든 학교의 교사들이 따를 수 있는 공통 지침이 마련되어야 한다고 생각한다.[65] 일관된 지침이 마련되면 각 학교가 음식 알레르기와 관련된 일에 더욱 확실한 근거를 바탕으로 투명하고 일관된 결정을 내릴 수 있다.

알레르기 대안 치료법

모든 질병이 그렇듯이 음식 알레르기에도 다양한 대안 치료법이 있다. 그러나 현시점에서는 알레르기 유발물질을 피하거나 에피네프린을 사용하는 것 외에 확실한 증거로 뒷받침되는 대안은 없다. 면역계의 민감한 반응을 방지하고 바로잡는 새로운 접근 방식은 이 책에서 나중에 설명할 예정이다.

최근에는 중국 전통의학에 뿌리를 둔 약초 제제에 관한 연구가 진행되고 있다. 특히 '음식 알레르기 약초 제제food allergy herbal formula-2, FAHF-2'로 알려진, 9가지 약초가 함유된 복합 제제의 임상시험이 진행 중이다. FAHF-2는 오매환이라는 제제를 기본 재료로 삼고 여기에 여러 가지 약초를 섞은 것이다. 오매환은 천식과 위장염의 효능 연구가 진행되어 온 약이기도 하다. 마우스 실험에서는 땅콩으로 인해 아나필락시스가 발생한 마우스에 FAHF-2를 투여하자 증상이 중단된 것으로 나타났고, 다른 연구에서는 땅콩, 달걀, 생선으로 인한 아나필락시스 증상을 중단시키는 효과가 있는 것으로 확인됐다. 뉴욕과 시카고에서 활동해 온 한 연구진은 이 고무적인 결과를 토대로 땅콩, 견과류, 참깨, 생선, 패류, 또는 이러한 음식들의 다양한 조합에 알레르기가 있는 68명의 환자를 대상으로 소규모 임상시험을 실시했다.[66] 알레르기 유발물질과 맞닥뜨렸을 때 인체 면역계에서 시작되는 공격을 FAHF-2가 중단시킬 수 있는지 확인하는 것이 이 연구의 목표였다. 그 결과 안전성은 입증되었으나 환자가 음식 알레르기 유발물질을 견디는 능력은 나아지지 않은 것으로 나타났다. 연구

음식 알레르기의 종말

에서 적용된 용량이 부족했거나, 충분히 오랜 기간 복용하지 않았을 가능성도 있다. 연구진은 참가자들 중 다수가 처방대로 약을 복용하지 않았다는 사실을 확인했다. FAHF-2의 새로운 버전으로 개발된 B-FAHF-2는 면역계의 탈감작을 위한 우리의 프로그램과 함께 활용하면 도움이 될 것으로 보인다. 이 내용은 나중에 다시 설명하기로 하자.

뉴욕 시에서 활동 중인 시우민 리Xiu-Min Li라는 의사는 서양의학 외다른 방법으로 음식 알레르기의 해결법을 찾는 사람들에게 도움을 주고 있다. 면역학자인 리 박사는 중국 전통의학을 광범위하게 공부하고 습진, 음식 알레르기, 천식에 도움이 되는 약초 제제를 개발해왔다.[67] 단 이러한 방법을 이용해 보고 싶은 환자는 담당 알레르기 전문의, 소아과 전문의, 일반의에게도 반드시 알려야 한다. 약초 중에는 특정 식품이나 약과 함께 사용하면 위험한 결과가 초래되기도하는 종류도 있으므로 크림 형태 치료제, 입욕제, 직접 섭취하는 제제를 사용할 때는 반드시 그 사실을 알려야 한다.

음식 알레르기의 세계에 발을 들이는 것은 낯선 땅에 처음 온 이방인이 되는 것과 같다. 어린아이가 그러한 진단을 받으면, 처음 몇달간 마음속으로 원망과 잘못한 일들이 자꾸 떠올라 힘든 시간을 보내게 된다. 많은 부모가 자신이 무엇을 잘못했을까, 어떻게 했어야이런 일이 생기지 않았을까 하며 한탄한다. 음식 알레르기와 함께살아야 하는 새로운 현실 또한 겁이 나고 큰 스트레스가 된다. 알아듣기 어려운 암호 같은 식품 라벨을 일일이 읽어야 하고, 학교에 찾아가 교장과 이야기를 나누어야 한다. 아이들 생일 파티만 열려도 음식 알레르기와 거리가 먼 사람들은 이해하지 못할 큰 불안감에 시달린다. 늘 배경에 불안감이 깔린 생활 속에서 음식 알레르기 환자가 있는 가족 전체가 큰 피로감을 느낀다. 이 책의 뒷부분에서 음식 알레르기가 환자의 가족에게 주는 심리적 부담감, 이러지도 저러지도 못하는 상황에 처하는 대신 얼른 앞으로 나아갈 수 있는 방법을 살펴보겠다. 이번 장을 마무리하면서 여러분이 꼭 기억하기를 바라는 말이 있다. 도움을 받을 수 있다는 것, 그리고 앞으로 더 많은 도움을 받을 것이라는 점이다.

핵심 요약

- 식품 표시법은 계속 개선되고 있으며 국가마다 차이가 있다. 음식 알레르기가 있는 사람은 자신이 사는 지역의 관련법을 잘 인지해야 한다.
- 음식 알레르기 반응이 일어나 사망에 이르는 경우는 극히 드물다.
- 아나필락시스는 생명이 위독할 수 있는 알레르기 반응만 가리키는 용어가 아니다.
- 에피네프린은 목숨을 구할 수 있는 약이며 특정 알레르기 반응에 사용해야 한다. 음식 알레르기가 있는 사람은 에피네프린 자가 주사기를 두 개씩 가지고 다녀야 한다.
- 교내 식당이나 교실에 마련된 '알레르기 안심 구역'은 잘못된 안전의식을 심어 줄 수 있고 그렇지 않아도 음식 알레르기로 힘든 아이들이 고립될 수도 있다.

2부

THE END OF FOOD ALLERGY

음식 알레르기의
과학적 치료와 회복

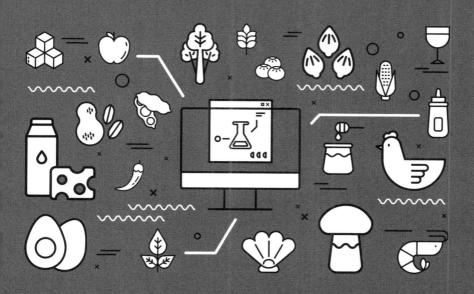

헛소문에 주의하라:
과거의 생각

음식 알레르기는 어쩌다
두려움과 동의어가 됐을까?

1900년대 초 런던 할리 가에서는 달걀을 먹고 극심한 반응이 나타난
열세 살 남자아이가 다급히 병원으로 옮겨지는 모습은 그리 놀라운
광경도 아니었다.[1] 개인 병원 100여 곳이 줄지어 있는 이 거리는[2] 의
학적 치료를 받을 수 있는 유명한 곳이었다. 정말로 놀라운 일은 병
원에 도착한 다음에 일어났다.

너무 오래전에 일어난 일이라 이름이 잊힌 어떤 아이는 달걀이
들어간 음식은 절대로 먹을 수 없었다. 머랭, 케이크는 물론이고 베
이컨에 달걀을 곁들이는 건 꿈도 못 꿀 일이었다. 이 아이의 부모는
할리 가의 병원에서 만난 앨프리드 스코필드Alfred Schofield에게 이런

음식이 전부 발작을 일으켰다고 설명했다.³ 게다가 증상이 아주 극심했다. 달걀을 극소량만 먹어도 침 조절이 안 되고, 입술이 타는 듯 뜨거워지고 부었다. 피부가 따끔따끔해지고, 눈꺼풀이 부풀어 오르고, 온몸에 두드러기가 났다. 잘 쉬던 숨도 기도가 좁아지면서 쌕쌕거리는 소리로 바뀌었다. 한번은 빵 한 쪽을 삼키자마자 온몸이 부어오르기 시작했는데, 알고 보니 빵 재료에 달걀이 사용되지 않았지만 표면에 달걀흰자를 바른 것으로 드러났다. 아이는 날달걀에 피부가 닿으면 물집이 잡혔다. 부모는 스코필드에게 아직 어린 아들이 이런 발작을 150회 정도 겪었다고 전했다.

스코필드는 아이의 인생이 걸린 문제라고 생각했다. 그래서 1906년 12월, 치료를 시작했다.⁴ 날달걀의 1만 분의 1이 들어 있는 알약을 만들고, 안에 뭐가 들어 있는지 모르는 상태로 아이가 매일 하나씩 삼키도록 했다. 한 달 후 알약에 담긴 달걀의 양을 1000분의 1로 늘렸다. 그렇게 계속 섭취량을 늘려 갔고 6월에는 33분의 1까지 늘릴 수 있었다. 7월이 되자 스코필드는 알약 치료를 중단하고, 아이가 달걀이 들어간 푸딩과 케이크를 조금 먹게 했다. 7월 말이 되자 아이는 매일 달걀의 8분의 1을 먹을 수 있게 되었다. 나중에는 달걀 하나를 다 먹어도 아무 이상이 없었다. 심지어 매일 그렇게 먹어도 아무런 반응이 나타나지 않았다.

스코필드는 1908년에 학술지 〈랜싯〉에 '달걀 식중독 사례'라는 제목으로 이 어린이 환자의 치료 사례를 발표했다. 스코필드 자신도 이전까지 들어 본 적 없는 독특한 치료법이었기에, 논문을 써서 발표하면 혹시라도 이 치료법에 관해 아는 사람, 이미 같은 방법을 시

음식 알레르기의 종말

도해 본 의사가 편지를 보내올 수도 있다고 예상했다. 하지만 학술지 편집부는 그런 편지가 한 통도 오지 않았다고 밝혔다. 음식 알레르기로 괴로워하던 사람들 사이에서만 반짝 관심을 얻었을 뿐, 스코필드의 치료법은 수십 년간 별다른 반응 없이 묻혔다. 왜 그의 치료법이 주목받지 못했는지 이해하려면, 음식 알레르기라는 이 당혹스러운 병의 역사를 간략히 살펴볼 필요가 있다.

음식 알레르기는 달걀 알레르기로 힘들어 하던 이 아이가 스코필드의 병원에 오기 아주 오래전부터 존재했다. 기원전 2600년에 중국 황실에서는 임신한 여성이 새우, 닭고기, 육류를 섭취하면 피부에 "궤양"이 생길 수 있다고 보았다. 기원전 460년부터 기원전 375년까지 살았던 것으로 추정되는 히포크라테스는 치즈에 "적대적인" 반응이 나타나는 체질을 가진 사람들이 있다는 사실을 인지했다. 기원전 약 400년에 데모크리토스는 세상의 모든 것이 아주 작은 입자, 즉 원자로 이루어져 있고 이 입자는 크기, 모양, 구성이 모두 다양하다는 가설을 제시했다. 그리고 특정 음식을 몸이 받아들이지 못한다면, 그 음식을 구성한 원자의 형태와 그러한 반응이 나타나는 사람의 위·장관 형태가 맞지 않는다고 보았다. 그로부터 300년쯤 지나 시인 티투스 루크레티우스 카토Titus Lucretius Cato가 시 구절로 이러한 개념을 표현했다. "누군가에게는 음식인 것이 다른 누군가에게는 독이 된다."[5]

로마 제국에서 가장 유명한 의사였던 갈레노스는 우유와 치즈가 누구나 먹을 수 있는 음식이 아니라는 사실을 깨달았다. 그는 소의 다양성이 이 문제와 관련 있다고 보았다. 틀린 생각은 아니었다. (서기로 넘어와서) 1900년대 학자들은 땅콩 건초, 밀기울, 돼지풀을 먹은 소에서 짠 젖은 이러한 식물에 알레르기 반응을 보이는 사람들에게 같은 반응을 일으킨다는 사실을 밝혀냈다. 1930년에 실시한 연구에서는 날달걀을 섭취한 여성에게서 채취한 모유에도 달걀 알레르기 유발성분이 있는 것으로 확인됐다.[6]

음식 알레르기와 인류의 기나긴 관계를 알 수 있는 수많은 단서가 역사 전반에 흩어져 있다. 고대 이집트인들 중에는 콩과 식물은 피해야 한다고 생각한 사람들이 있었고, 그리스 로마 시대에 활동한 일부 의사들도 비슷한 주장을 펼쳤다. 12세기 랍비이자 의사였던 모세스 마이모니데스Moses Maimonides가 쓴 〈천식에 관한 논문〉에는 우유가 천식 증상을 악화시킨다는 주장이 나온다.[7] 마이모니데스는 천식이면 복숭아, 살구, 오이도 피해야 한다고 밝혔다.[8] 1483년부터 1485년까지 영국의 왕이었던 리처드 3세는 딸기 알레르기가 있었는데, 증상이 나타나면 마녀의 소행이라고 여겼다.[9]

지난 수백 년간 발표된 과학계 논문에서도 음식 알레르기의 예방과 치료법을 알아내기 위해 인류가 꾸준히 이어 온 연구를 되짚어 볼 수 있다. 과거에 일부 의사들은 2세부터 16세까지 아이들에게서 발생하는 달걀 알레르기를 '식이성 아나필락시스'라고 칭했다. 두드러기, 천식과 함께 위·장관 문제가 발생할 때 이러한 진단이 내려졌다. 젖 떼기 전 아기들에게는 우유를 섭취하고 증상이 나타나는 경우가 가장 많았다. 소의 젖 대신 염소나 당나귀의 젖을 먹이면 괜찮은 아기도 있었지만 다 그런 건 아니었다. 성인은 밀이 큰 문제가 되는 식품으로 여겨졌다. 이어 생선, 패류, 연체류도 점차 그 대열에 합류했다. 1656년에 나온 사례 연구 보고서에는 달걀 알레르기가 있는 환자의 피부에 달걀을 문지르자 물집이 생겼다는 내용이 있다. 또 1929년에는 한 여성이 달걀에 구멍을 낼 때 사용한 바늘에 모르고 찔렸는데 손가락이 벌겋게 변했다는 보고가 있다.[10]

'알레르기'라는 단어는 1906년에 처음 등장했다.[11] 오스트리아 의사 클레멘스 폰 피르케Clemens von Pirquet가 앞서 소개한 앨프리드 스코필드가 달걀 알레르기가 있는 아이를 치료했던 그해에 만든 표현이다. (그전까지 알레르기는 '특이체질 반응'으로 불렸다.) 폰 피르케는 우두 백신을 접종하면 다음 날 피부에 반응이 나타난다는 사실을 인지했다. 그리고 동물에서 얻은 혈청을 투여받은 일부 아이에서 발생하는 치명적인 병에서 벌에 쏘이거나 특정 음식을 먹은 후에 병이 나는 사람들과 굉장히 흡사한 양상이 나타난다는 사실을 깨달았다. 이를 토대로 폰 피르케는 알레르기가 면역계와 관련 있을 것이라 추정했다.[12] 이 두 가지 반응이 각기 다른 메커니즘으로 일어나는 건 불가능하다는 것이 그의 생각이었다. 그는 백신을 접종받거나 특정 음식을 먹고 순차적으로 일어나는 변화를 '반응'이라는 표현으로는 명확히 나타낼 수 없다고 보았다.[13] '과민반응'도 마찬가지로, 의사들이 너무 광범위한 현상에 쓰는 용어였다. 살아 있거나 죽은 특정 유기물에 노출됐을 때 몸에서 일어나는 변화, 그 특징적 현상을 가리키는 용어가 필요하다고 판단한 폰 피르케는 '알레르기'라는 단어를 떠올렸다. 그는 알레르기를 "한 개인의 일반적 상태 또는 일반적 행동에서 벗어나는 것"이라고 간단히 정의했다.[14] (알레르기는 '다른'을 뜻하는 그리스어 allos와 '작용하다'의 의미를 가진 그리스어 ergon에서 유래한 단어다.[15] 폰 피르케의 정의는 범위가 넓은 편이었으나, 음식 알레르기를 연구하던 학자들이 면역계의 기능 이상을 원인으로 주목하는 계기가 되었다.

폰 피르케는 음식 알레르기에 또 하나의 중요한 공헌을 했다. 1907년, 그는 전염성이 높은 질환인 결핵의 검사법으로 피부에 소량의 결핵균을 적용하는 방법을 활용하기 시작했다.[16] 이 검사에서 양성이 나오면 결핵균에 감염된 것으로 판단할 수 있고, 다른 반응이 나타나면 검사 대상자의 나이와 과거 결핵이나 다른 감염성 질환에 걸린 적이 있는지에 따라 다른 중요한 정보를 얻을 수 있었다. 알레르기를 관리하는 대표적 방법인 피부 단자검사가 처음 등장한 것이다. 1912년에 오스카 슐로스Oscar Schloss라는 소아과 전문의는 폰 피르케가 제시한 이 검사법을 어린이가 달걀, 아몬드, 귀리에 알레르기가 있는지 검사하는 데 활용할 수 있다고 밝혔다.[17] 곧이어 여러 의사가 메밀을 섭취한 후 두드러기와 피부가 붓는 증상, 그 밖에 여러 증상에 시달리는 환자의 피부에 메밀을 문질러 보면 알레르기 여부를 확인할 수 있다는 사실을 깨달았고, 피부 단자검사가 음식 알레르기를 진단할 수 있는 효과적 방법임을 입증했다(이 첫 번째 메밀 알레르기 환자가 밝혀지기 전까지 메밀 식중독은 소에서만 발견됐다).

피부 단자검사를 통해 음식 알레르기라는 진단을 처음 받는 경우가 많다. 물론 음식 알레르기 검사에는 결핵균이 아니라 문제가 되는 음식이 사용된다. 이제는 널리 알려진 이 검사법은 음식 알레르기 유발성분으로 작용할 수 있는 물질이 들어 있는 수용액을 한 방울 떨어뜨리고, 피부를 살짝 찔러서 이 물질이 체내에 유입되도록

음식 알레르기의 종말

하는 방식으로 진행된다. 검사는 보통 팔뚝 앞면이나 뒷면에 실시하고 한 번 검사할 때 여러 가지 음식을 함께 검사한다. 피부 단자검사의 원리는 단백질이 알레르기 반응을 일으킬 수 있을 만큼 함유된 수용액에 면역계가 반응하는지 확인하는 것이다. 특정 식품에 알레르기가 있는 사람은 검사 부위에 발진이 일어난다. 즉 30분 이내로 주변이 불룩 솟아오르고 가려움을 느끼며 피부가 벌겋게 변한다. (음식 알레르기 진단에 관해서는 아래에서 더 자세히 살펴볼 예정이다.)

피부 단자검사는 20세기 초반에 음식 알레르기를 진단하는 방법으로 널리 쓰였다. 알레르기 전문의가 활용할 수 있는 유일한 도구였다는 점도 이 검사법이 유명해진 이유 중 하나다. 그리고 알레르기라는 진단이 내려지면 많은 의사가 탈감작 치료를 실시했다. 알레르기 유발물질의 추출물을 환자의 몸에 극소량 주사하는 치료법으로, 스코필드가 어린이 환자를 치료한 것처럼 면역계가 과민반응을 보이지 않을 때까지 투여량을 서서히 계속 늘렸다. 한때는 인체의 적이었던 단백질을 무해한 친구로 만들기 위한 치료법이었다.

그러나 이러한 방법이 음식 알레르기 환자 모두에게 효과가 있는 것은 아니었다. 피부 단자검사의 경우 심각한 문제가 발견됐다. 오늘날까지 우려되고 있는 이 문제는 바로 거짓 양성이 나올 수 있다는 점이다. 피부 단자검사에서 부정확한 결과가 나올 확률이 50퍼센트 이상이라는 분석 결과도 있다.[18] 이 결과대로라면 특정 식품에 알레르기가 없는 사람에서도 알레르기가 있다는 결과가 얼마든지 나올 수 있다. 검사에 부적절한 도구가 쓰인 경우도 있고, 검사를 실시하는 사람의 기술과 경험이 부족한 경우도 있다. 피부에 적용하는 추출물의 품질이 부적합한 경우도 있다. 또한 잠재적으로 위험한 음식 알레르기를 포착하지 못하고 문제가 없다는 결과가 나올 때도 있다(다만 현재 활용되는 피부 단자검사에서는 이런 거짓 음성 결과가 나오는 경우가 극히 드물다).

피부 단자검사의 문제점이 계속 불거지자 일부 의사는 음식 알레르기가 꽃가루나 벌에 쏘여서 발생하는 알레르기와는 다른 방식으로 발생할 수 있다는 생각을 했다. 피부 단자검사로 음식 알레르기 진단이 잘못 내려지는 경우가 너무 빈번해서 다른 알레르기 환자와 음식 알레르기 환자의 몸속에서 일어나는 변화에 차이가 있을 수 있다고 추정한 것이다. 이에 따라 피부 단자검사에서 정확한 결과가 나오지 않는 것은 인체 면역계가 다른 알레르기 유발성분에 반응하는 방식과 음식 알레르기 유발성분에 반응하는 방식이 다르기 때문이라는 가설이 제기됐다. 그러나 이런 의혹은 완전히 틀린 것으로 밝혀졌다. 동시에 탈감작 치료는 효과가 없을지도 모른다는 견해가 나왔다. 스스로 '음식 알레르기 전문의'라 칭하는 전문가들이 등장해[19] 이런 주장을 펼치고 알레르기 분야 내에서 독특한 소그룹을 형성했다.

탈감작 치료의 효과에 관한 의혹은 틀리지 않았다. 1921년, 한 살 아기가 달걀 알레르기 여부를 확인하기 위해 피부 검사를 받다가 두 번이나 죽을 고비를 넘겼다.[20] 이후 몇 년간 탈감작 치료를 받다가 몇 명이 사망하는 일도 있었다. 당시에 활동했던 음식 알레르기 전문의들은 이 치료법이 음식 알레르기를 해결할 수 있는 적절한 방법이 아님을 명확히 깨달았다.

음식 알레르기의 종말

1920년대에는 음식 알레르기 진단을 받은 사람들이 활용할 수 있는 대안으로 특정 식품을 제외하는 식이요법이 등장했다. 치료도 한 단계 발전했다. 캘리포니아에서 알레르기 전문의로 활동한 앨버트 로우Albert Rowe가 1926년에 처음 제시한 이 식이요법의 효과는 1941년에 나온 그의 저서에도 나와 있다.[21] 이 제외 식이요법의 원리는 이름에 그대로 담겨 있다. 먼저 알레르기를 유발할 가능성이 있는 음식을 식단에서 전부 제외한다. 그런 다음에 그러한 물질이 포함된 음식을 식단에 한 가지씩 포함시킨다. 다른 음식을 추가하기 전에 며칠 간격을 둔다. 이렇게 하면 어떤 음식이 자신에게 알레르기를 일으킬 수 있는지 확인할 수 있다. 재도입 단계에서 면역계가 반응하면, 그 음식에 유발성분이 포함되어 있다는 사실을 명확히 알 수 있다. 그러나 자칫 큰 봉변을 당할 가능성이 있다. 로우의 경우 매우 엄격한 식단을 짜고, 환자가 그대로 따르도록 했다. 로우가 이 식단에서 고려한 잠재적인 알레르기 유발성분은 매우 광범위하고 한 가지를 식단에 포함시킨 후 최소 이틀은 기다렸다가 다른 식품을 재도입하라고 제안했다. 이러한 방식의 제외 식이요법으로 알레르기 진단을 받으려면 몇 년이 걸릴 수도 있다.[22] 로우는 "똑똑하고 이해력이 높은 사람"만 제외 식이요법을 활용할 수 있다고 밝혔다. 문제가 될 수 있는 식품을 모두 제외했다가 다시 도입해서 원인을 찾는 이 전략은 회피라는 간단한 원리를 따르고 해로운 식품으로 밝혀지면 영원히 식단에서 배제한다. 당시에 알레르기 전문의들은 무슨 수를 써서라도 문제가 되는 식품을 피하는 것이 유일한, 또는 최선의 치료법이라고 확신하기 시작했다.

그러나 1930년대 초부터 문제가 불거졌다. 전통적인 방식대로 알레르기를 치료해 온 전문의들은 의심되는 음식을 제외하는 방식으로 음식 알레르기를 진단한다는 것이 영 마음에 들지 않았다. 그래서 결과가 잘못 나올 가능성이 있다는 사실을 잘 알면서도 피부 단자검사가 여전히 표준 검사법이라고 여겼다. 피부 단자검사에서 포착되지 않았다면 알레르기가 없다는 의미일 수도 있다는 견해도 나왔다. 제거 식이요법을 택하면 환자가 적극적으로 참여를 해야 한다는 점이 특히 거슬렸던 의사들은 이 진단법으로 신빙성 없는 결론이 나올 수 있다고 우려했다. 해가 갈수록 이런 주장을 펼치는 사람들의 목소리가 커졌다. 1950년대가 되자 음식 알레르기는 정신신체의학적 문제일 수 있고, 상상의 병일지도 모른다는 주장을 펼치는 알레르기 전문의가 등장했다. 이들은 정신과 전문의를 찾아가는 것이 가장 효과적인 치료법이 될 수 있다고 주장했다.[23] 같은 시기에 활동한 유명한 음식 알레르기 전문가 몇몇은 정반대의 입장을 밝혔다. 음식 알레르기는 실제로 존재하는 질병일 뿐만 아니라 의사들이 생각하는 것보다 훨씬 많은 건강 문제와 직결될 수 있다는 생각을 밝힌 것이다. 이후 한동안 음식 알레르기와 의학으로 설명할 수 없는 온갖 건강 문제의 관련성이 뒤죽박죽 제시됐다.

그렇게 분열이 시작됐다. 1960년대에 더 넓은 범위의 알레르기를 치료하던 전문의들은 음식 알레르기가 의학적으로 특수성이 있는 질환이 아니라고 여기는 태도를 보였다. 음식 알레르기의 치료법에 관심을 가졌던 의사들은 동료 의사들이 인정하고 타당하다고 여기는 다른 분야로 눈을 돌렸다. 이런 상황에서도 음식 알레르기에 계

음식 알레르기의 종말

속 매진하기로 한 사람들이 있었지만, 연구를 더 발전시키려고 해도 거의 아무런 지원을 받지 못했다.[24] 이 같은 분열은 음식 알레르기 연구의 필요성과 중요성을 인정하지 않는 분위기와 함께 이 분야의 발전을 가로막는 방해물이 되었다.

그러던 중 땅콩 알레르기 환자가 증가했다. 1980년대 말부터 의학계 학술지에 사망 사례도 보고됐다. 1989년에 발표된 한 보고서에서는 세계 각지에서 땅콩 알레르기로 인한 사망자가 7명 발생했다는 사실을 전하고[25] "미국에서 음식으로 발생하는 아나필락시스 사망 사례 중 가장 큰 원인일 수 있다"고 경고했다. 1990년에 〈영국 의학저널〉에는 땅콩 알레르기의 위험성을 강조하는 여러 쪽 분량의 서신이 게재됐다. 1992년에 발표된 한 보고서에는 "땅콩 알레르기는 현재 소아의학이 직면한 가장 우려스러운 음식 알레르기 문제"[26]라는 설명이 담겼다. "땅콩은 알레르기 유발 가능성이 있는 모든 음식을 통틀어 가장 위험한 음식으로 보인다." 땅콩 알레르기 환자와 치명적 반응이 발생한 사례가 늘고 있다는 소식이 뉴스 헤드라인에 등장하기 시작했다. 1995년 〈월스트리트저널〉 헤드라인에 "땅콩 알레르기, 환자들이 끊임없이 경계해야 하는 문제"라는 기사가 실렸다. 1999년 자료에 따르면 당시 미국 인구 중 땅콩 알레르기가 있는 사람의 비율은 1.1퍼센트(300만 명)로 추정됐다.[27]

음식 알레르기 발생률이 증가하는 상황에서도 의학계 기관은 수십 년 전에 내놓은 권고 외에 다른 정보는 거의 제공하지 않았다. 알레르기 유발성분을 어떻게든 피하라는 것이 전부였다. 음식 알레르기에 주목했던 의사들 사이에서 생긴 균열로 이 분야가 전체적으로 얼어붙어 있었던 탓이다. 1976년에 음식 알레르기 분야에서 영향력 있는 의학 학술지로 꼽히는 〈미국 가정의학회지〉에서는 "피하는 것이 치료법이다. 탈감작 치료는 효과가 없다"는 견해가 실렸다.[28] 음식 알레르기 치료는 1930년대에 로우가 제외 식이요법을 소개하고 널리 알려졌던 시절 그대로 머물러 있었다. 40여 년의 세월이 흘렀지만, 의학계 전문가 대다수는 이 문제에 관해 더 해 줄 수 있는 말이 없었다.

예방 식단

특정 음식을 식단에서 제외하는 것은 알레르기를 치료하는 최선의 방법일 뿐만 아니라 알레르기를 예방하는 최선의 방법으로 여겨졌다. 1934년에 시카고에서 소아과 전문의 두 명이 모유만 먹는 아기들과 모유와 함께 우유가 기본 성분으로 들어간 분유를 먹는 아기들, 그리고 분유만 먹는 아기들을 대상으로 습진 발생률을 조사했다.[29] 이 연구에서 분유만 먹는 그룹의 습진 발생률이 모유만 먹는 그룹보다 7배 높은 것으로 나타났다. 1980년대와 1990년대에도 잇따라 비슷한 연구가 몇 건 이어졌다. 1980년대 중반에는 마우스 실험에서 알레르기 반응을 촉발하는 것으로 알려진 음식 단백질을 늦게 접하면 그 단백질에 맞서는 항체의 형성을 막을 수 있다는 결과가 나왔다.[30] 여기서 중요한 사실은 사람을 대상으로 한 여러 연구에서도 동일한 효과가 밝혀졌다는 것이다. 1989년에 캘리포니아의

한 연구진은 무작위 연구 방식으로 음식 알레르기를 예방하기 위해 회피 방식을 택하면 어떤 결과가 나오는지 조사했다.[31] 이 연구에서는 임신한 여성 103명을 한 그룹으로 묶어 출산 전 마지막 3개월부터 시작해서 출산 후 모유 수유 기간 동안 우유, 달걀, 땅콩을 먹지 않도록 하고 태어난 아기들에게는 생후 6개월이 될 때까지 고형식을 먹이지 않도록 했다. 또한 우유, 옥수수, 감귤류 과일, 밀은 한 살이 될 때까지 먹이지 않고 땅콩, 달걀, 생선은 두 살이 될 때까지 먹이지 않았다. 다른 한 그룹은 임신한 여성 185명으로 구성하고 식단에 어떠한 제한도 하지 않았다. 태어난 아기에게 제공하는 식단도 일반적으로 권장되는 지침을 따르도록 했다. 연구진은 특정 식품을 피한 그룹의 알레르기 발생률이 유의미한 수준으로 더 낮았다고 밝혔다. 흥미로운 사실은, 잠재적 알레르기 유발성분을 섭취하지 않은 그룹에서 알레르기의 특징적 지표인 IgE 수치가 아주 조금 더 낮은 것으로 확인됐다는 점이다(체내에 IgE 항체가 있다고 해서 반드시 알레르기가 있다고는 볼 수 없으나, IgE 항체 없이 음식 알레르기가 발생하지는 않는다). 연구진은 알레르기를 유발할 수 있는 음식을 피하면 "생후 첫해에 음식에 대한 감작 반응과 알레르기가 감소한다"는 결론을 내렸다. 같은 해에 실시한 다른 연구에서는 아기가 생후 첫 6개월간 우유를 먹지 않고 엄마도 모유 수유를 시작하고 첫 3개월간 달걀, 우유, 생선을 먹지 않으면 엄마가 아무 제한 없이 식사한 아기들과 비교할 때 동일한 기간의 습진 발생률이 더 낮은 것으로 나타났다.[32] 그러나 생후 6개월이 지나면 이러한 차이도 사라졌다. 2003년 독일에서 945명의 영유아를 조사한 연구에서는 아기에게 생후 첫 1년간 우유를 먹이지 않으면 우유 알레르기를 예방할 수 있다는 결론이 제시됐다.[33] "생후 첫해에는 식이 조절로 알레르기 질환을 예방할 수 있다." 연구진은 이렇게 밝혔다. 여기서 '식이 조절'이란 물론 회피 식단을 뜻한다.

그리하여 회피 방식이 하나의 패러다임으로 자리를 잡았다. 전문가들은 아이의 음식 알레르기를 예방하려면 생후 첫 한 달 동안 식단에서 잠재적 위협 요소를 제외하는 것이 가장 좋은 방법이라고 말했다. 또 땅콩을 포함한 일부 식품은 생후 첫 2년간 먹이지 않는 것이 최선이라고 밝혔다. 부모는 아이의 식단에 일반적인 알레르기 유발성분을 늦게 도입해야 한다는 공식적인 권고 사항도 쏟아졌다. 영국 보건 당국은 1998년부터 가족 구성원 중에 땅콩 알레르기가 있는 사람이 있으면 아이가 세 살이 될 때까지 땅콩을 먹이지 말아야 한다고 권고했다.[34] 미국 소아과학회도 2000년부터 이 흐름에 동참했고, 아이가 한 살이 될 때까지는 유제품, 두 살이 될 때까지는 달걀, 세 살이 될 때까지는 땅콩, 견과류, 생선을 먹이지 말라고 권고했다.[35]

2003년에 미국 소아과학회와 유럽의 소아의학 관련 단체 두 곳은 일반적으로 알레르기를 일으키는 음식을 아이에게 너무 일찍부터 먹이면 음식 알레르기 발생 위험이 높아진다는 견해를 재차 강조한 지침을 발표했다.[36] 당시 세 단체의 주장에는 조금씩 차이가 있었다. 미국 소아과학회는 임신 여성은 땅콩을 피하는 방안을 고려하고 모유 수유 중인 여성은 땅콩과 함께 달걀, 우유, 생선도 식단에서 배제하는 방안을 고려하라고 권했다. 유럽의 두 단체(유럽 소아 알레르기·

음식 알레르기의 종말

임상면역학회, 유럽 소아 소화기학·간장학·영양학회)는 이러한 방식을 권하지는 않았지만 땅콩은 식단에 반드시 포함되어야 하는 음식이 아니므로 임신 여성은 섭취를 피하는 것이 좋을 수 있다는 입장을 밝혔다.

위의 세 단체는 모두 대두 성분으로 된 분유를 아기에게 먹이지 말 것을 권장했다. 더불어 유럽의 두 단체는 생후 5개월부터 고형식을 먹이되 아직 충분한 데이터가 없으므로 특별히 식단을 제한할 필요는 없다고 설명했다. 2008년에는 전 세계 대부분 국가에서 소아 의학을 관리하는 기관이 아이가 첫돌을 맞이할 때까지는 우유를 먹이지 말아야 한다고 권고했다.[37] 마운트 시나이 병원과 듀크대학의 알레르기 전문의들은 특정 음식의 도입을 지연해야 한다는 견해가 계속 힘을 얻는 것에 우려를 표명했다.[38] 유럽 소아 소화기학·간장학·영양학회도 마찬가지였다.[39] 그러나 이런 분위기를 바꾸기에는 사람들의 경계심과 두려움이 너무나 강력했다.

아기가 먹는 음식에서 잠재적 알레르기 유발성분을 빼야 한다는 견해는 굳건히 뿌리를 내렸다. 임신한 여성들은 땅콩과 유제품을 먹지 않았다. 아기가 태어나면 생후 6개월이 된 후에 고형식을 먹이기 시작하는 부모도 많았다.[40] 한 설문조사에서는 독일에서 아기를 낳은 엄마들의 20퍼센트는 아기가 생후 6개월이 될 때까지 고형식을 먹이지 않는 것으로 확인됐다.[41] 땅콩은 영아기의 적으로 여겨졌다. 음식 알레르기를 예방할 수 있는 방법은, 문제가 되는 음식이 몸속에 들어오기도 전부터 적으로 취급하는 것뿐이라는 견해가 팽배했다. 그러나 연구 표본이 작은 연구, 근거가 부족한 연구에서 나온 결과를 토대로 한 이러한 권고 사항은 영 엉뚱한 방향으로 흐를 수 있다.

회피 원칙과 함께 다른 한 가지 현상도 자리를 잡았다. 음식 알레르기 발생률이 계속 상승한 것이다. 2016년 영국에서 나온 조사 결과에 따르면 소아의학 관련 기관들이 아이가 한 살 또는 두 살 또는 세 살이 될 때까지 땅콩과 달걀을 먹이지 말 것을 권고한 국가마다 피하라고 했던 바로 그 음식의 알레르기 유병률이 급증했다.[42] 회피 방식이 음식 알레르기의 급격한 증가에 책임이 있다고 할 수는 없지만 한 가지는 분명했다. 회피한다고 해서 문제가 해결되지는 않는다는 사실이다. 특정 식품을 식단에 늦게 도입해서 정말로 알레르기를 예방할 수 있다면 아동 음식 알레르기 발생률은 왜 줄어들지 않았을까? 아기가 태어나 처음 알레르기가 발병하기까지 그리 오랜 시간이 걸리지 않으므로 회피 전략에 예상했던 효과가 있는지도 단기간에 확인할 수 있었다. 그러나 그런 효과는 전혀 나타나지 않았다.

회피 방식이 굳건히 자리를 잡은 후에도 음식 알레르기가 지속되자, 일부 의사들은 데이터를 면밀히 조사했다. 학계 연구에서 회피의 효과가 정확히 어떻게 밝혀졌나?[43] 유럽 전역의 여러 학자로 구성된 대규모 연구단도 이 문제를 조사해 보기로 했다. 이들은 의학계 학술지에서 음식에 대한 감작이나 음식 알레르기의 완전한 발병을 예방하는 방법에 초점을 맞춘 연구 자료를 샅샅이 뒤졌다. 평가할 연구 자료를 엄격한 기준에 따라 선정하고 증상이 발생했는지 여부를 다룬 연구는 제외한 후 알레르기 진단이 실제로 내려진 연구만 추린 결과 총 74건의 연구가 요건에 부합했다. 연구진은 이 자료를 토대로 회피 원칙을 세밀하게 분석했다.

분석 결과, 임신 기간에 잠재적인 알레르기 유발성분을 피하는 방식이 태어난 아기의 음식 알레르기 예방에 도움이 된다는 근거는 없는 것으로 나타났다. "아기의 음식 알레르기를 예방하기 위해 임신 여성이 식단을 변경해야 한다고 권고할 만큼 강력한 근거는 없다." 연구진은 이렇게 밝혔다. 모유 수유 기간의 식단도 마찬가지인 것으로 나타났다. 모유만 먹이는 것이 분유와 모유를 함께 먹이는 것보다 도움이 된다고 밝혀진 근거가 일부 있었으나 "모유만 장기간 먹여도" 음식 알레르기 위험성은 증가한다는 근거도 확인됐다. 고형식을 먹이는 시점을 늦춰야 한다는 주장도 연구에서 도출된 데이터로 그 정확한 사실이 드러났다. 음식 알레르기 발생 위험도가 높은 아이들은 고형식을 먹이는 시기를 늦춰도 아무런 도움이 되지 않는다는 것이다. 음식 알레르기 위험도가 보통 수준인 아이들은 생후 4개월 이후에 고형식을 먹이더라도 음식 알레르기 발생 확률은 줄지 않았다. 오히려 두 건의 연구에서는 생후 4개월 이전에 음식을 아기 식단에 도입하는 것이 음식 알레르기 위험성을 낮출 수 있다는 결과가 나왔다. 또 다른 연구에서도 생선을 먹은 아기가 오히려 생선 알레르기 발생 확률이 더 낮은 것으로 확인됐다. 우유 먹는 시점을 늦추는 것도 우유 알레르기 예방과 무관한 것으로 나타났다. 요약하면, 회피 전략을 뒷받침하는 근거는 희박하며 밝혀진 데이터는 회피를 수칙으로 정할 만큼 탄탄하지 않았다. 오히려 정반대의 사실이 드러났다. "고형식의 도입 시점을 늦추는 것과 같은 영유아의 식단 변경이 음식 알레르기를 방지할 가능성은 낮다." 연구진의 설명이다.

위의 연구진은 아이가 생활하는 환경에 특정 변화가 동반될 때만 식단 변경이 유익한 영향을 줄 수 있다고 밝혔다. 이미 SPACE Study on the Prevention of Allergy in Children in Europe(유럽 아동 알레르기 예방 연구)에서 알레르기 유발물질인 집먼지진드기 노출을 막을 수 있는 조치가 마련되면 공기와 음식을 통해 발생하는 알레르기를 방지할 수 있다는 사실이 확인됐다.[44] 2007년에 와이트 섬에서 120명의 영유아를 조사한 연구에서도 음식 알레르기 가족력이 있고 따라서 알레르기 발생 위험성이 높은 아이들의 경우 그러한 전략이 효과가 있는 것으로 나타났다.[45] 74건의 알레르기 연구 자료를 분석한 위 연구의 몇몇 자료에서도 비슷한 경향이 확인됐다.[46] 즉 음식 알레르기 가족력이 있는 집의 아이들은 생후 첫 몇 달간 몇 가지 식단 변경(주로 모유 수유 중인 엄마가 일부 음식을 피하고 아기에게 분유를 먹이지 않는 방식)이 음식 알레르기 위험을 낮추는 데 도움이 되지만, 이러한 효과는 대부분 아기가 가정에서 집먼지진드기와 담배 연기에 덜 노출되는 경우에만 나타났다. 중요한 결과지만, 음식 알레르기 가족력을 갖고 태어난 아기에 한정된다는 점, 그것도 생후 첫 몇 달 동안만 이러한 효과가 나타난다는 점을 유념해야 한다. 수많은 연구에서 달걀, 우유, 땅콩 등 일반적인 알레르기 유발성분을 아이의 식단에 늦게 포함시키는 것은 음식 알레르기 발생 가능성 감소와 무관하다는 근거가 확인됐다. 21세기 첫 10년간 축적된 자료만 봐도, 그러한 지연 도입은 음식 알레르기 발생률을 오히려 높일 수 있는 것으로 나타났다.

미국 국립보건원 산하 알레르기·감염질환 연구소NIAID는 2010년, 음식 알레르기 진단과 관리를 위한 지침을 마련하기 위해 전문가들

음식 알레르기의 종말

을 한자리에 모았다.[47] 땅콩에 대한 사람들의 두려움이 극에 달할 조짐이 엿보이던 때였다. 전문가단은 그 시점까지 나온 근거를 면밀히 검토하고 알레르기 유발성분을 식단에 늦게 도입하는 방안을 고려할 만한 근거가 부족하다는 사실을 확인했다. 가능하면 생후 4개월에서 6개월까지는 모유만 먹이는 것이 좋다는 권고는 충분한 데이터로 뒷받침되지만, 임신 기간이나 모유 수유 중에 엄마의 식단을 변경하라는 권고는 그렇지 않았다. 전문가단은 음식 알레르기 위험성을 줄이기 위해 우유 성분의 분유 대신 대두 성분의 분유를 먹이는 것은 권장하지 않으나, 음식 알레르기가 발생할 위험이 있고 아기가 모유만 먹는 경우가 아니라면 가수분해 분유가 도움이 된다는 근거가 확인됐다고 밝혔다. 또한 아기에게 음식 알레르기 유발성분을 처음 먹이는 시점과 관련하여, 전문가단은 그 시점을 늦추라고 권장할 만한 근거는 없다고 전했다. "알레르기를 유발할 수 있는 음식을 포함한 고형식의 도입 시점을 생후 4개월에서 6개월 이후로 늦춰야 한다고 권장할 만한 근거는 충분하지 않다. 이는 알레르기 질환이 발생할 위험성이 있는 영유아에도 마찬가지로 적용된다." 전문가단의 지침에는 이런 설명이 담겼다. 일반적인 알레르기 유발성분의 도입 시점을 늦추라고 했던 미국 소아과학회와 의학계 다른 기관들의 과거 권고 사항은 공식적으로 시대에 뒤떨어진 정보가 되었다. 2012년에 미국 알레르기·천식·면역학회는 생후 4~6개월부터 아이에게 다양한 음식으로 구성된 고형식을 제공하라고 권고했다.[48]

마침 미국 국립 알레르기·감염질환 연구소에서도 환경에 존재하는 알레르기 유발성분이 음식 알레르기가 발생할 위험성에 정말로 악영향을 주는지 조사했다. 그 결과 집먼지진드기와 꽃가루, 반려동물의 피부에서 떨어져 나온 물질을 피하는 것이 음식 알레르기와 어떤 식으로든 관련이 있다는 증거가 없었다.[49] (나중에 다시 설명하겠지만, 반려동물이 있으면 음식 알레르기 위험성이 오히려 낮아질 수 있다.)

연대순으로 정리한 음식 알레르기의 진단과 치료

~기원전 75	로마의 철학자 티투스 루크레티우스 카토의 시 〈사물의 본질에 관하여De Rerum Natura〉에 다음과 같은 문구가 나온다. "누군가에게는 음식인 것이 다른 누군가에게는 독이 된다."
~1180	이집트 살라딘 왕의 아들인 알아프달Al-Afdal 왕자는 천식이 있었다. 모세스 마이모니데스는 왕자에게 우유, 견과류, 콩과 식물을 피하라고 권고했다.
1865	찰스 H. 블래클리Charles H. Blackley는 목초 꽃가루 알레르기 여부를 확인할 수 있는 난절 검사법을 개발했다. 최초의 현대적 알레르기 진단 검사법이다.
1906	클레멘스 폰 피르케가 '알레르기'라는 용어를 만들었다.
1908	영국에서 알프레드 스코필드라는 의사가 달걀 알레르기 환자에게 달걀을 소량씩 섭취하도록 하는 방식으로 알레르기를 치료했다.
1912	음식 알레르기를 확인할 수 있는 최초의 단자검사법이 개발됐다(달걀).
1920년대	의사들이 알레르기 진단에 피부 단자검사를 활용하기 시작했다.
1926	앨버트 로우가 음식 알레르기 치료법으로 제외 식이요법을 제안했다.
1942	항히스타민제가 의약품으로 처음 사용됐다.
1950	음식 알레르기와 관련 있는 비만세포가 발견됐다.
1966	두 연구진이 비슷한 시기에 음식 알레르기 반응을 일으키는 면역세포인 IgE를 발견했다.

1973	음식 알레르기를 확인할 수 있는 혈액검사법이 처음 등장했다.
1987	FDA가 현대적 에피네프린 자가 주사기 제품 '에피펜'을 승인했다.
1997	땅콩 알레르기의 피하(주사) 면역요법 연구가 처음 실시됐다.
2003	키위 알레르기가 있는 사람에게 설하 면역요법이 안전하다는 사실이 입증됐다.
2010	우유 알레르기가 있는 아동에게 경피 면역요법이 안전하다는 사실이 입증됐다.
2010	미국 국립 알레르기·감염질환 연구소의 전문가단이 특정 음식의 최초 섭취 시점을 지연시키는 방식으로는 음식 알레르기를 예방할 수 없다고 밝혔다.
2011	경구 면역요법과 오말리주맙을 병용하는 방식이 우유 알레르기에 효과적인 치료법으로 밝혀졌다.
2014	경구 면역요법과 오말리주맙을 병용하는 방식이 다양한 알레르기를 동시에 치료하는 데 효과적이라는 사실이 밝혀졌다.
2019	'땅콩 패치'가 제3상 시험에서 땅콩 알레르기 환자의 탈감작에 효과적이라는 사실이 확인됐다.
2019	땅콩가루(AR101)가 땅콩 알레르기 환자의 탈감작에 효과적이라는 사실이 제3상 시험에서 확인됐다.
2019	FDA 자문위원회가 AR101을 승인했다. 이로써 FDA가 최초로 승인한 음식 알레르기 치료법이 되었다.

회피 전략은 왜 효과가 없을까?

위험을 초래할 수 있는 음식을 아이의 식단에 포함시키는 시점을 늦춰서 알레르기를 예방한다는 생각은 어떤 점에서 이해가 간다. 아기의 면역계는 약하다. 따라서 면역계가 좀 더 튼튼해질 때까지 기다리면, 전혀 해가 되지 않는 물질에 인체가 격렬히 반응하지 않도록 만드는 데 도움이 될 수 있다는 생각이 든다. 그러나 실제로는 그렇지 않다. 면역계가 땅콩, 달걀, 생선 등 외부에서 유입되는 무해한 물질을 생애 초기에 접하면 인체는 이러한 음식에 익숙해지고 동시에 아기의 몸에 자주 유입되는 다른 물질들에도 익숙해진다.

지연 도입을 옹호하는 사람들은 환경을 통해서도 일반적인 알레르기 유발성분에 노출된다는 점을 간과한다. 2013년에 영국과 포르투갈 연구진은 땅콩을 먹는 집에서는 집안 먼지에도 땅콩 단백질이 포함되어 있다는 연구 결과를 발표했다.[50] 땅콩을 먹으면 잔류물이 손과 침에 세 시간 동안 남아 있다.[51] 특히 습진이 있는 아이들은 피부로도 이러한 물질에 노출된다.[52] 앞서 2장에서 설명한 것처럼 면역계가 입을 통해서가 아닌 피부를 통해 특정 단백질에 처음 노출되면, 이 단백질을 적으로 여길 가능성이 더 높아질 수 있다. 아이에게 특정 음식을 먹이지 않으면 아이의 면역계는 이 단백질이 음식이라는 사실을 일찍부터 인지할 기회를 얻지 못한다. 땅콩 단백질이 먼지에 섞여 있다가 습진으로 거칠어진 피부 표면을 통해 혈류에 유입되고 면역계가 난생처음으로 이 단백질과 맞닥뜨린다면, 그리 반갑게 맞이할 수 없다. 면역계가 피부로 몸속에 들어오면 안 되는 단백질이 유입됐다고 여긴다면 충분히 적대적 반응을 보일 수 있다. 그러나 그 단백질을 음식으로 먼저 접한 적이 있다면, 나중에 피부로 유입되더라도 해가 되는 물질로 여길 가능성도 낮아진다.

다음 장에서 다시 설명하겠지만 음식을 아이의 식단에 일찍 도입하는 것은 안전할 뿐만 아니라 알레르기를 예방하는 수단이 된다.

음식 알레르기의 종말

니키 고드윈Nikki Godwin은 딸아이 사브리나가 무엇에 알레르기 반응을 보이는지 힘들게 알아냈다. 문제는 사브리나가 태어난 지 겨우 10주밖에 안 됐을 때 생긴 습진에서 시작됐다. 이때 생긴 습진은 갈수록 악화했다. 소아과 전문의는 유제품 알레르기일 가능성이 있다며, 모유 수유 중이던 엄마 니키에게 우유는 먹이지 말라고 했다. 하지만 모유만 먹어도 사브리나의 몸에 두드러기가 났다. 니키는 아이를 알레르기 전문가에게 데리고 갔고, 검사 결과 달걀 알레르기 양성으로 나타났다. "그때만 해도 알레르기 원인을 찾은 줄 알았어요." 니키의 말이다.

하지만 몇 달 후, 니키가 땅콩버터와 잼을 바른 샌드위치를 먹은 뒤에 사브리나에게 입을 맞추자 아이의 볼이 크게 부어올랐다. 니키는 사브리나가 혹시 땅콩 알레르기인가 싶었지만 말이 안 된다는 생각이 들었다. 이미 달걀에 알레르기가 있다는 사실이 밝혀진 후였기 때문이다. 알레르기 전문의는 한 가지에 알레르기가 있으면 다른 것에도 알레르기가 생기는 경우가 많으므로, 땅콩을 먹이는 시점을 늦추라고 권고했다. 그러나 니키는 아이가 여러 가지 음식에 알레르기가 있을 수 있다는 의견에 쉽게 동의할 수 없었다. 그러다 사브리나가 한 살이던 어느 날, 할머니가 땅콩버터를 숟가락으로 듬뿍 퍼서 아기에게 먹이는 일이 생겼다. 몇 분 만에 온몸에 두드러기가 났고 아이는 가려워서 잠시도 가만히 있지 못했다. 평소에 보지 못한 희한한 기침까지 시작됐다. 가족들은 사브리나를 데리고 얼른 응급실로 달려가서 소아과 전문의와 만났다. 병원에서는 추가 검사를 받아 보자며 알레르기 전문의를 호출했고 검사 결과 사브리나는 땅콩과 견과류에 알레르기가 있는 것으로 드러났다.

검사를 진행한 알레르기 전문의는 니키에게 참깨도 먹이면 안 된다고 말했다. 달걀과 땅콩, 견과류에 한꺼번에 알레르기가 있을 수 있다니, 니키로선 처음 듣는 소리인 데다 참깨도 문제가 될 수 있다는 말이 믿기지 않았다. 어느 날 식당에 갔다가 아직 어리고 알레르기도 있는 아이에게 먹일 만한 메뉴가 없어서 고심하던 니키는 후무스를 주문했다. 참깨 페이스트가 들어가는 음식이다. "한 입 먹는 순간, 여태 본 것 중 가장 단시간에, 가장 심각한 알레르기 증상이 시작됐습니다." 니키는 그날을 이렇게 전했다. 검사 결과 두드러기가 일어난 원인은 참깨 알레르기로 확인됐다.

사브리나의 동생 시몬이 태어났을 때, 니키는 제발 둘째만은 알레르기가 없기를 바랐다. 하지만 시몬이 작은 알맹이 모양의 쫄깃한 사탕을 반 정도 먹은 어느 날, 결국 몸에 두드러기가 났다. 그로부터 1년 반 정도 지난 후에 같은 제품을 먹고 다시 동일한 증상이 나타났다. 그래서 니키는 성분을 확인해 보고 달걀이 들어 있다는 사실을 알게 됐다. 검사 결과 시몬은 사브리나가 알레르기 증상을 보이는 모든 음식에 똑같이 알레르기가 있는 것으로 밝혀졌다.

음식 알레르기는 한 사람의 인생에 엄청난 영향을 줄 수 있으므로 확실한 진단이 중요하다. 알레르기 반응이 한 번 나타났다고 해서 반드시 만성적인 알레르기가 되는 건 아니다. 또한 모든 알레르기 증상이 음식의 특정 단백질을 공격하는 IgE 항체로 인해 발생하는 것도 아니다. 음식에 알레르기 반응이 나타나서 검사를 받았는데 다른 알레르기가 추가로 확인될 때도 있다. 니키의 딸은 견과류를 먹은 적이 없는데도 검사에서 견과류 알레르기 양성이라는 결과가 나왔다. 면역계에 음식 단백질을 공격하는 항체가 있더라도 그 음식을 먹었을 때 아무런 문제가 나타나지 않는 사람도 있다. 다시 말해 음식 알레르기는 무조건 확정할 수 있는 문제가 아니므로, 검사를 통해 상태를 정확히 확인하는 게 최선이다.

하지만 검사를 받는다고 해서 무조건 문제가 확실하게 드러나지는 않는다. 예를 들어 피부 단자검사는 많은 사람이 들어본 적 있는 검사법이지만 오류가 날 수 있고 거짓 양성 판정이 내려지는 일도 빈번하다. 이번 장에서는 알레르기 진단을 받았을 때, 특정 음식에 알레르기가 있다는 결과나 알레르기가 없다는 결과가 정말로 정확하고 믿을 만한 결과인지 확신하기 위해 여러분이 꼭 알아야 하는 것들을 설명한다.

병력

혹시 음식 알레르기가 있는 건 아닌지 의심스러울 때 가장 먼저 해야 할 일은 소아과 전문의나 일반의나 알레르기 전문의에게 병력 정보를 제공하는 것이다. 아동의 경우 부모가 아이에게서 일어난 알레르기 반응을 정확하고 상세히 알리고 가족 중 같은 문제가 나타난 사람이 있다면 그런 사실도 전달해야 한다.

음식 알레르기는 과장된 주장으로 오명을 쓴 부분이 있다. 과거에는 음식으로 어떤 반응이 나타나도 정확한 알레르기 검사로 무엇이 문제인지 확인하는 절차가 없었다.[53] 보다 최근에는 사회학자들이 땅콩 알레르기에 관한 정보가 실제보다 더 큰 두려움을 심고 있다는 우려를 제기했고[54] 유행병처럼 크게 번지지는 않았다는 결론을 내놓기도 했다. 인간은 아주 쉽게 편향되는 편이고 기억이 잘못되는 경우도 많다. 그 밖에 인간의 다른 여러 가지 약점이 더해져서 실제로는 아무 문제가 없는데 음식 알레르기가 있다고 착각하기도 한다.

의학의 다른 여러 분야와 마찬가지로 음식 알레르기에도 이 모든 요소가 영향을 준다. 인간은 실수하게 마련이며 생각이 쉽게 흔들릴 때도 있다. 또한 우리가 스스로 바라는 것과 달리 인간은 그리 신뢰할 만한 존재가 아니다. 일부 의료보건 전문가들이 이와 같은 오류 가능성을 바탕으로 음식 알레르기를 향한 우려의 목소리를 회의적으로 받아들이는 것도 이해가 간다. 문제는 때로 회의적인 태도로 인해 일단 무시하고 보는 위험한 일이 초래되기도 한다는 것이다. 아이가 알레르기일 가능성이 있을 때, 또는 성인이 되어 생전 처음 알레르기로 추정되는 증상을 경험했을 때 정확한 세부 정보를 제공해야 하는 것도 이런 이유 때문이다. 의사에게 제공해야 할 유용한 정보를 정리해 보면 다음과 같다.

- 증상은 언제 발생했나?
- 어떤 증상이 나타났나?

- 환자가 어떤 음식을 먹었나?
- 근처에 어떤 음식이 있었나?
- 그러한 반응이 몇 차례 발생했나?
- 증상이 한 번 나타나면 얼마나 지속되는가?
- 증상이 한 번 나타나면 진정되기까지 시간이 얼마나 걸리나?
- 증상에 어떻게 대처했나?
- 가족 중 음식 알레르기가 있는 사람이 있나?
- (본인 또는 자녀가) 피부 건조, 습진, 천식을 앓고 있는가?

　물론 이러한 세부 정보를 매번 다 알 수는 없다. 아이 몸에 갑자기 두드러기가 나고 숨을 쌕쌕대기 시작하는데 자리에 앉아서 아이가 만졌을 가능성이 있는 음식을 써 내려갈 수는 없다. 최초로 나타나는 음식 알레르기 반응은 알레르기 유발성분이 한 가지만 포함된 음식이 아닌 그래놀라 바, 쿠키, 수프 등 그러한 성분이 한 가지 이상 포함된 음식으로 촉발되는 경우가 대부분이라 정확한 원인을 집어내기가 어렵다. 그래도 괜찮다. 알레르기 전문의는 그런 정보가 없어도 음식 알레르기인지 진단할 수 있다. 만약 상담을 받으러 간 곳에서 지나치게 회의적인 태도를 보인다면, 다른 병원을 찾아가서 다른 의견을 들어보는 것도 좋은 방법이다. 하지만 제공할 수 있는 정보가 많을수록 진단에 더 도움이 되는 것은 사실이다.
　증상이 알레르기와 전혀 무관한 다른 문제로 나타났을 가능성도 있다는 점에서 병력은 꼭 필요한 정보다. 실제로 특정 음식에 이상 반응을 일으킬 수 있는 의학적 문제는 여러 가지가 있다.[55] 혼자 구글 검색을 해 본 다음 잔뜩 겁부터 집어먹지 말고 확실한 진단을 받아야 한다. 음식 알레르기가 의심된다면 인터넷 검색은 그만두고 일단 병원으로 가라.

음식 일기

음식 일기를 쓰면 알레르기 진단에 도움이 될 수 있다. 매 끼니로 무엇을 먹었는지 기록해 두면 잊어버릴 위험도 없다. 또한 의사가 섭취한 음식의 목록을 보면서 숨어 있던 범인을 찾아낼 수도 있다. 조리 후 판매되는 식품에는 대두 단백질이 들어갈 수 있고, 공장에서 생산되는 과일주스는 우유를 취급하는 생산라인에서 포장되는 경우가 있다. 파스타를 먹고 알레르기 반응이 일어난 경우도 밀이 아닌 달걀이 원인일 수 있다. 알레르기 전문의가 살펴보면 어떤 동향이 나타나는지 포착할 수 있다. 우리 병원에 오트밀 쿠키, 호박파이, 차이티를 섭취한 후 알레르기 반응이 나타났다는 환자가 찾아온 적이 있다. 그동안 먹은 음식들을 면밀히 분석한 결과, 이 모든 음식에 들어간 재료인 계피가 범인으로 좁혀졌고 검사 결과 그 의심은 정확했던 것으로 확인됐다. 아이들은 가장 일반적인 음식 알레르기 유발성분에 성인보다 훨씬 취약한 경향이 있고, 성인은 많이 접하지 않던 물질에 접했을 때 알레르기가 생기는 경우가 많다. 음식 일기가 있으면 오염원도 찾을 수 있다.[56] 즉 아무런 해가 되지 않는 음식과 자신도 모르게 그 음식에 섞여 있던 진짜 원인이 드러날 수 있다. 또한

음식 알레르기의 종말

지금까지 전혀 모르고 지냈던 다른 건강 문제가 발견될 수도 있다.

피부 단자검사

피부 단자검사는 대부분 음식 알레르기 하면 가장 많이 떠올리는 진단 검사법이다. 알레르기 유발물질로 추정되는 물질에 반응하는 IgE 항체가 형성되어 있는지 확인하는 검사법이며, 우리 병원에서도 음식 알레르기의 징후가 나타난 아동과 성인에게 이 검사를 받아보라고 권장한다. 피부 단자검사에서는 의료보건 전문가가 간단한 도구를 이용하여 팔뚝 앞면이나 뒷면을 살짝 찔러서 피부가 개방된 곳에 알레르기 유발성분이 될 가능성이 있는 물질의 추출물을 집어넣는다. 알레르기 반응은 30분 이내에 팽진의 형태로 나타난다. 즉 가운데가 하얗게 부풀어 오르고 테두리는 붉어지는 피부 변화가 나타나면 알레르기 반응이 일어났음을 알 수 있다. 대조 부위(피부를 찌르기만 하고 음식 추출물에 노출되지 않은 부위)보다 팽진의 크기가 3밀리미터 이상 크면 양성으로 판정된다.

피부 단자검사는 위험성이 아주 낮다.[57] 심지어 중증 알레르기 환자에게도 적용할 수 있다. 그러나 이 검사법으로 음식 알레르기 여부를 진단받고자 한다면, 거짓 양성률이 높다는 점에 유의해야 한다.[58] 피부 단자검사의 정확도는 가장 정밀한 진단법(아래에서 자세히 설명한다)의 50퍼센트에도 미치지 않는다.[59] 알레르기가 없는 음식의 추출물에도 피부 반응이 나타나는 경우가 많다는 의미다. 이로 인해 사실은 먹어도 아무 이상이 없는 음식에 자신이 알레르기가 있다고 믿게 될 수 있다. 영아나 유아에게 이런 일이 벌어진다면, 부모는 거짓 양성으로 판정된 이 알레르기 유발성분을 아이에게 먹이지 않으려고 하고 아이의 식단에 최대한 늦게 추가하려다 나중에는 정말로 알레르기 유발성분이 되는 일이 생기는, 더욱 불리한 영향을 받을 가능성이 있다.

피부 단자검사의 거짓 음성률은 극히 낮다.[60] 알레르기가 없는 것으로 확인됐다면 그 정확성은 95퍼센트에 이른다. 따라서 음식 알레르기를 배제하는 데 효과적인 검사법이라고 할 수 있다. 다만 2세 미만 아기는 피부에 작은 팽진이 잘 생기는 경향이 있어서, 알레르기 전문의가 알레르기 반응인데도 그렇지 않다고 잘못 해석하는 경우도 있다.[61] 습진 치료를 받고 있다면 치료에 쓰이는 스테로이드 크림의 영향으로 알레르기 반응이 약화될 수 있고, 이 영향으로 팽진이 원래 생겨야 하는 크기보다 더 작게 나타날 수 있다. 피부 단자검사에 사용되는 추출물은 보통 상품으로 판매되는 물질이 사용되지만 사과, 오렌지, 당근 등 알레르기를 유발할 수 있는 특정 과일과 채소의 단백질은 검사 물질에 포함되지 않는 경우가 있다는 문제점도 있다.

그러므로 이렇게 정리할 수 있다. 피부 단자검사를 받고 아무런 활성이 없는 부위보다 팽진이 최소 3밀리미터 크게 형성되어 양성 판정을 받았다면, 그 음식에 알레르기가 '있을 가능성이 있다'고 보면 된다. 반대로 대조 부위보다 팽진의 크기가 작거나 팽진이 전혀 나타나지 않아서 음성 판정을 받았다면 그 음식에는 거의 확실하게

음식 알레르기의 종말

알레르기가 없다고 보면 된다. 피부 단자검사의 또 한 가지 중요한 장점은 환자나 의사가 알레르기 유발성분으로 의심하는 종류가 여러 가지일 때 그 범위를 좁힐 수 있다는 것이다.

혈액검사

혈액 검사도 피부 단자검사와 마찬가지로 IgE 항체의 존재 여부에 따라 진단을 내린다. 거짓 양성률이 50퍼센트 이상이라는 것도 단자검사와 동일하다.[62] 그러나 혈액검사의 경우 비용이 많이 들고[63] 검사 결과 엉뚱한 정보를 얻을 가능성이 있다. 특정 알레르기 유발물질과 관련 있는 단백질에 알레르기가 있다는 양성 판정이 내려진 경우에도 검사에 사용된 단백질이 실제로 먹는 음식에는 들어 있지 않고, 따라서 그 음식은 아무런 해가 되지 않을 수도 있다. 예를 들어 땅콩 알레르기가 있는 사람이 혈액검사에서 풀 꽃가루 알레르기에 양성이라는 진단을 받을 수 있는데, 이는 두 물질의 단백질이 유사하기 때문이다.[64]

혈액검사는 음식 알레르기 여부를 확정할 수 있는 신뢰도 높은 검사법으로 권장되지는 않는다. 알레르기 전문의 중에는 피부 단자검사 결과를 재차 확인하기 위해 혈액검사를 실시하는 사람도 있으나 두 검사법 모두 부정확한 정보를 제공할 가능성이 높다. 따라서 이 두 가지 검사 결과를 합한다고 해서 하나만 실시하는 것보다 결과의 신뢰도가 높아진다고 할 수는 없다.

음식 알레르기 진단검사				
검사법	거짓 음성 빈도	거짓 양성 빈도	음식 알레르기 진단에 유용한가?	허가받은 연구실에서 개발되었고 의사의 승인을 받았으며 보험 보장 범위에 포함되는가?
IgE 이뮤노캡 (IgE-ImmunoCAP)	드물다	빈번하다	경우에 따라	해당됨
구성성분과 반응하는 IgE 여부 확인	드물다	빈번하다	경우에 따라	해당됨
IgG	밝혀지지 않음	밝혀지지 않음	유용하지 않음	해당되지 않음
호염기구 활성 검사	드물다	드물다	경우에 따라	해당되지 않음, 아직 시험 단계
피부 단자검사	매우 드물다	빈번하다	경우에 따라	해당됨
피부 첩포검사	빈번하다	빈번하다	유용하지 않음	해당되지 않음
피내검사	드물다	매우 빈번하다	유용하지 않음	해당되지 않음

피내검사, 첩포검사, 그 외 검사법

음식 알레르기 여부를 효과적으로 진단할 수 있다고 주장하는 몇 가지 다른 검사법도 있다. 그러나 검증되지 않은 검사법은 음식 알레르기에 관한 불확실한 정보를 제공할 수 있으므로 피하는 편이 좋

음식 알레르기의 종말

다. IgG/IgG4 검사의 경우 혈액에 알레르기 유발 식품에 반응하는 이 두 가지 항체가 있는지 확인하는 검사법이나, IgG와 IgG4는 인체가 감염에 맞설 때마다 생성되고 때때로 아무 문제가 되지 않는 음식에도 생성될 수 있다. 머리카락을 채취해서 무기질 함량을 분석하는 검사는 알레르기 유발성분의 잔여 단백질이 머리카락에 존재한다는 잘못된 원리를 바탕으로 한 검사법이다(이 원리를 뒷받침하기에는 머리카락이 자라는 속도가 너무 느리다). 피부 단자검사에서 음성이 나왔을 때 가끔 활용되는 피내검사는 알레르기 유발성분을 피부에 직접 주사하는 방식으로 거짓 양성률이 높다. 등 피부에 알레르기 유발물질을 48시간 동안 노출시키고 3~4일 후 알레르기 반응이 나타났는지 확인하는 피부 첩포검사는 결과의 신뢰도가 낮고 이런 방법으로 알레르기 진단이 가능하다는 근거도 거의 없다.

식품 경구 유발시험─가장 적합한 표준 검사법

식품 경구 유발시험은 음식 알레르기 여부를 확실하게 확인할 수 있는 유일한 검사법이다.[65] 이 시험에서는 알레르기 전문의가 피험자에게 알레르기 유발물질이 될 가능성이 있는 물질을 소량 섭취하도록 하고 반응을 지켜본다. 아무런 반응도 나타나지 않으면 용량을 조금 늘린다. 가장 경미한 수준의 음식 알레르기 반응을 촉발할 수 있는 양만큼 섭취 용량이 늘어도 반응이 나타나지 않으면 알레르기가 없는 것으로 판정한다. 검사에는 보통 몇 시간이 소요되며, 반드시 의료전문가가 실시해야 한다. 식품 경구 유발시험은 알레르기 반응을 의도적으로 일으키는 검사법이므로 알레르기 증상이 나타날 경우 치료할 수 있는 도구를 갖추고 필요 시 즉각 사용할 수 있어야 한다는 것이 핵심이다. 시험을 진행하다가 알레르기 반응이 나타나면 곧바로 치료한다.

'위약 대조군이 포함된 이중맹검 방식의 식품 경구 유발시험 double-blind, placebo-controlled food challenge, DBPCFC'은 이보다 정확도가 훨씬 높은 가장 우수한 음식 알레르기 검사법이다. 1980년대 초, 미국 콜로라도에서 활동하던 소아과 전문의 찰스 메이Charles May와 S. 앨런 복S. Allan Bock이 음식 알레르기를 진단할 수 있는 최상의 표준 검사법이라는 사실을 입증한 후로[66] 현재까지 DBPCFC를 넘어서는 검사법은 없다. DBPCFC에서는 피험자에게 알레르기 유발물질이 될 수 있는 물질과 위약을 모두 제공하는데, 이때 몇 시간 또는 경우에 따라 며칠 간격으로 각기 다른 시점에 섭취하도록 하는 엄격한 방식을 적용한다. 시험물질은 푸딩, 애플소스 등 음식의 일부로 포함시켜 제공되기도 한다. DBPCFC에서는 피험자와 검사를 실시하는 의사 모두 피험자에게 제공되는 음식 중 어떤 것에 알레르기 유발물질이 들어 있고 어떤 것에 위약이 들어 있는지 모르는 상태로 검사가 진행된다. 예를 들어 애플소스나 초콜릿 푸딩에 땅콩 분말을 섞어서 제공하기도 하고, 이와 비슷하게 흔히 먹는 음식에 불활성 분말을 섞어 제공하기도 한다.

DBPCFC가 효과적인 검사법인 이유는 편향을 없앨 수 있기 때문이다. 자신이 우유에 알레르기가 있나 염려하는 사람은 실제로 그런 알레르기가 없는데도 우유를 마신 후 증상이 있다고 느끼기 쉽다. 마찬가지로 의사가 환자의 주장에 의혹을 갖거나 건강을 과도하게 염려하는 편이라는 사실을 인지하지 못한 경우에도 DBPCFC와 같이 이중맹검 방식으로 검사하면 피험자가 특정 시험물질을 섭취한 후에 나오는 결과에 의혹을 품을 일이 없다.

식품 경구 유발시험은 단일 맹검 방식으로도 실시된다. 즉 의사는 시험물질 중 어떤 것에 알레르기 유발물질이 들어 있고 어떤 것에 위약이 들어 있는지 알지만 피험자는 모르는 상태로 검사하는 방식이다. 이 경우에도 피험자의 몸에서 실제로 발생하는 알레르기 반응 외에는 진단에 영향을 줄 수 있는 다른 요소를 배제하는 데 도움이 된다. 병원에 따라 의사와 피험자 모두 시험물질의 정체를 다 아는 상태에서 시험을 진행하는 방식을 선호하는 곳도 있다. 이 경우에는 피험자가 알레르기 반응이 나타날까 봐 불안해할 필요가 없다는 장점이 있다.

검사하려는 음식의 종류와 상관없이 식품 경구 유발시험은 한 번에 몇 시간씩 소요된다. 먼저 알레르기를 유발할 수 있는 물질을 극소량 섭취하는 것으로 시작한다. 정확한 섭취량은 알레르기 유발물질에 따라 차이가 있다. 예를 들어 피스타치오의 경우 1밀리그램부터 시작하고 땅콩은 알맹이 하나의 10분의 1에 해당하는 양을 가루 형태로 제공할 수 있다.[67] 뚜렷한 반응이 나타나지 않는다고 확신할 만큼 충분한 시간이 지난 다음에 섭취 용량을 늘린다. 그렇게 조금씩, 환자가 해당 물질에 알레르기 반응을 보이지 않는다고 절대적으로 확신할 수 있는 양이 될 때까지 늘려 나간다. 가령 달걀 하나 분량의 흰자를 전부 다 섭취해도 아무 이상이 없다면 피험자는 달걀에 알레르기가 없다고 확진할 수 있다. 우유에서는 약 4온스를 먹어도 이상이 없으면 확진이 내려진다. 아이가 식품 경구 유발시험을 받는 경우 부모들은 병원에 거의 하루 종일 있어야 하므로 아이가 읽을 책이나 장난감을 준비해 온다. 가족들에게는 고된 경험이 될 수 있지만, 알레르기가 의심될 때 확실한 답을 얻을 수 있으므로 고생할 만한 가치가 있다.

식품 경구 유발시험이 권장되지 않는 경우도 있다. 주로 이미 생명이 위태로울 정도로 심각한 아나필락시스를 겪은 적이 있는 사람이 그렇다. 이 경우 알레르기 여부를 확인할 수 있다는 장점보다 문제가 되는 음식을 섭취함으로써 감수해야 하는 위험성이 더 크다. 응급실을 찾은 적이 있고 문서화된 의료 기록만으로도 충분히 알레르기 확진을 내릴 수 있는 경우도 많다. 어떤 음식을 섭취했을 때 아무런 반응이 나타나지 않은 경우도 당연히 그 음식에 대한 경구 유발시험은 실시할 필요가 없다.

호염기구 활성 검사

피부 단자검사와 혈액검사는 신뢰도가 떨어진다. 식품 경구 유발시험은 신뢰도가 높지만 시간이 많이 들고 기본적으로 환자에게 알레르기를 고의로 일으키는 방식이다. 이런 특성을 생각하면, 학계가 새로운 검사법을 개발하기 위해 계속 노력해 온 것도 충분히 이해할 만하다. 호염기구 활성 검사도 이러한 노력에서 나왔다.

호염기구는 골수에서 생성돼 혈류를 따라 순환하는 백혈구를 가리킨다. 비만세포처럼 호염기구에도 IgE 항체의 수용체가 있고, IgE 항체가 이 수용체와 결합하면 활성화되어 적으로 판단한 음식 단백질에 반응하기 시작한다. 호염기구가 활성화되면 보통 단 몇 초 만에 히스타민을 비롯해 우리가 알레르기 발작 증상이라고 여기는 모든 증상을 촉발하는 여러 화학물질이 분비된다. 호염기구 활성 검사는 이러한 기능을 토대로 호염기구만 특이적으로 측정할 수 있도록 개발한 검사법이다.

최초의 호염기구 활성 검사법은 몇 년 전에 등장했다.[68] 알레르기를 유발할 수 있는 후보 물질에 노출되었을 때 혈액 검체에 활성화된 호염기구가 얼마나 존재하는지 측정하는 방식으로 실시되며[69] 몇 가지 음식 알레르기 진단에 효과가 있는 것으로 입증됐다(꽃가루, 라텍스, 뱀독, 그리고 일부 의약품 알레르기 진단에도 활용 가능하다). 그러나 여러 연구를 통해 밀 알레르기 여부를 확진하거나 우유 알레르기를 진단하고자 하는 경우에는 추가 검사가 필요할 수 있다는 사실이 확인됐다. 피험자가 특정 식품에 알레르기 반응을 보일 가능성이 높은지 확인하는 용도로도 호염기구 활성 검사를 활용할 수 있다.

그러나 이 검사법은 몇 가지 문제점 때문에 널리 수용되지는 않았다. 호염기구가 활성을 유지할 수 있는 적정 온도로 보관해야 하고 활성이 있을 때 검사를 진행해야 하나 이 요건은 충족하기 쉽지 않은 것으로 판명됐다. 또한 검사법이 표준화되지 않아 알레르기 전문의마다 동일한 환자를 검사하고도 다른 결과를 내놓는 일이 생길 수 있다.

스탠퍼드대학에서는 현재 스티브 갈리Steve Galli와 신디 탕Sindy Tang, 민디 차이Mindy Tsai 등 기계공학자, 생물물리학자, 호염기구 전문가가 포함된 연구진이 꾸려져 미세유체 호염기구 활성 검사법을 개발 중이다. 지금까지는 불가능했던 단일화된 검사가 마련되면, 보다 다양한 목적으로 호염기구 활성 검사를 활용하고 표준화에도 한 걸음 더다가갈 수 있을 것이다. 이들 연구진은 검사법의 실용성을 몇 단계 끌어올리기 위해 혈액 검체로 알레르기 유발 가능성이 있는 음식인지 확인할 수 있는 스마트폰용 호염기구 활성 검사 장치도 개발 중이다. 아직 개발 단계지만, 이 장치가 완성되면 음식 알레르기 검사에 혁신적 변화가 일어날 수 있다. 스마트폰에 소형 장치를 연결하고 혈액 검체를 이 장치에 주입하면 애플리케이션이 땅콩, 우유, 달걀, 견과류, 그 외 흔한 알레르기 유발성분에 대한 호염기구의 활성도를 '판독'하는 방식이다. 이용자가 식단을 기록할 수 있고, 음식 알레르기 발생 위험이 높은 환경에 노출되는 경우 그러한 상황도 전부 기록할 수 있도록 지원하는 기능도 포함될 예정이다. 또한 연구진이 모든 이용자의 데이터를 음식 알레르기의 원인을 찾는 데 종합적으로 활용할 수 있다. 결과를 빠르게 확인할 수 있고 값이 저렴하다는 장점도 있다.

음식 알레르기 검사법에서 항상 중요하게 여기는 핵심은 '검사를 받도록 만드는 것'이다. 알레르기 반응은 예측 불가능할 수 있다. 한번 별로 심하지 않은 반응이 나타났다고 해서 다음에도 그 정도로 그칠 것이라고 보장할 수 없다. 음식 알레르기가 의심되는 사람은 일단 검사를 받아 봐야 한다. 알레르기 검사는 반드시 도움이 되며 손해 볼 것도 없다.

핵심 요약 ───

- 특정 음식에 이상 반응이 나타나면 공인 자격을 갖춘 알레르기 전문의와 면역학 전문가가 있는 병원을 찾아서 음식 알레르기 검사를 받아야 한다.
- 음식 일기를 쓰면 의사가 진단을 내릴 때 도움이 된다.
- 피부 단자검사는 음식 알레르기 진단에 가장 많이 쓰는 검사법이다. 혈액검사는 특정 음식의 단백질에 반응하는 체내 IgE 항체 수치를 측정하는 방식이며 보다 최근에 개발된 호염기구 활성 검사는 아직 표준화되지 않아 주로 연구에 활용된다. 그 외 의학적 검사법은 음식 알레르기 진단에 적절치 않다.
- 식품 경구 유발시험은 가장 우수한 음식 알레르기 표준 진단법이다. 음식 알레르기와 민감 반응을 구분할 수 있는 검사법이며, 피험자의 알레르기 반응을 유도하는 방식이다.

형세 역전: 음식 조기 도입의 과학적 원리와 활용 방법

회피 전략의 오류와
의학계의 권고가 바뀐 과정

신기한 차이점

킹스칼리지 런던의 소아 알레르기 전문의인 기드온 랙은 1990년대 말부터 2000년대 초까지 땅콩 알레르기 환자가 깜짝 놀랄 만큼 급증하는 상황을 지켜보면서 큰 곤혹감을 느꼈다. 단 10년 만에 환자는 두 배로 늘어났다. 게다가 의학계 기관들은 이런 문제를 없애기 위해 임신 기간, 모유 수유 기간, 그리고 출생 후 영유아기에 음식 알레르기 유발성분을 피해야 한다고 권장해 왔지만, 수집된 데이터를 보면 크게 실패한 것으로 드러났다.[1]

랙은 몇 년 앞서 인체 면역계에 먼저 많은 관심을 가졌다. 에이즈가 확산된 1980년대에 미국 뉴욕의 알베르트 아인슈타인 의과대학에서 공부를 하고 학업을 마친 후에는 새로운 환경에서 면역계를 연구했다. 그러다 처음으로 음식 알레르기와 관련된 단서를 포착했다. 콜로라도 주 덴버에서 연구원으로 일하던 때로, 당시 랙은 마우스에 달걀을 노출시켜 천식을 유발한 뒤 치료하는 연구에 참여했다. 마우스가 달걀에 알레르기 반응을 나타내도록 만드는 것이 첫 단계였으므로, 우선 달걀을 조금 먹여 보았지만 실패했다. 랙은 이전에 밝혀진 과학계 연구에서 마우스는 과거에 이미 먹은 적이 있는 음식에는 알레르기 반응을 보이지 않는다는 사실이 밝혀졌다는 것을 확인했다. 랙은 이를 "섭취 후 그 음식에 대한 면역관용이 생긴 것"이라고 설명했다. 그러던 중 랙은 같은 연구진에서 일하던 다른 연구자가 마우스의 피부에 살짝 자극을 준 뒤 달걀환자의 주요 단백질인 난백 알부민에 첩포로 노출시켜서 알레르기를 유도한 적이 있다는 사실을 알게 됐다. 하지만 이때까지만 해도 인체에 발생하는 알레르기와 연결할 생각은 하지 못했다.

1990년대에 런던으로 돌아온 랙은 아기 엄마들로부터 임신 기간에 땅콩은 일절 입에도 대지 않았는데 왜 아기가 땅콩에 알레르기 반응을 보일 수 있느냐는 질문을 받았다. 랙은 이 때 "회피 전략은 효과가 없다는 사실을 분명히 깨달았다"고 이야기한다. 그러나 당시에는 왜 그런지 이유는 알지 못했다.

1990년대 초에 랙은 우연히 네덜란드에서 실시된 흥미로운 연구 결과를 접했다. 니켈 알레르기에 관한 연구였다.[2] 니켈이나 다른 금속으로 만든 장신구를 착용하면 접촉 부위에 발진이 생기는 사람들이 있다는 사실은 알고 있었다. 그런데 이 연구에서, 치아 교정 장치를 먼저 장착했던 사람들이 귀를 뚫으면 귀걸이 때문에 니켈 알레르기가 생길 확률이 낮아지는 것으로 나타났다. 1996년에 노르웨이와 핀란드 연구진도 동일한 연관성을 확인했다.[3] 귀를 뚫기 전에 치아 교정기를 장착한 사람은 니켈 알레르기 발생률이 더 낮다는 사실을 연구로 밝힌 것이다. 이런 일종의 보호 효과가 나타난 사람들은 입을 통해 니켈에 먼저 노출되면서 피부 노출로 발생할 수 있는 니켈 알레르기가 방지된 것 같았다. 랙은 "마우스 연구에서 확인된 것이 인체에도 적용 가능하다는 사실을 깨달았다"고 설명했다. 하지만 이번에도 이유는 알지 못했다.

몇 가지 가능성은 떠올릴 수 있었다. 알레르기를 유발할 수 있는 음식을 한 번도 먹은 적이 없는 아이들도 그 음식에 알레르기가 생기는 경우가 있었다. 랙은 음식을 반드시 먹어야만 알레르기가 생기는 것은 아닐 수 있다고 생각했다. 그런 경우, 아이가 다른 경로로 문제가 된 음식에 노출되었을 수 있고, 그 다른 경로가 민감 반응을 유발했을 가능성이 있다고 보았다. 생애 초기에 입으로 특정 음식에 노출되는 것이 면역관용성의 형성 여부를 좌우할 수도 있다는 생각도 떠올랐다. 인체가 그런 식으로 기능할 수도 있다고 본 것이다.[4]

그러다 뜻밖의 기회가 찾아와 이스라엘을 방문하게 되었다. 이스라엘 알레르기·임상면역학회에서 랙에게 텔아비브로 와서 땅콩 알레르기에 관해 강연해 달라고 요청한 것이다. 같은 주제로 강연할 때마다 늘 해 오던 대로, 랙은 텔아비브에서도 지난해에 땅콩 알레르기 환자를 치료한 적이 있는 분은 손을 들어 보라고 했다. 영국에서 이 질문을 던졌을 때는 회의장에 모인 청중 대부분이 손을 들었다. 그런데 이스라엘에서는 방청석에 앉은 의사들 중 겨우 두세 명이 손을 들었다.

이스라엘에 머무는 동안 랙은 친구들과 점심을 먹으러 나갔다가 식사 자리에 아기를 데리고 온 한 엄마가 아기에게 먹이던 간식을 무심코 하나 집어 먹고 깜짝 놀랐다. 분명 땅콩버터 맛이 났다. 그러자 친구들은 이스라엘에서는 모든 아기가 이 간식을 먹는다고 알려 주었다.

랙은 습진이 심한 아기는 알레르기 발생 위험도 크다는 사실이 연구로 이미 밝혀졌다는 것을 알고 있었다.[5] 습진 치료에 사용되는 로션에 땅콩유가 함유된 경우에도 알레르기가 생길 위험성이 커지는 것으로 알려져 있었다.[6] 한 연구에서는 땅콩에 알레르기 반응을 보이는 아기는 손에 묻은 땅콩유, 땅콩 가루, 땅콩버터를 바른 음식을 먹은 사람이 볼에 입을 맞추는 경우 등 환경을 통해 땅콩에 노출됐을 때 알레르기 반응이 나타나는 경우가 땅콩 알레르기가 없는 아기보다 10배 많다는 결과가 나왔다.[7] 아기가 입으로 땅콩을 먹지 않아도 알레르기를 유발하는 땅콩 단백질에 노출되면 반응이 나타나는 이유는 런던의 헬렌 브로우Helen Brough 연구진을 통해 명확히 밝혀졌다. 식사 후 또는 간식을 먹은 후에 손과 침에 땅콩 단백질이 다량 남아 있다는 사실이 이 연구에서 확인된 것이다. 집 안 먼지에도 달걀, 우유, 생선 성분이 여기저기 떠다니는 것으로 나타났다.[8] 그렇다면 생애 초기에 음식을 섭취하는 것이 그 음식에 면역관용이 생기는 핵심일까? 일부 연구에서는 동물의 경우 땅콩을 딱 한 번 먹는 것으로도 땅콩에 면역관용성이 생기는 것으로 나타났다. 대규모 연구에서 밀 알레르기는 생후 6개월이 될 때까지 곡물을 전혀 먹지 않은 영아들 사이에서 더 흔히 나타난다는 결과가 나온 적도 있다.[9]

이스라엘의 땅콩 알레르기 발생률이 다른 곳보다 낮은 것은 유전학적 이유일 수도 있다. 그러나 랙은 그럴 가능성은 없다고 보았다. 런던에도 이스라엘에 사는 사람들과 유전학적 특징이 동일한 유대인들이 대거 거주하고 있고, 이들을 대상으로 연구한 적이 있기 때문이다. 랙은 이스라엘의 땅콩 알레르기 발생률이 낮은 곳은 이 나라에서 천식, 습진, 알레르기성 비염(건초열로 더 많이 알려졌다) 발생률이 더 낮은 것과 관련 있거나[10], 생애 초기에 땅콩을 입으로 섭취하는 것과 관련 있을 가능성이 있다고 추정했다.

2000년대 중반, 랙은 조지 뒤 투아와 이츠하크 카츠Yitzhak Katz가 포함된 연구진에 합류하여 이 의문을 시원하게 풀기 위한 연구를 계획했다. 이스라엘에 사는 유대인 아이들과 영국에 사는 유대인 아이들의 땅콩 알레르기 발생률을 파악하여 유병률을 정확히 비교하고 영유아의 땅콩 알레르기 발생 빈도와 엄마의 땅콩 섭취 빈도에 연관성이 있는지 분석해 보기로 했다. 두 그룹은 유전학적 배경이 비슷하므로 DNA가 영향을 줄 가능성은 배제할 수 있었다. 또한 이스라엘과 영국 모두 천식 발생률이 높으므로[11] 천식과의 연관성도 마찬가지로 배제할 수 있었다.

연구는 설문조사 방식으로 진행됐다. 연구진은 영국의 초등학교 13곳, 이스라엘 초등학교 11곳에서 총 8826명의 어린이를 대상으로

음식 알레르기의 종말

우유, 달걀, 참깨, 땅콩, 견과류 알레르기와 그 외 다른 알레르기 질환에 관한 정보를 수집했다. 이와 함께 생후 24개월 미만의 아기를 키우는 총 176명의 엄마들을 대상으로(이스라엘에서 99명, 영국에서 77명) 아기가 언제 땅콩을 처음 먹었고 얼마나 자주 먹는지(참깨나 다른 고형식과 함께 먹는 경우도 포함), 먹는 양은 어느 정도인지 조사했다.

랙과 동료 연구자들이 진행한 이 연구의 결과는 2008년에 발표됐다. 땅콩 알레르기 유병률은 이스라엘이 0.17퍼센트, 영국이 1.85퍼센트로 영국이 훨씬 높은 것으로 나타났다. 퍼센트만 보면 얼마 안 되는 것처럼 보이지만, 이 결과의 핵심은 영국의 땅콩 알레르기 발생률이 이스라엘보다 10배 높다는 사실이다. 참깨, 견과류, 달걀 알레르기도 영국의 유병률이 훨씬 높다. 이 조사에서 양국 모두 아기가 달걀, 대두, 밀, 채소, 과일을 처음 먹는 시기가 비슷한 것으로 나타났으나, 땅콩의 경우 아기가 태어나 처음 먹는 시점이 크게 다른 것으로 확인됐다. "이스라엘에서는 아기의 69퍼센트가 생후 9개월이 되면 땅콩을 먹는 반면, 영국에서는 같은 시기에 땅콩을 먹는 아기가 10퍼센트에 불과한 것으로 나타났다." 연구진은 이렇게 설명했다. 출생 후 첫 1년간 이스라엘 아기들이 먹는 땅콩 단백질은 평균 7.1그램, 영국의 아기들이 먹는 양은 평균 0그램이었다. 또 모유 수유 중인 경우 영국 엄마들은 이스라엘 엄마들보다 땅콩을 훨씬 덜 먹는 것으로 나타났다.

연구진은 데이터를 종합할 때, 이스라엘 아이들의 땅콩 알레르기 발생률이 더 적은 것은 생애 초기에 땅콩을 섭취한 데 따른 결과라는 설득력 있는 결론을 내렸다. 또한 땅콩에 열을 가하면 알레르기 유발 가능성이 더 높아질 수 있으나, 영국과 이스라엘에서 아이들이 먹는 땅콩 함유 식품은 대부분 익힌 땅콩이 사용되므로 땅콩에 열을 가했는지 여부는 양국의 알레르기 발생률 차이와 무관하다고 설명했다. 사회계층, 혈통, 다른 알레르기성 질환의 유무도 관련 없었다고 밝혔다. 랙을 포함한 연구진은 이 결과가 무엇을 의미하는지 잘 알고 있었다.[12] "본 연구의 결과를 보면, 영유아기에 땅콩을 피하기보다는 조기에 식단에 도입하는 것이 [땅콩 알레르기] 예방에 더 효과적인 전략이 될 가능성이 있다는 의혹이 든다." 연구진은 이렇게 밝혔다. 특정 음식의 최초 도입 시점을 미루면 음식 알레르기가 줄어드는 것이 아니라 늘어났다는 점과 함께 지금까지 권고된 내용을 정확히 반대로 따르면 결과도 정반대로 나온다는 사실이 밝혀진 연구였다.

과감한 조치

랙을 포함한 영국과 미국의 여러 연구자가 위와 같은 결과를 바탕으로 지금까지 수용되던 이론을 다시 확인해 보기로 했다. '땅콩 알레르기 조기 학습Learning Early About Peanut Allergy, LEAP' 시험은 그렇게 시작됐다.[13] 생애 초기에 땅콩이 식단에 도입되면 땅콩 알레르기를 예방할 수 있는지 조사한 연구였다. 연구진은 조기 도입으로 애초에 알레르기가 발달하지 않도록 막을 수 있는지, 그리고 이미 알레르기가 생긴 아동의 알레르기 발생률을 줄일 수 있는지 조사했다.

음식 알레르기의 종말

조기 도입이 정말로 음식 알레르기를 방지할 수 있는지 확실하게 판단할 수 있는 유일한 방법은 땅콩을 먹은 아기들과 그렇지 않은 아기들을 비교하되, 무작위 시험 방식으로 조사하는 것이었다. 랙은 시험을 정밀하게 실시해야 일반적인 알레르기 유발성분의 생애 첫 도입 시점을 늦추는 것이 일상화된 상황을 바꿀 수 있다고 생각했다. 이미 수많은 나라에서 아기에게 땅콩을 주면 위험하다는 두려움이 너무 깊이 뿌리내린 상황이었고, 의학계 기관들이 지침을 변경한 경우에도 부모가 아기에게 일찍부터 그러한 음식을 먹이게끔 설득하지 못했다. 그러려면 더 많은 데이터가 필요했다. LEAP 시험은 면역관용 네트워크Immune Tolerance Network, ITN와 미국 국립 알레르기·감염질환 연구소NIAID, 음식 알레르기 연구·교육원FARE으로부터 연구비를 지원받아 그 데이터를 만들기로 했다.

LEAP 연구진은 2006년 12월부터 생후 4개월부터 11개월까지인 영아 640명을 모집하고 여러 치료군으로 무작위 배정했다. 연구에 참가한 아기는 모두 심각한 습진과 달걀 알레르기를 둘 다 앓고 있거나 둘 중 하나를 앓고 있어서 땅콩 알레르기 위험성이 높은 아이들이었다. 연구진은 땅콩 알레르기 검사에서 음성이 나온 542명 중 270명은 생애 첫 2년간 땅콩을 피하도록 하고, 나머지 272명은 전체 연구 기간의 최소 절반에 해당되는 기간 동안 땅콩 단백질을 매주 소량씩 섭취하도록 했다. 그리고 피부 단자검사에서 땅콩 알레르기 양성 진단을 받은 98명의 아기 중 51명은 땅콩 섭취를 피하고 47명은 피하지 않도록 했다. 연구에 참가한 아기가 생후 60개월이 될 때까지 각각 배정된 그룹에 따라 정해진 시험 계획을 지키도록 한 결과, 중도에 포기한 몇몇 가족과 소실된 일부 데이터, 연락이 끊어진 사람을 제외하고 참가자의 98퍼센트 이상이 시험 절차를 잘 지킨 것으로 확인됐다. 연구 프로토콜을 엄격히 따르지 않은 아기 20명의 데이터는 추가로 제외됐다. 최종적으로 땅콩 섭취를 피하는 그룹에는 연구 시작 시점에 알레르기가 없었던 아기 245명과 알레르기 진단을 받았던 아기 50명, 땅콩을 섭취하는 그룹에는 연구 시작 시점에 알레르기가 없었던 아기 255명과 알레르기 진단을 받은 아기 39명이 남았고 이들의 데이터가 분석됐다.

계획한 5년의 시간이 흐르고 땅콩의 조기 도입에 따른 차이가 있었는지 확인할 때가 왔다. 랙의 직감이 정확했다면 연구에 참가한 시점부터 땅콩을 먹은 그룹은 땅콩에 노출되지 않은 그룹보다 땅콩 알레르기 환자 수가 적을 것이다. 연구진은 알레르기 여부를 확인할 수 있는 가장 정밀한 검사법인 식품 경구 유발시험으로 이를 확인해보기로 했다.

이 연구의 가장 중요한 요건은 아기의 가족들이 연구 전 기간 동안 정해진 프로토콜을 잘 따르도록 하는 일이었다. 참가한 아기의 부모들은 땅콩 섭취에 관한 설문지를 전 기간에 걸쳐 작성했다. 이렇게 보고된 결과에 따르면, 땅콩 섭취 그룹의 아기들은 일주일에 약 7.7그램의 땅콩을 먹었고 비섭취 그룹은 매주 땅콩을 0그램 섭취했다. 연구진은 아기가 생후 60개월이 되면 아기 침대에서 나온 먼지를 채취해서 땅콩 잔류물이 얼마나 남아 있는지 확인하여 설문 결과를 보완했다. 최초 참가자인 640명 중 423명의 침대를 분석한 결과 땅콩 섭취를 피한 그룹의 아기 침대에서는 땅콩이 먼지 1그램당

약 4.1마이크로그램 검출된 반면, 땅콩 섭취 그룹에 속한 아기 침대에서는 약 91마이크로그램의 땅콩이 검출됐다. 가족이 직접 보고한 설문 데이터의 신뢰성을 확인할 수 있는 결과였다.

땅콩 조기 섭취 그룹과 지연 섭취 그룹으로 무작위 배정된 아기들에서 어떤 차이가 발생했는지 확인하기 위해, 연구진은 참가자의 96퍼센트 이상을 대상으로 식품 경구 유발시험을 실시했다. 결과는 명확했다. 연구 시작 시점에 실시한 검사에서 땅콩 알레르기 양성 판정을 받지 않은 아기들 중에 땅콩을 섭취한 아이들은 다섯 살이 되었을 때 땅콩을 먹지 않은 아이들보다 땅콩 알레르기 발생률이 86퍼센트 낮았다. 흥미롭게도 연구를 시작할 때 땅콩 알레르기 양성이 나온 그룹에서도 이와 비슷한 패턴이 나타났다. 아이들이 다섯 살이 되자 이들 중 그동안 땅콩을 섭취한 아이들은 땅콩 섭취를 피한 아이들보다 땅콩 알레르기 발생률이 70퍼센트 낮았다.

다른 특징에서도 차이가 나타났다. 땅콩 섭취를 피한 그룹의 아이들은 피부 단자검사에서 피부에 발생하는 불그스름하고 둥근 팽진이 더 크게 형성됐고, 땅콩 단백질에 반응하는 IgE 항체도 훨씬 많이 검출됐다. 땅콩을 식단에 조기 도입한 그룹에서는 음식 알레르기로부터 인체를 보호하는 면역세포로 여겨지는 IgG4의 수치가 높은 것으로 확인됐으나 연구진은 IgG4로 인해 땅콩 알레르기가 생기지 않았다고 해석할 수는 없다고 강조했다. 이 연구의 한 가지 단점은 위약군이 없었다는 점이다. 땅콩 단백질인지 위약인지 부모가 모르는 상태로 아기에게 음식을 먹인 그룹이 포함되어 이 위약군의 땅콩 알레르기 발생률까지 알 수 있었다면 더욱 흥미로운 결과가 나왔을 것이다. 더불어 아기가 생후 60개월이 되었을 때만 연구 참가자들의 집에서 먼지 중에 땅콩이 얼마나 포함되어 있는지 조사했으나, 연구 시작 시점에도 이러한 조사를 실시해서 결과를 비교했다면 더욱 유용했을 것이다.

이처럼 몇 가지 한계점은 있지만, LEAP 연구로 이전에 랙 연구진이 확인한 데이터가 명확히 재확인된 것은 분명한 사실이다. "몇 년 앞서 본 연구진은 영국에 사는 유대인 아동의 땅콩 알레르기 발생 위험성이 혈통이 비슷한 이스라엘 아동보다 10배 높다는 사실을 확인했다." LEAP 연구진은 2015년 초 〈뉴잉글랜드 의학저널〉에 발표한 논문에서 이렇게 설명했다. "이번 LEAP 연구에서 땅콩에 민감 반응이 나타날 위험성이 높은 아기와 그렇지 않은 아기에게 땅콩을 조기에 경구 도입하면 알레르기를 예방할 수 있는 것으로 나타났다." 이와 함께 땅콩을 피하는 전략은 땅콩을 섭취하는 것보다 땅콩 알레르기 발생률을 더 높이는 요인이 될 수 있는 것으로 확인됐다. 연구진은 이 결과를 토대로 할 때 "땅콩을 의도적으로 피하는 전략이 음식 알레르기 예방에 유익한 전략인지 의문이 생긴다"는 결론을 내렸다. 몇 년 앞서 랙이 덴버에서 마우스를 대상으로 달걀 알레르기를 연구하다가 알게 된 사실이 마침내 이렇게 놀라운 발견으로 이어진 것이다. "이 두 가지를 왜 좀 더 일찍 하나로 엮어서 생각하지 못했는지, 가끔 자책하곤 한다." 랙의 말이다.

그리 오래 지나지 않아 보건 당국에서도 랙과 동료 연구자들이 발견한 사실을 인정했다. 2015년 8월 말, 미국 소아과학회는 기존 입장을 뒤집었다. 즉 땅콩 알레르기 발생 위험성이 높은 아이들은 알레르기를 막기 위해 땅콩을 먹이지 말아야 한다고 했던 기존 권고는 이치에 맞지 않는다고 보고 호주, 캐나다, 유럽, 일본, 이스라엘 등 다른 여러 국가의 의학계 협회와 공동으로 땅콩 알레르기 발생률이 높은 국가의 고위험군 영유아에게는 땅콩의 조기 도입을 권장한다는 내용의 성명을 발표했다.[14] 이 성명에는 "땅콩의 도입이 지연되면 땅콩 알레르기 위험성이 높아질 수 있다"는 설명이 포함됐다. 이러한 변화는 곧 주류 견해가 되었다. 뉴욕 마운트 시나이 병원의 소아 알레르기 전문의 휴 샘슨Hugh Sampson은 〈워싱턴 포스트〉에 LEAP 연구에 관한 독자적 평가 견해를 기고했다.[15] 여기에는 이 연구로 "땅콩 알레르기를 예방할 수 있다는 사실이 밝혀졌다"는 언급이 나온다.

그러나 랙과 동료 연구자들은 이것으로 다 끝난 것이 아니라고 생각했다. 땅콩에 대한 면역관용이 지속되는지도 밝혀야 했다. 5세 때 땅콩 알레르기 발생률이 더 낮았다고 해서 여섯 살 때도 그럴 것인지는 알 수 없는 일이었다. 이에 따라 연구진은 LEAP 연구에 참여했던 아이들이 12개월 뒤에도 땅콩을 아무 이상 없이 먹을 수 있는지 확인하는 LEAP-ON('땅콩에 대한 경구 관용성의 지속성') 연구를 진행했다.

LEAP 연구의 최초 참가자 556명 중 땅콩 회피 그룹에 배정됐던 282명과 땅콩 섭취 그룹에 배정됐던 274명이 LEAP-ON 연구에도 참여하기로 했다. 이들에게 주어진 과제는 단 하나, 12개월 동안 땅콩을 먹지 않는 것이었다. 앞선 연구보다 중도에 포기한 참가자가 더 많이 발생해서, 땅콩 회피군 282명 중에는 223명, 땅콩 섭취군

274명 중에는 127명이 정해진 12개월 동안 땅콩을 먹지 않은 것으로 파악됐다(땅콩에 이미 맛을 들인 아이들이 많아서 1년 내내 한 번도 먹지 않고 지내기는 힘들었을 것이다).

2016년 〈뉴잉글랜드 의학저널〉에 발표된 결과에 따르면, 아이들이 한 살 어렸을 때 나타난 땅콩 조기 섭취의 효과는 그대로 지속됐다.[16] 이전 연구에서 땅콩을 피했던 아이들 중 여섯 살이 되자 땅콩 알레르기가 나타난 비율은 18.6퍼센트였고 이전에 땅콩을 섭취했던 아이들 중 여섯 살 때 땅콩 알레르기가 생긴 비율은 4.8퍼센트였다. 연구진은 데이터를 몇 가지 다른 각도로 분석하고, LEAP 연구에서 땅콩을 섭취했던 아이들이 연구 종료 후 땅콩을 1년간 먹지 않은 경우 이전 연구에서 땅콩을 피했던 아이들보다 땅콩 알레르기 발생률이 74퍼센트 낮다는 결론을 내렸다. 연구진은 LEAP 연구와 LEAP-ON 연구 결과를 종합할 때 "땅콩을 4년간 섭취하면 땅콩에 대한 무반응성이 충분히 안정적으로 유지된다는 것을 알 수 있다"고 정리했다. 물론 이와 같은 면역관용이 그 후에도 오랫동안 유지되는지, 성인이 될 때까지도 지속되는지는 확인이 필요한 의문으로 남아 있다. 그러나 땅콩을 조기에 도입하면 대다수 아이들이 일정 기간 동안 땅콩 때문에 해를 입지 않고 안전하게 지낼 수 있다는 사실을 알 수 있다. 알레르기를 유발할 가능성이 있는 물질을 일찍부터 먹지 않은 대조군 아기들은 조기 도입 그룹보다 음식 알레르기 발생률이 더 높았다.

땅콩에만 국한되는 결과도 아니다. 랙의 연구진이 실시한 LEAP-ON 연구 결과가 나온 뒤 겨우 몇 주 뒤에 결과가 발표된 '면역관용

탐구Enquiring About Tolerance, EAT'에서 확인된 사실이다. 역시나 랙의 연구진이 실시한 이 연구에서는 아기가 생후 첫 몇 달 동안 다양한 음식을 먹어도 안전한지 조사했다.[17] 연구진은 생후 3개월인 영아 1303명을 모집하고 생후 6개월이 될 때까지 모유와 함께 알레르기 유발 가능성이 있는 여러 식품(우유, 땅콩, 달걀, 참깨, 생선, 밀)을 섭취하는 그룹과 모유만 섭취하는 그룹으로 무작위 배정했다. 알레르기 유발 식품을 정기적으로 섭취한 그룹의 경우 아기가 생후 5개월이 되었을 때 확인한 결과 이러한 식품을 먹어도 아무 이상이 없는 것으로 확인됐다. 이 아이들은 이후에도 계속 모유와 함께 여러 알레르기 유발 식품을 섭취했다. LEAP 연구와 EAT 연구 모두 잠재적인 알레르기 유발성분 한 가지를 섭취하면 다른 성분의 영향까지 막을 수 있는지 여부에도 관심을 기울였다는 사실에 주목할 필요가 있다. 예를 들어 생선을 섭취하면 새우 알레르기를 막을 수 있는지 확인해 본 것이다. 그러나 그럴 가능성은 없는 것으로 나타났다. 특정 식품의 알레르기를 방지하려면, 그 식품을 각각 섭취해야 한다.

땅콩의 조기 도입이 땅콩 알레르기를 방지하는 효과가 있다는 과학적 근거가 탄탄해지자 NIAID는 30명의 전문가들을 모아서 땅콩 알레르기 예방에 관한 새로운 권고를 마련했다. 미국 소아과학회와 마찬가지로 이들 전문가단 역시 조기 도입이 필요하다는 입장을 밝혔다.[18]

현재까지 NIAID의 최신 지침으로 남아 있는 이 권고 사항에는 땅콩 알레르기 위험성이 높은 영유아는(가까운 가족 중에 땅콩 알레르기 병력이 있는 경우로 정의됐다) 생후 4개월부터 6개월 사이에 땅콩이 함유된 음식을 먹기 시작하는 것이 좋다는 내용이 포함되어 있다. 땅콩이 아기가 제일 먼저 먹는 음식이 되어서는 안 되지만 아기가 먹는 식단에 일찍부터 포함시키는 것이 좋다고 밝힌 것이다.

NIAID는 이 지침에서 땅콩 외에 다른 음식과 그 예방 효과에 관해서는 더 많은 연구가 필요하다고 강조했다. 내(카리)가 속한 스탠퍼드의 병원에서도 부모와 보호자에게 아기가 건강한 경우, 습진이나 가족 중 음식 알레르기 병력이 있는지 여부와 상관없이(즉 알레르기 발생 위험성과 상관없이) 잠재적 알레르기 유발성분을 조기에 도입할 것을 권장하기 시작했다. 우리는 알레르기를 유발할 가능성이 있는 음식에 생후 4~6개월부터 조기에, 규칙적으로 노출되면 음식 알레르기가 생길 확률이 낮아질 수 있다고 본다. 이와 함께 우리 병원에서는 음식 알레르기 유발성분이 10~15종 함유된 분말을 매일 소량씩 아기에게 먹이도록 권장한다. 각 성분을 약 30밀리그램 소량씩만 제공해도 혈액검사로 각 식품에 면역내성이 생겼다는 사실을 확인할 수 있었고, 식품 경구 유발시험에서도 이 같은 예방 조치의 효과가 확인됐다. 소량이라 아이에게 부작용이 발생하지도 않는다.

제시카 프랭크Jessica Frank는 첫 아이가 견과류와 땅콩, 모든 종류의 씨앗과 달걀, 견과류로 만든 식용유지에 알레르기가 생기자 둘째 아이에게는 이러한 음식을 일찍부터 먹여 볼까 고민했다. "담당 소아과 선생님과 알레르기 전문의와 많은 대화를 나누었습니다." 제시카는 당시의 일을 회상하면서 전했다. 프랭크와 남편은 첫째 아이가 음식 알레르기를 너무나 심하게 앓던 상황이라, 갓 태어난 둘째는 이러한 음식을 조기에 도입하면 혹시라도 알레르기를 막을 수 있을지 알고 싶었다. "2년 또는 3년을 기다렸다가 먹이면 둘째 아이도 음식 알레르기가 생기지 않을까?" 프랭크는 이런 의문이 들었다고 말했다. 물론 첫째 아이가 먹고 알레르기 증상을 일으키는 모습을 목격했던 음식을 둘째에게 먹였다가 같은 증상이 나오면 어쩌나 하는 걱정도 들었다.

부부가 사는 지역의 알레르기 전문의는 조기 도입을 한번 시도해보라고 격려하면서 혹시라도 둘째 아이에게서 알레르기 반응이 나타나면 병원에서 대처할 수 있다고 확신을 주었다. 프랭크 부부가 이제는 음식 알레르기에 단련된 부모라는 것도 중요한 사실이었다. 이에 따라 프랭크와 남편은 둘째 아들이 생후 10개월 정도 되었을 때 첫째 아이가 의도치 않게 같이 노출되는 일이 없도록 주의하면서 이스라엘 사람들이 아기에게 먹이는, 땅콩이 함유된 간식을(LEAP 연구에도 이 식품이 활용됐다) 둘째에게 먹여 보았다. 알레르기 반응은 나타나지 않았다. 이어 부부는 둘째에게 캐슈너트를 주었고, 이번에도 아무 문제가 없었다. 아몬드버터도 마찬가지였다. "둘째가 첫돌이 되기도 전에 우리는 모든 종류의 견과류를 먹었어요." 프랭크의 설명이다. 아이는 참깨를 비롯해 모든 견과류를 알레르기 없이 먹을 수 있었다. 프랭크는 조기 도입이 이러한 차이를 만들었다고 확신할 수는 없지만, 어느 정도 영향을 준 것으로 보인다고 말했다. "잘 선택한 일이었다고 생각해요. 더 늦기 전에 시도한 것도 정말 다행이라고 생각합니다."

땅콩만 가능한 건 아니다

EAT 연구와 LEAP, 그리고 LEAP-ON 연구에서 나온 놀라운 결과를 토대로, 흔히 발생하는 다른 음식 알레르기도 문제가 되는 음식을 식단에 조기 도입하면 예방할 수 있는지 의문이 제기됐다. 달걀이 다음 대상으로 떠올랐고 실제로 몇 차례 연구가 진행됐다. 일본에서는 '극소량으로 달걀 알레르기 예방하기Prevention of Egg Allergy with Tiny Amounts, PETIT'라 이름 붙인 연구에서[19] 생후 4~5개월 영아 147명을 익힌 달걀 분말을 매일 섭취하는 그룹과 위약 그룹에 무작위로 배정했다. 이 연구에서는 참가한 아기 모두가 적극적인 방식의 습진 치료를 함께 받았다. 100명의 환자를 분석한 결과 달걀 조기 도입의 영향이 확인되어 연구는 조기 종료됐다. 달걀 섭취군에 배정된 47명 아기 중에서는 달걀 알레르기가 4명 발생했고, 달걀을 피한 그룹에서는 47명 중 18명에서 알레르기가 발생했다(분석이 실시된 100명 중 나머지 6명의 데이터는 결과에서 배제됐다). PETIT 연구는 그리 순탄하지 않았다. 달걀 섭취군에 무작위로 배정된 아이들 중 6명이 알레르기 반응으로 입원 치료를 받아야 했다. 위약군에서는 이 같은 사례가 없었다.

2013년에 호주와 스웨덴 연구진은 '고형식 섭취 시점에 관한 알레르기 연구Solids Timing for Allergy Research, STAR'에서[20] 습진을 앓는 아기가 달걀을 섭취하면 달걀 알레르기 발생률을 줄일 수 있는지 조사했다. 무작위 맹검 방식으로 실시된 이 연구에서는 49명의 영아에게 아기가 생후 4개월이 되었을 때부터 매일 4개월간 날달걀 분말을 티

음식 알레르기의 종말

스푼 하나 분량으로, 37명의 영아에게는 쌀가루를 동일한 분량만큼 먹였다. 그리고 두 그룹 모두 아기가 생후 8개월이 되면 익힌 달걀을 먹이기 시작했다. 참가한 시점, 즉 생후 4개월일 때는 연구에 참가한 전체 아기의 3분의 1에서 달걀 알레르기 조기 징후가 나타났다 (달걀에 반응하는 항체 형성). 그러나 생후 1년이 되자 달걀 섭취군에서 달걀 알레르기가 있는 아기는 쌀가루 섭취군보다 적은 것으로 확인됐다. 차이가 크지는 않았으나, 연구진은 달걀 섭취 시 고위험군에 해당하는 아기가 규칙적으로 달걀을 섭취하여 입을 통해 노출되면 그러한 감작 반응을 없앨 수 있을 것으로 추정했다.

달걀 조기 도입에 관한 최대 규모 연구 중 하나로 꼽히는 '달걀 알레르기 해결 연구'Beating Egg Allergy Trial, BEAT'에서는 호주와 영국 연구진이 현재 달걀 알레르기가 없지만 직계가족 중 최소 한 명이 달걀 알레르기가 있는 아기 319명을 모집해 생후 4개월부터 8개월까지 달걀 분말과 쌀가루 중 한 가지를 무작위로 먹여 보았다. 이 연구에서는 달걀 분말 섭취군에 배정된 아이들 중 14명이 알레르기 반응을 일으켜 일주일 후 연구군에서 제외됐다. 그 밖에 중도 포기한 참가자를 제외하고 254명이 연구에 끝까지 참여했다. 생후 1년이 되었을 때 쌀가루 섭취군의 20퍼센트, 달걀 섭취군의 11퍼센트가 난백에 알레르기 반응을 보이는 것으로 나타나, 달걀 분말이 달걀 알레르기 발생률을 줄인 것으로 추정됐다.[21]

달걀 조기 도입의 효과를 조사한 모든 연구에서 이렇게 긍정적인 결과가 나온 것은 아니다. '달걀 알레르기 예방'Hen's Egg Allergy Prevention, HEAP'이라는 연구에서는 달걀 알레르기가 없는 아기 383명을 모집해서 난백 분말 섭취군(184명)과 위약군(199명)에 무작위로 배정하고 생후 4~6개월부터 생후 1년이 될 때까지 각기 정해진 음식을 주 3회 섭취하도록 했다. 연구 종료 후 분석한 결과, 난백 분말 섭취군의 5.6퍼센트가 달걀에 민감 반응을 보인 반면 위약군에서는 2.6퍼센트가 이 같은 반응을 보였다.[22] 이 연구를 진행한 세계 여러 나라의 학자들로 구성된 연구진은 연구에 참가할 아기를 선정하는 단계에서 6퍼센트에 가까운 영아가 이미 달걀 알레르기가 있는 것으로 확인되었다는 점에서 이 같은 연구 방식은 안전하지 않은 것으로 보인다고 밝혔다. 연구진은 생후 4~6개월일 때 실시하는 예방 전략은 때늦은 시도일 수 있다고 설명했다.

여러 연구에서 나온 결과가 상충할 때는 다양한 연구 결과를 분석한 메타분석이 균형 잡힌 단서를 얻는 데 도움이 된다. 2016년에 영국의 한 연구진이 이러한 분석을 실시했다. 총 5편의 연구를 분석한 결과[23], 아기가 생후 4~6개월일 때 식단에 달걀을 도입하면 달걀 알레르기가 생길 확률이 감소할 수 있다는 근거가 있으며, 결과의 확실성은 보통 수준인 것으로 확인됐다. LEAP 연구나 LEAP-ON 연구에서 나온 데이터만큼 강력하지는 않지만 충분히 신뢰할 만한 결과다.

그러므로 아이의 식단에 잠재적 알레르기 유발성분을 도입할 때 부모는 항상 극도로 주의해야 한다. 특히 아이가 습진이 있거나 다른 음식에 알레르기가 있는 경우, 또는 가까운 가족과 친척이 음식 알레르기를 앓고 있다면 더욱 조심해야 한다. 이러한 고민은 지금부터 설명할 내용과도 관련이 있다.

음식 알레르기의 종말

음식 알레르기 유발성분 조기 도입 관련 주요 연구

연구명	연도	국가	참가자 연령	참가자 수 (치료군/ 위약군)	결론
달걀					
극소량으로 달걀 알레르기 예방하기 (PETIT)	2017	일본	생후 4~5개월	147 (73/74)	익힌 달걀을 식단에 점진적으로 도입하면서 적극적인 습진 치료를 실시한 결과 고위험* 영아의 달걀 알레르기를 안전하게 예방할 수 있는 것으로 확인.
달걀 알레르기 해결 연구 (BEAT)	2017	호주, 영국	생후 4개월	319 (165/154)	고위험 영아에서 전란분이 달걀 민감성을 줄이는 것으로 나타남. 그러나 연구 참가자의 8.5퍼센트가 정해진 예방 치료를 완료하지 못함.
달걀 단백질 섭취 시점 연구(STEP)	2017	호주	생후 4~6개월	820 (407/413)	달걀 알레르기 고위험군 영아(습진은 없고 부모가 알레르기 환자)가 생후 4~6개월부터 달걀을 먹었을 때 생후 1년째 달걀 알레르기 발생률은 크게 낮아지지 않음.
달걀 알레르기 예방(HEAP)	2017	독일	생후 4~6개월	383 (184/199)	생후 4~6개월부터 달걀을 섭취하면 달걀 민감 반응이나 알레르기 예방 가능. 본 연구에 등록한 아기들 중 상당수가 생후 4개월에 이미 달걀 알레르기를 앓고 있었음. 이는 달걀의 식단 도입이 지연되는 것만이 달걀 알레르기의 원인이 아닐 수 있음을 나타냄.

연구명	연도	국가	참가자 연령	참가자 수 (치료군/ 위약군)	결론
달걀					
고형식 섭취 시점에 관한 알레르기 연구(STAR)	2013	호주	생후 4개월	86 (49/37)	습진이 있는 아기가 달걀에 정기적으로 조기에 노출되면 면역관용성이 생기고 달걀 알레르기 발생률이 감소. 이러한 고위험 영아는 생후 4개월에 이미 달걀 알레르기가 있는 경우가 많으므로 주의.
다양한 음식					
면역관용 탐구(EAT)	2016	영국	생후 3개월	1303 (조기 도입 652/표준 도입 651)	조기 도입 그룹에 배정된 아기는 생후 5개월이 되기 전 연구에 포함된 모든 알레르기 유발성분을 섭취. 개별적으로 실시한 분석에서 조기 도입의 효과가 재확인되지 않아 조기에 먹여야 하는 음식의 '양'에 관한 의문이 제기.
땅콩					
땅콩 알레르기 조기 학습 (LEAP)	2015	영국	생후 4~11개월	640 (319/321)	고위험 아동에게 땅콩을 조기 도입하자 땅콩 알레르기 발생률이 감소.

* 여기서 고위험은 아기에게 습진이 있거나 부모 중 한 명 또는 두 명 모두 문제가 되는 음식에 알레르기가 있는 경우 또는 이 두 가지 조건에 모두 해당하는 경우로 정의.

잠재적 알레르기 유발성분의 조기 도입 방법

자녀에게 처음 특정 식품을 제공하는 방법에 관해 이야기하기에 앞서 반드시 알아두어야 할 사항이 있다. 자녀가 혹시 음식 알레르기가 있는 건 아닌지 우려가 된다면 소아과 전문의나 소아 알레르기 전문의와 먼저 상담한 다음에 고형식을 시작해야 한다. 사는 곳 근처에 곧장 찾아갈 수 있고 최신 정보를 실시간으로 제공하는 의료 전문가를 알아두면 자녀의 건강을 지키는 핵심 열쇠가 될 수 있다. 또한 아이가 알레르기일 가능성이 있는 경우 의사와 상담을 하면 확실히 확인할 수 있다.

지금부터 설명하는 내용이 처방전만큼 효력이 있다고 볼 수는 없다. 그보다는 음식의 조기 도입이 어떻게 이루어지는지 전체적으로 살펴보고, 부모가 가족을 위해 충분한 정보를 토대로 현명한 결정을 하는 데 꼭 필요한 것을 잘 갖추도록 돕는 자료라 할 수 있다. 의료 전문가가 중요한 역할을 하는 것은 사실이지만 부모의 지식 역시 올바른 길로 나아가는 데 도움이 된다.

알레르기 반응은 대부분 쉽게 눈에 띈다. 알레르기에 관한 무시무시한 뉴스 기사가 워낙 많다 보니 겁부터 날 수 있지만, 음식 조기 도입은 전혀 두려워할 일이 아니다. 처음에는 구체적인 이유가 무엇이든 겁이 날 수 있다. 하지만 조기 도입을 뒷받침하는 탄탄한 근거가 많다는 사실을 알면 그러한 감정도 가라앉힐 수 있다. 미국 소아학회와 유럽 알레르기·임상면역학회, 미국 알레르기·천식·면역학회, 호주 임상 면역학·알레르기 학회, 국립 알레르기·감염질환 연구소를 비롯한 여러 기관에서 발표한 음식 알레르기 관련 지침에서 조기 도입에 관한 내용을 확인할 수 있다.

알레르기 징후

무엇에 주목해야 하는지 알면 도움이 된다. 제일 먼저 알아야 하는 것은 반응을 유심히 지켜봐야 하는 '시점'이다. 알레르기 유발성분을 섭취한 후 알레르기 증상이 나타나기까지 최대 2시간까지 걸릴 수 있다. 입 주변이나 얼굴에 발진이나 두드러기가 나타나면 경미한 알레르기 반응일 수 있다. 극히 드문 빈도로 심각한 증상이 나타나기도 한다. 쉴 새 없이 구토를 하는 증상, 연이은 기침, 호흡 곤란 같은 호흡기 증상, 갑작스러운 무기력 증상이 이에 해당한다. 목숨이 위태로울 만큼 위급한 증상이 나타날 확률은 그보다 훨씬 낮다. **아이가 처음 특정 음식을 섭취한 후 이처럼 심각한 증상을 보인다면, 즉시 의학적 진료를 받아야 한다.**

아이에게 새로운 음식을 제공할 때, 고형식은 인간의 자연스러운 발달 과정 중 한 부분임을 기억하는 것이 좋다. 우리가 생존하려면 음식이 필요하며 음식을 즐기고 함께 나누어 먹는 것은 인간의 특징이다. 아기가 달콤한 과일이나 짭짜름한 치즈를 한 입 먹고 즐거워하는 모습을 지켜보는 것은 아이를 키우면서 부모가 누리는 큰 기쁨이기도 하다. 새로운 맛 하나하나가 작은 선물과도 같다.

언제 시작해야 할까

이 책 앞부분에서도 설명했듯이 현재까지 나온 연구 결과를 종합할 때, 아기는 최소 생후 4개월까지는 가능하면 모유만 먹이고 아니

음식 알레르기의 종말

면 분유를 먹이거나 모유와 분유를 함께 먹여야 한다. 일단 고형식을 먹여도 되는 시점이 될 때까지 기다려야 한다. 요즘은 담당 소아과 의사나 아기 건강에 관한 정보가 많고 부모마다 참고하는 정보서도 많다. 언제 고형식을 먹이면 되는지 알려주는 지침도 무수히 많다. 아기가 아무 도움 없이 혼자 앉아 있을 수 있을 때, 음식을 향해 손을 뻗는다면 고형식을 먹고 싶어 하는 좋은 징후라 할 수 있다. 가장 이상적인 방법은 모유를 먹는 기간에 고형식도 함께 주는 것이다. 고형식으로만 필요한 영양을 전부 얻을 수 있을 정도로 잘 먹고 충분히 소화시킬 수 있을 때까지는 아기가 태어나 가장 먼저 접한 영양 공급원에 의지할 수 있어야 한다. (모유 수유가 가능한 경우에) 아기에게 모유를 계속 먹이면 식단에 새로 추가되는 음식에 알레르기가 생길 위험성이 줄어들 수 있다는 근거도 일부 확인됐다.

아기가 목을 곧잘 가누는가? 음식에 관심이 많은가? 숟가락으로 음식을 먹이려고 하면 입을 잘 벌리는가? 모두 해당한다면, 아기가 고형식을 접하고 새로운 감각을 탐험해 볼 준비가 되었을 가능성이 높다.

아기의 식단에는 다양한 음식을 도입하는 것이 좋다. 가족이 모여서 함께 식사하면, 태어나 처음으로 고형식을 먹기 시작한 아기는 다른 식구들이 먹는 음식을 먹어 보고 싶어 할 것이고 저녁 식사 준비도 한층 수월해진다.[24]

좀 더 자세히 살펴보자

새로운 음식은 어른이 있을 때 제공해야 한다. 그래야 아기가 잘 삼키는지, 목에 막히지 않는지 확인할 수 있다. 알레르기 반응이 나타나는 경우는 아주 드물고, 발생하는 경우에도 보통 경미한 수준에 그친다는 점을 기억하자. 아기가 똑바로 앉아 있도록 도와주면 음식을 수월하게 삼킬 수 있다.

한 가지 종류의 음식, 또는 여러 가지가 섞인 음식을 미리 준비한 분량 중에서 일단 조금만 먹여 본 다음에 나머지를 먹인다. 한 번에 무조건 한 가지 음식만 처음 먹여야 하는 것은 아니다. 그래야 한다는 근거는 없다. 아기가 알레르기 증상을 보인다는 의심이 들면(다시 한 번 말하지만 그런 경우는 드물다) 공인 자격을 갖추고 다양한 음식의 알레르기 검사를 진행할 수 있는 알레르기 전문의와 상담해야 한다. 알레르기 검사에서 여러 가지 음식에 대한 반응을 한꺼번에 확인한다는 점만 봐도 아기에게 한 번에 꼭 한 가지씩만 먹일 필요가 없음을 알 수 있다.

생후 6개월이 안 된 아기에게는 새로운 음식을 으깨거나 잘게 갈아서 먹여야 한다. 생후 8~9개월이 되면 덩어리가 있는 음식도 먹을 수 있다. 앞에 작은 테이블이 붙은 높은 의자에 앉히고, 부드러운 고형식을 조금씩 먹인다. 생후 12개월이 되면 단단한 음식도 작게 잘라서 주면 먹을 수 있다. 철분이 풍부한 음식을 아기 식단에 일찍 포함시키면 좋다. 철분이 강화된 곡류, 완전히 익힌 달걀, 두부, 콩과식물, 그리고 고기, 생선, 가금육을 포함한 단백질이 그런 음식에 해당한다.

음식 알레르기의 종말

식단이 다양하게 구성되어야 하는 이유

아기의 식단이 다양해야 하는 이유는 단순히 여러 가지 맛의 즐거움을 느끼기 위해서가 아니다. 반드시 그래야 하는 이유가 있다. 2014년 유럽에서 실시된 '알레르기 방지: 시골 환경에 관한 연구 Protection Against Allergy: Study in Rural Environments, PASTURE'에서는 856명 아동에서 도출된 데이터를 분석했다.[25] 그 결과 생애 첫해에 다양한 음식을 먹은 아이들은 음식 알레르기 위험성과 상관없이 알레르기가 생길 가능성이 낮은 것으로 나타났다. 아이가 한 살 정도 되면 곡류(보통 밀이나 쌀)와 여러 종류의 과일과 채소, 유제품, 육류나 육류 대체식품을 섭취해야 한다.

아기를 돌보는 사람들은 새로운 음식을 한 번에 한 가지씩만 줘야 한다고 생각하고 그런 방법을 고수하는 경향이 있지만 그럴 필요가 없다. 오히려 한 번에 몇 가지 음식을 함께 주는 것이 좋다. 위장에 노출되는 단백질의 종류가 많을수록 새로운 단백질을 잘 견딜 수 있게 된다.

내(카리)가 일하는 스탠퍼드대학 병원에서는 대체로 언제든 아기가 고형식을 먹을 수 있는 시기가 되면 견과류와 콩과 식물(대두와 땅콩), 우유, 밀, 달걀을 식단에 일찍 포함시키라고 권장한다. 한 번에 먹이는 양을 더 적게 줄이면 그 음식을 더 잘 견딜 수 있게 되고 안전 문제가 생길 위험성도 줄어든다. 이렇게 하면 알레르기 걱정 없이 다양한 음식을 접할 수 있으면서도 한 번에 더 많은 양을 먹일 때와 같은 효과를 얻을 수 있다. 식이요법 전문가나 알레르기 전문의는 여러 음식을 한 번에 많이 먹이라고 권할 수 있지만 가장 중요한 것은 아직 치아가 없고 씹는 것에 익숙하지 않은 아기가 음식을 쉽게 먹을 수 있어야 한다는 점이다. 며칠 간격을 두고 한 번에 한 가지씩 차례로 먹여 보거나 흔히 알레르기를 일으키는 음식이라는 이유로 특정 음식을 아이가 더 클 때까지 기다렸다가 먹이는 예전 방식에서 이제는 벗어날 때가 됐다.

프로바이오틱스와 프리바이오틱스

이 두 가지 보충제는 음식이 아니다. 하지만 건강식품 판매점이나 비타민 코너에서 이러한 식품이 큰 두각을 나타내고 있는 만큼 한번 언급하고 넘어가기로 하자. 자녀가 있는 부모라면 혹시 아이의 몸속에 미생물군이 건강하게 형성되는 데 도움이 될까 하는 생각에 이러한 보충제에 관심을 기울일 수 있다.

모유 수유 중인 경우, 아기의 음식 알레르기 예방을 목적으로 프로바이오틱스나 프리바이오틱스 보충제를 섭취하면 안 된다. 미국 알레르기·천식·면역학회와 유럽 알레르기·임상면역학회, 그 외 다른 단체들의 공동 주최로 열린 전문가 회의에서 모유 수유 중인 여성이 프로바이오틱스나 프리바이오틱스를 섭취한다고 해서 아기의 음식 알레르기 예방에 도움이 된다는 증거는 불충분하다는 사실이 확인된 바 있다.

실제로 그러한 효과가 있는지 확인하기 위해 실시된 연구 결과를 보면 유익한 효과가 나타나지 않았을 뿐만 아니라 연구 결과 자체도 명확한 정보를 얻기에는 부적절한 경우가 많다. 프리바이오틱스는 습진 감소에 도움이 될 수 있고, 이것이 음식 알레르기 예방에 도움이 될 가능성은 있지만, 이러한 데이터에는 일관성이 없다. 또한 우유 알레르기가 의심되는 경우에는 이러한 보충제에 우유 단백질이 함유된 경우가 있으므로 각별히 주의해야 한다.

음식 알레르기 연구는 그 어느 때보다 빠른 속도로 발전을 거듭하고 있다. 음식의 조기 도입에 관한 연구도 마찬가지다. 앞으로 몇 년이 더 지나면 인체 면역계가 형태를 갖추는 방식과 함께 인간의 유전학적 특징과 영양소, 환경이 그 과정에 어떤 영향을 주는지 더 많은 사실이 밝혀질 것이다. 그리고 이러한 지식을 토대로 아기가 생애 처음으로 접하는 음식이 구체적으로 어떻게 구성되어야 하는지도 더 자세히 밝혀질 것이다. 음식의 조기 도입에 도움이 되는 새로운 제품도 속속 등장하는 추세다(나중에 다시 설명할 예정이다). 일반적인 알레르기 유발성분을 부모가 가장 적절한 시점에 가장 알맞은 양만큼 아기에게 제공하는 데 도움이 되는 제품들이다. 중요한 것은 어떤 음식에 대한 알레르기든 먹지 않고 피하는 전략은 예방에 도움이 안 된다는 사실이다. 갈수록 확장되고 있는 드넓은 지식의 세상에서 굳이 다시 들러야 할 필요가 없는 곳을 확실히 안다면 유용할 것이다.

핵심 요약 ───────────────

- 현재까지 밝혀진 근거로 볼 때, 아기가 일반적인 음식 알레르기 유발성분에 일찍 노출되면 음식 알레르기 위험성과 상관없이 예방에 도움이 된다.

- 아기는 대략 생후 4~6개월부터 다양한 음식을 일찍 자주 접해야 한다.
- 아기가 이미 음식 알레르기 진단을 받은 경우에는 고형식을 시작하기 전 공인 자격을 갖춘 알레르기 전문의와 상담해야 한다.
- 최신 지침에는 아기가 생후 4~6개월이 될 때까지는 모유만 먹이고, 이후에는 알레르기를 유발할 수 있는 음식을 식단에 도입하라는 권고가 포함되어 있다.
- 아기에게 처음 새로운 음식을 줄 때는 알레르기 증상이 나타나지 않는지 유심히 지켜봐야 한다.
- 한 번에 한 가지 음식만 먹일 필요는 없다.
- 어떤 형태로든 알레르기 반응이 나타나면, 공인 자격을 갖춘 알레르기 전문의의 검사를 받아야 한다.

음식 알레르기의 종말

회피 전략을 넘어서: 면역요법의 신세계

면역계의 재교육, 고통에서 벗어나기 위한
선구적인 노력

킴 예이츠Kim Yates의 딸 테사 그로소Tessa Grosso는 유제품, 패류, 달걀을 비롯해 열다섯 가지가 넘는 알레르기를 갖고 태어났다. 생후 9개월에 작은 물고기 모양의 치즈 크래커 하나를 먹고 응급실로 달려간 것을 시작으로 테사는 응급실을 무수히 드나들었다. 겨우 세 살 생일이 갓 지났을 때는 팔에 우유가 튄 것만으로 구토 증상이 나타났고, 우유와 밀이 소량 함유된 호밀빵 때문에 아나필락시스 반응이 나타난 적도 있다. 가족들이 그나마 안전하다고 믿고 방문하던 음식점에서는 최악의 경험으로 꼽을 만큼 극심한 알레르기 반응이 일어났다. 평소에 늘 시키던 대로 쌀국수를 주문했는데, 요리사가 손님

들에게 알리지도 않고 국수를 밀로 만든 면으로 바꾼 것이다. 테사는 그날 구급차로 병원에 실려 갔고 다행히 생명은 구했지만 킴은 이 일로 큰 절망감을 느꼈다. "이렇게 살 수는 없다고 생각했어요." 킴이 말했다.

일반적인 알레르기 유발성분을 아기 식단에 조기 도입하는 전략은 음식 알레르기를 예방하고자 하는 가족이 택할 수 있는 훌륭한 방법이다. 그러나 이미 음식 알레르기를 안고 살아가는 전 세계 6000만 명이 넘는 사람들에게는 도움이 되지 않는다.[1] 이런 이유로 너무나 많은 부모가 아기에게 달걀을 아주 조금 한 입 먹이는 일을 땅콩 알레르기가 있는 초등학생이 학교에서 소풍을 가거나 밀 알레르기가 있는 청소년이 친구들과 함께 피자를 만들어 먹고 놀기로 했다고 할 때와 비등하게 무시무시한 일로 여기곤 한다. 부모는 이렇게 꼬리에 꼬리를 물고 이어지는 걱정에 시달리고, 음식 알레르기가 있는 아이는 어디에나 위험이 도사리고 아무리 경계를 늦추지 않아도 슬쩍 들어오는 적을 완벽히 막을 수 없는 세상에서 안전하게 살아가는 법을 익혀야 한다. 음식 알레르기에는 고생과 큰 스트레스가 따른다. 아이가 주변 사람들의 시선이 따갑다고 느끼거나 억울한 오명을 쓰고 살아간다고 느낄 수 있고, 부모는 늘 조바심을 느끼고 아이를 과잉보호하려 할 수 있다. 성인이 된 후에 음식 알레르기 진단을 받은 사람은 예상치 못한 시점에 생활을 뒤늦게 크게 바꿔야 하는 문제에 봉착한다. 물론 음식 알레르기가 있어도 얼마든지 적응하고 살 수 있다. 하지만 선택할 수만 있다면 누구나 이런 문제를 겪지 않고 살고 싶을 것이다.

음식 알레르기의 종말

이런 간절한 바람은 음식 알레르기 치료에 새로운 시대를 열고 알레르기 문제를 해결할 수 있는 새 치료법이 등장하는 중심이 되었다. 음식의 조기 도입이 필요하다는 움직임과 함께 전 세계에서 면역계를 천천히 하지만 확실히 재교육해 음식 알레르기 치료에 대대적 변화를 가져온 선구적 학자들이 나타났다. 경구 면역요법으로 알려진 이 방식은 음식 알레르기를 안고 살아가는 사람들의 삶을 바꾼 확실하면서도 접근성이 뛰어난 치료 프로그램으로서 빠르게 발전하고 있다. 여러 가지 흥미진진한 새 치료법이 꾸준히 등장하는 가운데 경구 면역요법은 막혀 있던 수문을 열고 음식 알레르기의 세계를 제대로 변화시킬 이 흐름의 선봉에 자리했다.

이번 장에서는 면역요법이 어떻게 작용하는지 설명하고, 그 효과의 근거를 살펴본다. 처음 관련 연구가 시작된 과정에 이어 면역요법의 강력한 효과가 처음 밝혀진 초창기 소규모 연구를 소개하고, 면역요법의 한 종류인 경구 면역요법을 자세히 설명한다. 무작위 통제 방식으로 실시된 주요 연구를 통해 면역요법의 유익한 특성이 확인되었고 치료 절차를 다듬는 노력이 이루어졌다. 또한 생물제제를 이용한 경구 면역요법 관련 연구에서는 이 치료법의 효과가 더욱 확장될 가능성이 확인됐다. 이 책에서는 설하 면역요법과 경피 면역요법(첩포 치료로도 불린다) 등 작용 메커니즘은 다르지만 의미 있는 결과가 나온 다른 면역요법에 관해서도 소개한다. 이 방대한 데이터와 음식 알레르기 환자들이 실제로 활용할 수 있게 된 치료는 모두 지난 수십 년간 임상시험에 참여한 수천 명의 용감한 환자들, 그 가족들에게서 나온 성과다. 먼저 앞장선 이들이 얻은 도움은 제각각이겠지만, 이 모든 노력이 음식 알레르기 치료 전체에 값을 매길 수 없을 만큼 귀중한 공헌을 했다.

이번 장을 다 읽고 나면 여러분은 면역요법을 음식 알레르기를 해결하는 치료 프로그램으로 활용하기 위해 지금까지 어떤 연구가 실시되었는지 상세히 알게 될 것이다. 여기서 소개할 여러 연구는 (그리고 지면 관계상 다 소개하지 못하는 수많은 다른 연구) 새로운 시대를 여는 바탕이 되었다. 그러니 이번 장은 일종의 지침서로 생각해도 좋다. 다른 나라로 여행을 떠날 때 그 나라를 속속들이 전부 다 알아야만 가장 멋진 여행이 되는 것은 아니지만, 아는 것이 많을수록 더 확신을 갖고 결정할 수 있다.

우선 임상시험에 관해 간단히 짚고 넘어가기로 하자. 임상시험은 아직 실험 단계인 치료법을 엄격히 평가하는 연구의 한 방법이다. 보통 세 단계로 나누어 진행되며, 1상 시험에서는 신약이나 치료법의 안전성을 확인한다. 2상 시험은 대부분 기관 한 곳에서 더 큰 규모로 실시된다. 돈이 더 많이 드는 대규모 연구를 진행할 만한 약이나 치료법인지 확인하는 단계다. 3상 시험이 바로 그 대규모로 큰돈을 들여서 진행하는 시험에 해당한다. 보통 여러 기관에서 수많은 환자를 대상으로 진행되는 3상 시험에서는 연구군(또는 표준 치료법이 없는 경우에는 위약군)이 하나 이상 마련되고 각 환자를 그중 한 곳에 무작위로 배정해서 실험 단계의 치료법과 표준 치료법을 비교한다. 일반적으로 환자와 연구를 진행하는 연구자 모두 각 환자가 어떤 치료를 받는지 알지 못하는 상태로 연구가 진행된다. 이러한 방식은 결과에 생길 수 있는 편향을 줄이는 데 도움이 된다. 2상 시험이나 3상

음식 알레르기의 종말

시험이 이중맹검 방식의 무작위 시험이라는 설명이 나오면 이것은 임상시험에 참여한 환자가 어떤 치료를 받는지 누구도 알지 못하고 각 치료군에 무작위로 배정되었다는 것을 의미한다. 치료제가 승인을 받고 널리 활용되는 데 반드시 필요한 근거는 3상 시험에서 확보할 수 있다.

면역요법이란 무엇일까?

사실 면역요법의 개념은 상당히 오래전부터 알려졌다. 앞서 5장에서 소개한, 1908년에 앨프리드 스코필드가 달걀 알레르기가 있는 열세 살 소년에게 달걀을 극소량 먹도록 하고 6개월에 걸쳐 조금씩 먹는 양을 늘려서 치료한 사례를 떠올려 보기 바란다. 이 사례도 경구 면역요법에 해당한다. 인류가 수 세기 동안 유익하게 활용해 온 탈감작이라는 현상에서 나온 방식이다. 기원전 120년부터 기원전 63년까지 아나톨리아 북부 지역을 통치했던 왕 미트리다테스 6세는 적들이 자신에게 비소와 독을 사용할지도 모른다는 우려로 몸이 그러한 물질에 둔감해지도록 극미량의 비소와 다양한 독이 섞인 액체를 미리 마셨다고 전해진다.[2] 호흡기 알레르기 환자에게 여러 종류의 약물로 민감한 반응을 없애는 치료 방식은 1911년부터 시작됐다.[3] 그러나 음식 알레르기에도 면역요법이 효과가 있는지, 있다면 정확히 어떤 방식으로 실시해야 하는지에 면역학자들이 깊은 관심을 기울이기 시작한 것은 불과 몇 십 년 전부터다.

면역요법의 과학적 원리는 음식 알레르기가 발생하는 면역 메커니즘에 그 뿌리가 있다. 앞에서 설명했듯이 음식에 포함된 특정 단백질을 면역계가 몸에 해로운 물질로 착각하면 알레르기 반응이 일어난다. 왜 그런 착각이 일어나는지는 아직 연구가 진행 중이다. 음식에 처음 노출되는 시기가 너무 늦거나 입을 통해서가 아닌 건조한 피부나 습진이 생긴 피부를 통해 음식 단백질에 처음 노출되는 것, 지나치게 깨끗한 환경, 항생제 과용 등이 영향을 줄 수 있다고 여겨진다. 면역계가 음식 단백질을 해로운 물질로 인식하면, 그 단백질에 특이적으로 맞서는 IgE라는 항체가 만들어진다. 땅콩, 달걀, 참깨에 특이적으로 반응하는 IgE가 일단 생기면 그 단백질이 몸속에 들어올 때마다 면역계의 지시로 이러한 항체가 투하돼 기능을 발휘한다. 면역계가 동원한 IgE 항체는 음식 단백질에서 항원으로 작용하는 구조물과 결합한다. 이 결합은 마치 점화장치를 켜는 것과 같아서, 결합이 이루어지고 나면 해로운 물질을 없애기 위해 마련된 갖가지 반응이 촉발된다. 문제는 실제로 해가 되지 않는 물질이 해가 된다고 착각하여 시작된 이러한 반응이 결국 당사자에게 해를 끼친다는 것이다. 면역계가 견디지 못하는 음식과 아무렇지 않게 견딜 수 있는 음식을 구분하는 기능, 그 세부 과정은 수도 없이 많고 복잡하지만 현재까지 나온 연구 결과로 볼 때, 특정 단백질에 특이적으로 반응하는 IgE가 다량 존재할 경우, 그 단백질이 포함된 음식에 알레르기 반응이 일어난다고 판단할 수 있는 매우 신뢰도 높은 지표로 해석할 수 있다.

면역요법의 기본적인 원칙은 면역계가 특정 음식이 유입되어도 그 단백질에 특이적으로 반응하는 IgE 항체를 만들지 않도록 재교육을 실시하는 것이다. 실험 연구자들은 현 상태를 반대로 뒤집어야 가능한 이 과정을 상세히 파헤치기 위해 열심히 씨름해 왔다. 지금까지 나온 근거를 종합하면, 극소량의 알레르기 유발성분이 천천히 인체에 유입되면 IgG4라는 다른 종류의 항체 형성이 촉진된다.[4] 땅콩 알레르기 치료를 위한 면역요법을 조사한 여러 연구에서 실제로 IgG4가 두드러지게 증가한 것으로 확인됐다.[5] 이 IgG4 항체는 IgE가 표적으로 삼는 단백질에 결합하기 위해 경쟁을 벌인다. IgG4 항체가 항원 단백질과 먼저 결합하면 IgE는 결합할 곳이 없어진다. 따라서 IgE의 결합이 성사된 후에 차례로 일어나는 반응들, 축적되면 아나필락시스가 일어날 수도 있는 일련의 반응이 아예 시작되지도 못한다. IgG4 항체는 공격하는 것이 아니라 공격을 차단하는 방식으로 작용한다. 또한 면역요법을 실시하면 조절 T세포의 수도 늘어나는 것으로 보인다.[6] 조절 T세포는 면역계의 기능 조절을 돕고 음식 알레르기와도 연관성 있는 자가 면역 질환을 방지하는 세포다. 이와 함께 면역요법을 실시하면 면역계의 또 다른 구성요소이자 음식 알레르기가 생겼을 때 기능에 이상이 생기는 것으로 알려진 제2형 보조 T세포T helper type 2 cell, Th2 cell의 수가 줄어드는 것으로 보인다.[7]

면역요법이 실시되면 면역계의 자체적 기능 재조정이 어떻게 이루어지는지 전부 알아야 면역요법을 받을 수 있는 것은 아니다. 스탠퍼드대학 한 곳만 보더라도 지금까지 수천 명의 아동과 성인이 극심한 알레르기 반응이 일어날까 봐 조마조마하게 살아야 하는 생활에서 벗어나려고 이 치료를 받았다. 우리 연구진은 지난 15년간 땅콩, 우유 알레르기와 여러 가지 음식에 한꺼번에 반응하는 알레르기를 비롯해 천식이 동반되거나 동반되지 않는 알레르기, 성인기에 발병하는 음식 알레르기, 호산구성 식도염과 동반되거나 동반되지 않는 알레르기 등 환자마다 제각기 다른 상태에 가장 알맞은 면역요법을 찾기 위한 연구를 이어 왔다. 알레르기 환자와 그 외 환자가 모두 안전하게 치료받고 그 효과가 빠르게, 영구적으로 지속될 수 있는 최상의 면역요법을 찾는 것이 연구진의 목표다. 면역요법으로 치료를 받은 환자 중에는 이제 어쩌다 알레르기 유발성분에 노출되더라도 알레르기 반응이 전혀 나타나지 않고 인체가 받아들일 수 있게 된 사람들이 많다. 심지어 알레르기 유발성분을 다른 음식과 똑같이 자유롭게 먹을 수 있는 수준에 이른 사람들도 있다. 어느 쪽이든 삶이 변한 것은 분명하다. 그리고 앞으로 남은 삶은 더 크게 변화할 것이다.

면역요법 연구의 시대, 그 시작

5장에서 살펴본 것처럼 20세기 초에 음식 알레르기 연구는 큰 우여곡절을 겪었고 이로 인해 경구 면역요법은 주목을 받지 못했다. 그러다 1980년대에 상황이 바뀌기 시작했다. 음식 알레르기 발생률이 증가하기 시작한 것이다. 이제 여러분도 잘 알겠지만 이 증가세는 음식의 지연 도입을 강조하는 권고로 이어졌고 문제는 오히려 악화됐다. 치료법은 전혀 없었다. 의사나 알레르기 전문의가 내놓는 방안은 단 하나, 음식 알레르기 유발성분을 피하라는 것이었다. 상당히 설득력 있는 이야기였다. 모두가 문제가 되는 음식을 먹지 않으면 그 음식 때문에 알레르기 반응이 일어날까 봐 걱정할 필요가 없다고 설명했다. 하지만 이런 식으로는 음식점에서 요리사가 밀 알레르기가 있는 손님에게 사전에 알리지도 않고 쌀국수를 밀로 만든 국수로 바꾸거나 포장식품 제조업체가 성분 목록에 참깨를 빼먹고 명시하지 않는 바람에 일어나는 사태를 막을 수가 없었다. 우유 알레르기가 있는 사람이 우유 성분이 든 치약을(누가 이런 가능성을 생각할 수 있을까) 구입해 벌어지는 일도 마찬가지다. 한마디로 평생 그렇게 살 수는 없다. 설사 정말로 평생 특정 알레르기 유발성분을 피할 수 있다 하더라도, 정말 그게 최선일까? 만약 다른 방법이 있다면?

1970년대 초, 이탈리아의 알레르기 전문의 잠피에로 파트리아르카Giampiero Patriarca는 약물 알레르기를 연구했다. 특정 화학물질에 알레르기 반응이 일어나는 사람의 면역계에서 무슨 일이 벌어지는지, 이 과정에 개입할 수 있는 방법을 알아내는 것이 그의 목표였다. 약물 알레르기가 있으면 항생제 사용 가능성을 확인하는 검사나 진단 검사 등 중요한 검사를 받을 수 없어서 문제가 될 수 있다. 파트리아르카는 약물 알레르기를 일으키는 생물학적 반응 경로의 특성상 인체가 특정 물질에 둔감해지도록 만들 방법이 있을지도 모른다고 생각했다. 실제로 파트리아르카는 이러한 시도를 해 보았고, 성공을 거둔 사례 연구 몇 건을 논문으로 정리해서 발표했다.

약물 알레르기에서 고무적인 결과를 얻은 파트리아르카는 음식 알레르기에 관심을 갖기 시작했다. 1984년, 파트리아르카가 이끄는 연구진은 우유, 달걀, 생선, 오렌지 중 한 가지에 알레르기 반응을 보이는 19명을 대상으로 탈감작 치료 시험을 실시했다.[8] 연구진이 발표한 논문에 따르면 "연구 절차를 올바르게 따른 15명 환자 중 14명에서 효과가 나타났다." 그러나 효과가 오래 지속되지는 않았다. 이 14명 모두 12개월 내에 다시 알레르기 반응이 나타났다. 이들의 연구가 사례 연구에 그쳤다는 한계도 있었다. 즉 흥미로운 일화지만 이 실험적인 치료법을 더 폭넓게 조사할 수 있는 정밀한 데이터는 얻을 수 없었다.

1990년대 말에 마침내 면역요법에 중요한 영향을 준 첫 연구가 실시됐다.[9] 탈감작 치료가 호흡기 알레르기의 핵심 치료법으로 자리 잡은 시기였다. 천식과 건초열 환자는 인체가 엉뚱한 물질에 반응하여 활성화되지 않도록 알레르기 주사를 맞는 경우가 많았다. 그러나 음식 알레르기 유발성분을 섭취하는 구강 면역요법은 그 속도를 따라가지 못했다. 대부분의 알레르기 전문가가 식단에서 문제가 되는 음식을 제외하는 것이 유일한 해결책이라고 믿었기 때문이다. 그러던 중 1992년, 콜로라도의 한 연구진이 땅콩 알레르기 환자 11명을 두 그룹에 무작위로 배정하고 한쪽은 땅콩 추출물을 주사해 치료하고 다른 한쪽은 아무런 치료도 실시하지 않았을 때 나타난 결과를 발표했다. 땅콩 추출물은 처음에는 소량만 주사했고 단백질의 양을 조금씩 늘리는 방식으로 총 1년간 매주 투여했다. 그리고 투여 6주차와 연구 종료 시점 각각에 식품 경구 유발시험을 실시했다. 연구 참가자 전원에게 땅콩을 소량 먹도록 하고 치료 후 면역관용성이 향상되었는지 확인한 것이다. 결과는 엇갈렸다. 땅콩 추출물을 투여

음식 알레르기의 종말

받은 사람들은 연구 시작 시점과 비교할 때 연구 종료 시점에 땅콩에 대한 면역관용성이 향상되었고 피부 단자검사에서 나타나는 팽진의 크기도 작아졌다. 아무런 치료를 받지 않은 그룹에서는 이 두 가지 변화가 모두 나타나지 않았다. 그러나 땅콩 추출물을 꾸준히 투여받은 참가자들에서도 알레르기 반응이 계속 나타났고 반응을 가라앉히기 위해 에피네프린을 써야 했던 경우도 많았다. 차이가 있다면 이러한 반응이 촉발되는 알레르기 유발성분의 양이 증가했다는 것이다. 치료군에 배정된 환자 6명 중 3명은 1년간 매주 아무 이상 없이 추출물을 투여받았다. 연구진은 이 같은 치료법의 전망이 밝다는 사실을 확인했지만, 향후 실시될 비슷한 연구에서 꼭 시험해 볼 만한 최적의 치료 방식은 명확히 알아내지 못했다. 또한 이 연구에서는 알레르기 유발성분을 섭취하는 대신 피하 주사로 투여받았는데, 1992년에 실시된 다른 피하 면역요법 연구에서 참가자 한 명이 약학적 오류로 사망한 사례가 발생하여 연구자들 사이에서 피하 투여 경로는 안전하지 않다는 인식이 형성됐다.[10] 결국 피하 면역요법은 자취를 감추었다.

경구 투여에 중점을 둔 연구

이후 학계는 알레르기를 일으키는 음식을 거의 현미경으로나 보일 만큼 극히 적은 양부터 시작해서 장기간에 걸쳐 섭취량을 점차 늘리면 알레르기에 극적인 효과를 얻을 수 있다는 아이디어에 주목했다. 적은 양으로 신중히 접근해 커다란 결과를 얻는 것, 이것이 목표였다.

파트리아르카 연구진은 1998년에 의학계 학술지에 앞서 실시한 것보다 틀이 잘 잡힌 연구 결과를 발표했다.[11] 이번에는 음식 알레르기가 있는 14명의 환자(6명은 우유, 5명은 달걀, 2명은 생선, 1명은 사과 알레르기)를 대상으로 탈감작 치료를 실시했고, 이들과 비슷하게 음식 알레르기가 있는 다른 10명의 환자는 회피 전략을 유지하도록 한 뒤 결과를 비교했다. 치료군에 속한 환자는 알레르기 반응을 일으키는 음식의 양을 조금씩 늘려서 섭취한 결과 전원이 문제가 되던 식품에 탈감작이 이루어진 것으로 나타났다. "치료를 받은 모든 환자가 예기치 못한 노출로 인한 영향을 우려하지 않아도 되고 예방 차원에서 약을 써야 할 필요 없이 어떤 음식이든 받아들일 수 있게 되었다." 연구진은 이렇게 설명했다.

이 결과에 용기를 얻은 파트리아르카 연구진은 규모를 키워 보기로 했다. 2003년에 발표된 새로운 연구 결과에는 음식 알레르기 환자 59명을 대상으로 경구 탈감작 치료를 실시한 내용이 담겨 있다.[12] 연구진이 해결하고자 한 의문은 두 가지였다. 하나는 환자가 이 치료를 견딜 수 있는지, 다른 하나는 환자의 면역계가 어떻게 변화하는지 확인하는 것이었다. 이들이 밝힌 결과에 따르면 59명의 참가자 중 48명이 치료 프로그램을 끝까지 마쳤고 알레르기 반응이 발생한 경우 에피네프린을 써야 하는 것보다 낮은 경미한 수준이었다. 또한 체내 IgE 수치도 감소한 것으로 나타났다. 근본적 변화가 일어났다는 의미였다.

음식 알레르기 면역요법이 발전하게 된 중대한 다음 도약은 독일에서 이루어졌다.[13] 2007년 베를린의 연구진이 달걀이나 우유에 알레르기가 있는 아동 환자를 모집하고, 이들을 '특이적 경구 관용성 도입specific oral tolerance induction, SOTI'이라는 치료 그룹과 일반적인 회피 식단을 지키는 그룹 중 한쪽에 무작위로 배정했다. 치료군은 약 21개월간 특이적 경구 관용성 도입 치료를 받고 이어 알레르기를 일으키는 문제가 되는 음식을 두 달간 식단에서 완전히 배제하도록 했다. 연구 기간이 끝나면 참가자 전원을 대상으로 식품 경구 유발시험을 실시했다. 그 결과 치료군에 배정된 25명 중 9명이 알레르기에서 완전히 벗어났다. 이들 25명 중 3명은 알레르기를 일으켰던 음식을 한 입 정도는 수시로 계속 먹어도 될 만큼 받아들일 수 있게 되었다. 그리고 4명은 알레르기 반응의 중증도가 낮아졌다. 흥미로운 사실은 식단에서 문제가 되는 음식을 제외한 그룹에 속한 20명의 아동 중 7명도 연구가 종료된 시점에 알레르기 유발성분을 견딜 수 있게 되었고 체내 IgE 수치도 그에 맞게 감소했다는 점이다. 이는 관용성이 자연적으로 증가한 결과로 보인다. 연구진은 특이적 경구 관용성 도입이 실시된 그룹에서 나온 결과로 볼 때 치료의 유익성이 확인됐다고 밝혔다. 알레르기 반응이 촉발되는 역치가 높아져서 알레르기 유발성분을 이전보다 더 많이 먹을 수 있게 된 점, 그리고 의도치 않게 알레르기 유발 식품을 먹었을 때 극심한 알레르기 반응이 나타나는 경우가 크게 줄었다는 점이 그 근거다.

이 시기부터 막혀 있던 둑이 무너진 것 같은 상황이 펼쳐졌다. 의학계 학술지에 갑자기 면역요법에 관한 연구 결과가 쏟아졌고 꾸준히 주목을 받았다. 해마다 전에 없던 혁신적 발전이 이루어졌고, 새로운 논문마다 앞으로 면역요법이 유익한 변화를 더 많이 일으킬 것을 확신해 주는 내용이 발표됐다.

음식 알레르기에 개별적으로 초점을 맞춘 수많은 연구 결과가 나왔다. 이러한 연구에서는 주로 우유, 달걀, 땅콩 알레르기가 많이 다루어졌다. 이 초창기 연구를 거치면서 면역요법은 네 가지 기본 단계로 다듬어졌다. 첫 단계에서는 연구자가 알레르기를 일으키는 음식을 개개인마다 최대 어느 정도까지 이상 없이 섭취할 수 있는지를 확인한다. 그리고 두 번째 단계로 치료가 시작된다. 섭취량은 먼저 환자가 견딜 수 있는 최대 용량에서 시작하고 연구를 시작할 때 미리 파악해 둔 유지 용량까지 조금씩 늘린다. 세 번째 관용성 유지 단계에서는 환자가 일정 기간 유지 용량을 계속 섭취한다. 그리고 마지막 네 번째 단계로 식품 경구 유발시험을 실시하여 환자의 면역계가 알레르기 유발성분을 받아들일 수 있게 되었는지 확인한다. 면역요법 연구가 이러한 단계로 실시된 후에는 환자가 일정 기간 알레르기 유발 식품의 섭취를 완전히 중단해도 관용성이 유지되는지 확인하는 추가 단계가 덧붙여지는 경우가 많다.

우유 알레르기에 관한 초기 연구에서도 긍정적인 결과가 몇 건 나왔다. 예를 들어 존스 홉킨스 대학의 로버트 우드Robert Wood 연구진은 20명의 어린이를 모집하고 경구 면역요법으로 우유를 제공하는 치료군과 위약군에 무작위로 배정한 결과 면역요법으로 아이들의 우유 관용성이 대폭 개선되었다.[14] 이 연구에서는 치료 첫째 날에 각 환자에게 알레르기 반응을 일으키는 최대치를 확인해서 최초 용

음식을 약으로 활용하기

이 책에 나오는 '용량'이라는 표현에 주목하기 바란다. 경구 면역요법에서 음식은 사실상 치료제로 쓰인다. 즉 면역요법 연구 참가자는 음식을 섭취하는 것이 아니라(그 양이 얼마나 적건 상관없이) 약을 복용한다고 볼 수 있다. 경구 면역요법에서 알레르기 유발성분은 치료제와 같다. 이 성분은 대체로 푸딩이나 애플소스에 섞을 수 있는 분말 형태로 사용되고, 다른 물질과 뒤섞이지 않도록 멸균 상태로 식료품 저장실이나 냉장고에 보관한다. 환자에게 제공할 때는 정밀한 실험용 저울로 용량을 측정한다. 경구 면역요법 시험에 쓰이는 이러한 물질은 오염되지 않은 성분으로 구해야 하므로 특정 구입처에서 마련한다. 예를 들어 우리 연구실에서는 숀 N. 파커 알레르기·천식 연구센터에서 캐슈 분말을 구입한다. 이곳에서 판매하는 캐슈 분말은 다른 작물은 일절 재배하지 않고 캐슈만 재배하는 농장에서 얻은 재료로 만든다. 이런 절차를 철저히 지켜야 연구에서 나온 데이터의 신뢰도와 재현성이 높아진다. 음식 알레르기마다 알맞은 구강 면역요법 치료 절차를 마련하려면 매우 엄격한 기준을 준수해야 한다. 경구 면역요법 임상시험의 목적은 FDA 승인을 받을 수 있는 치료법, 즉 전 세계 병원에서 활용할 수 있고 보험사가 보장범위에 포함시킬 수 있는 치료법을 찾는 것이다. 새로운 항암제나 당뇨병 치료제 연구에서나 볼 법한 신중한 방법론이 구강 면역요법 연구에도 똑같이 적용된다는 의미이기도 하다. 경구 면역요법은 의학적 치료.

량으로 정했다. 연구 8주차가 되자 이 용량은 최대 500밀리그램까지 늘어났다. 이후 3~4개월간 8주차에 섭취할 수 있는 용량을 그대로 제공했다(환자 중 한 명은 용량이 증가하자 습진이 발생해 연구 치료를 중도에 그만두었다). 중요한 사실은 이 연구에서 최초로 치료 종료 시점에 이중맹검 방식으로 식품 경구 유발시험이 실시되었다는 점이다. 즉 각 환자가 그동안 우유를 섭취한 치료군과 위약군 중 어느 그룹에 속해 있는지 의사와 환자, 환자 가족 중 누구도 모르는 상태로 경구 유발시험이 실시됐다. 이렇게 하면 검사에서 환자가 보이는 반응이나 의사의 결과 해석에 조금이라도 영향을 줄 수 있는 편향을 없애는 데 도움이 된다. 연구 종료 시점이 되자 우유로 경구 면역요법이 실시된 아이들은 우유 단백질을 약 5000밀리그램까지 섭취해도 알레르기 반응이 나타나지 않았다. 위약군에서는 이 양이 약 40밀리그램에 그쳐서 큰 대조를 이루었다. 연구 과정에서 아무런 문제가 없었던 것은 아니며, 경구 면역요법 치료군에 속한 아이들은 알레르기 반응이 발생하기도 했다. 다만 대부분 입 주변이 가렵거나 복통을 느끼는 정도에 그쳤다. 그보다 심한 알레르기 반응으로 분류할 수 있는 다양한 증상이 발생한 경우는 매우 드물었다.

다른 몇몇 연구진도 경구 면역요법에 관한 연구를 실시했다. 스페인에서 실시한 연구에서는 2세 아동 60명을 대상으로 경구 면역요법을 실시한 결과, 거의 전원이 우유에 완전히 둔화된 것으로 나타났다.[15] 마찬가지로 핀란드에서 우유 알레르기가 있는 초등학생 참가자에게 경구 면역요법을 실시한 연구에서도 연구 종료 시점에 우유를 마실 수 있게 된 아이들은 대부분 3년 뒤에도 관용성이 유지된 것으로 확인됐다.[16] 2014년 말까지 우유 알레르기가 있는 아동 최소 278명이 경구 면역요법 연구에 참여했고, 이 중 84퍼센트가 연구 종료 시점에는 알레르기 유발성분에 탈감작된 것으로 나타났다.[17] 스페인의 한 연구진은 여러 가지 알레르기를 한꺼번에 앓거나 과거 아나필락시스를 겪은 적이 있는 환자가 경구 면역요법 시험에서 극심한 알레르기 반응이 나타날 위험성이 가장 높다고 밝혔다.[18] 향후 이러한 연구를 진행할 연구자와 환자 모두에게 도움이 되는 정

음식 알레르기의 종말

보다.

우유 알레르기에 관한 초기 연구와 마찬가지로, 달걀 알레르기의 경구 면역요법 초기 연구에서도 규모가 크지는 않았지만 고무적인 결과가 나왔다. 2007년에 7명의 아동을 대상으로 실시한 연구에서는 참가자 전원이 연구 종료 시점에 시작 시점보다 더 많은 달걀 단백질을 견딜 수 있게 되었다.[19] 이 양은 일반적으로 달걀 단백질에 우연히 노출될 수 있는 양보다 많은 수준이었다. 2010년에 일본에서 실시한 연구에서는 극심한 달걀 알레르기가 있는 7세부터 12세 아동 6명에게 경구 면역요법을 실시한 결과 모두 탈감작이 일어난 것으로 확인됐다. 1년 뒤에 이 6명의 아이 모두 달걀을 한 개 이상 먹어도 알레르기 반응이 나타나지 않았다.[20] 그로부터 1년 뒤에 스페인의 한 연구진은 5세부터 17세까지 총 23명의 달걀 알레르기 환자를 대상으로 실시한 연구 결과를 발표했다.[21] 이 중 20명은 하루에 완전히 익힌 달걀 한 개를 다 먹어도 극심한 반응이 전혀 나타나지 않는 수준에 이르렀고 14명은 섭취 후 5일 이내에 아무런 증상이 나타나지 않았다. 또한 달걀 관용성은 6개월 뒤에도 유지된 것으로 확인됐다. 2014년에는 165명의 아동이 참여한 달걀 경구 면역요법 시험이 실시되었고 81퍼센트(132명)가 탈감작되었다는 결과가 나왔다.[22] 또 2017년에는 프랑스 연구진이 달걀 알레르기가 있는 아동 84명을 회피 전략을 따르는 그룹과 경구 면역요법 그룹으로 무작위 배정한 결과[23] 연구 종료 시점에 실시한 식품 경구 유발시험에서 달걀에 반응이 나타난 환자 수는 경구 면역요법을 받은 아동 중 25명, 회피 전략을 따른 아동 중 40명이었다고 밝혔다.

경구 면역요법을 연구한 많은 연구자가 면역계가 땅콩에 보이는 반응도 재교육 가능한지 알아내려고 한 것은 당연한 수순이었다. 아칸소대학의 스테이스 존스Stacie Jones와 노스캐롤라이나대학의 웨슬리 버크스Wesley Burks가 제일 먼저 이 의문을 해소하기 위한 시험을 설계했다. 이번에도 초기 연구에서 희망을 가질 만한 결과가 나왔다. 2009년에 보고된 소규모 경구 면역요법 시험에서 땅콩 알레르기가 있는 아동 4명 모두 알레르기가 완전히 사라졌다.[24] 연구가 종료될 시점에 4명의 참가자 모두 땅콩 10알을 먹을 수 있는 상태가 되었는데, 이 정도 양이면 연구 시작 시점에 참가자들이 견딜 수 있었던 양보다 최대 478배 많은 수준이었다. 아칸소 주에서는 1세부터 16세의 땅콩 알레르기 환자 28명 중 20명의 연구 참가자가 최대 2년까지 땅콩 가루 300밀리그램을 섭취할 수 있는 상태가 유지되었다.[25] 또한 연구 종료 시점에는 참가한 아동 거의 전원이 땅콩 단백질 3900밀리그램을 먹어도 아무런 증상 없이 견딜 수 있었다.

몇 년이 지나 땅콩의 경구 면역요법에 위험성은 없는지 좀 더 자세히 파악하기 위한 국제 연구단이 구성됐다. 미국과 이스라엘에서 총 5개 기관이 참여한 이 연구에서는 땅콩 알레르기 환자 352명이 땅콩이나 땅콩버터나 땅콩 가루를 이용한 경구 면역요법을 받았다. 누적 투여 횟수 총 240,351회 중 에피네프린이 필요할 정도로 극심한 알레르기 반응이 발생한 경우는 95회였고 참가자의 85퍼센트에 해당하는 298명은 유지 용량을 견딜 수 있는 상태가 되었다.[26] 이 연구로 두 가지가 확실히 밝혀졌다. 하나는 경구 면역요법이 땅콩 알레르기에 효과적인 치료법이 될 수 있다는 것, 다른 하나는 경구 면역요법은 반드시 의료보건 시설에서 의료 전문가가 실시해야 한다는 것이다. 2014년 말까지 땅콩 알레르기가 있는 어린이 환자 최소 516명이 경구 면역요법으로 치료받았고 이 중 약 82퍼센트가 탈감작된 것으로 나타났다.[27]

중대한 기점이 된 연구

경구 면역요법 연구가 집중적으로 실시된 초기 몇 년 동안 음식 알레르기의 의학적 치료법 개발에 필요한 임상시험의 토대가 마련되었다. 의사와 환자, 환자의 가족이 특정 치료가 정말로 효과가 있는지 확실하게 확인할 수 있는 유일한 방법은 무작위 방식의 임상시험을 통해 새로운 치료법과 일반적인 대처 방식으로 여겨지던 회피 전략의 효과를 비교하는 것뿐이었다. 지난 몇 년간 이러한 측면에서 중대한 기점이 된 여러 연구가 완료되어 새로운 음식 알레르기 치료의 중심이 되었다.

그런 연구 중에 가장 중요하다고 꼽을 수 있는 연구가 'AR101를 이용한 탈감작과 땅콩 알레르기 경구 면역요법 연구'다Peanut Allergy Oral Immunotherapy Study of AR101 for Desensitization, PALISADE.[28] AR101은 땅콩 단백질 가루로 만든 경구 면역요법용 치료제로, FDA 승인을 받아 현재 팔포지아Palforzia라는 제품명으로 판매되고 있다(이 책에서는 AR101로 칭한다). AR101은 경구 면역요법에 쓰이는 다른 땅콩 가루와 동일하지만, 이렇게 치료제로 지정됨으로써 연구와 민간 병원에서 치료제로 적극 활용될 수 있는 길이 열렸다. PALISADE 연구는 스탠퍼드대학 연구진을 비롯해 70여 명의 연구자가 참여한 대규모 국제 연구단이 실시했다. 땅콩 알레르기가 있는 4~17세 아동 약 500명 참가자가 AR101 치료군이나 위약군에 무작위로 배정되었고, 치료군은 24주에 걸쳐 투여 용량을 일일 300밀리그램에 이를 때까지 점진적으로 늘렸다. 이 연구는 이중맹검 방식으로 실시되어 연구 참가자와 연구자 모두 각 참가자가 먹는 것이 땅콩 단백질인지 위약인지 알지 못했다.

연구의 목표는 치료군과 위약군 참가자 중 땅콩을 600밀리그램 이상 섭취해도 연구를 중단해야 할 만큼 심각한 증상이 발생하지 않는 환자가 몇 명인지 확인하는 것이었다. 2018년 〈뉴잉글랜드 의학 저널The New England Journal of Medicine〉에 발표된 연구 결과에 따르면 치료 효과는 엄청났다. AR101 치료군에 무작위 배정된 372명 중 250명(67퍼센트)이 땅콩 단백질을 600밀리그램 이상 섭취해도 심각한 증상이 전혀 나타나지 않았다. 이에 반해 위약군 124명 중에 이 정도 용량을 견딜 수 있었던 환자는 겨우 5명(4퍼센트)에 불과했다. 치료군은 최종 용량이 투여된 기간에 심각한 증상이 나타나는 경우가 더 적었을 뿐만 아니라 중등도 증상과 경미한 증상이 나타나는 경우도 더 적었다. 한 가지 중요한 사실은 이 연구에 연방 정부의 연구 지원금과 함께 AR101을 만든 업체 에이뮨 테라퓨틱스Aimmune Therapeutics의 자금도 사용되었다는 점이다. 이런 이유로 데이터의 정밀성이 떨어지지는 않지만, 연구 결과를 살펴볼 때 이해관계의 충돌 가능성은 반드시 확인해야 하는 중요한 사항이다.

우리 연구진이 맡은 시험 참가자 중에 로닌 피셔Ronin Fisher라는 다섯 살 소년이 있었다. 로닌은 생후 18개월에 땅콩버터를 먹은 후 구토 증상을 보였고 이후 땅콩 알레르기라는 진단을 받았다. 로닌의 아버지 마사는 아이가 크는 동안 얼마나 다양한 진단을 받았는지 모두 기억하고 있다. 로닌의 부모는 견과류에 노출될 일이 없다는 보육시설과 유치원을 찾고 일상생활에서 아이가 우연히 땅콩에 노출되는 일이 생기지 않도록 철저히 대비했다. 친척들이 놀러 오는 날이면 주의사항을 미리 일깨워 주는 것도 부모의 몫이었다. "특별한 클럽에 가입한 것과 같은 생활입니다." 마사의 설명이다. 로닌이 우리의 연구에 참여했을 때 연구진과 로닌의 가족 중 누구도 로닌이 먹기 시작한 것이 땅콩 분말인지 다른 것인지 알지 못했지만 가족들은 정해진 치료 과정을 성실히 잘 따라왔다. 6개월 후, 로닌이 그동안 먹은 것이 무엇인지가 공개됐다. 로닌은 땅콩 가루를 투여하는 치료군에 속해 있었고, 땅콩 300밀리그램을 견딜 수 있는 상태가 된 것으로 드러났다. 연구는 공개 시험으로 전환되어 계속 진행 중이고, 로닌은 지금도 이 용량을 계속 섭취하고 있다. 다른 가족들과 마찬가지로 로닌의 부모도 알레르기가 완전히 사라지는 날이 올 것이라는 기대는 하지 않았다. "알레르기가 없어지는 것보다는 면역 반응이 줄기를 바랍니다." 마사의 말이다. "우리는 지금도 에피네프린을 갖고 다니고 음식을 먹기 전에 무슨 성분이 들어 있는지 확인합니다." 로닌의 아버지는 몇 년 후에 아이가 청소년이 되어 알레르기를 혼자 알아서 관리해야 하는 때가 되면 무슨 일이 생길지 걱정되지만 이제는 땅콩에 갑자기 노출되더라도 예전보다 잘 견딜 수 있다는 사실에 안도한다고 말했다. 그리고 음식 알레르기를 겪고 있는 사람 모두가 이 연구를 통해 희망을 품을 것이라고 말했다. "땅콩 알레르기 환자라면 활용해 볼 만한 치료법입니다."

음식 알레르기 경구 면역요법의 발전에 토대가 된 또 한 건의 연구는 국립 알레르기·감염질환 연구소의 지원으로 실시된 '땅콩 경구 면역요법의 안전성, 효능, 새로운 사실에 관한 연구Peanut Oral Immunotherapy Study: Safety, Efficacy, and Discovery, POISED'다.[29] 이 연구에서는 땅콩에 탈감작이 한 번 이루어지고 나면 이후에도 땅콩을 치료 '용량'만큼 계속 섭취해야 탈감작이 유지되는지 조사했다. 저자(카리)도 포함된 스탠퍼드대학 연구진이 실시한 이 연구에는 7세부터 55세의 땅콩 알레르기 환자 120명이 참여했다. 이들 중 95명은 매일 땅콩을 섭취했고 섭취 용량은 4그램이 될 때까지 늘려 갔다. 나머지 25명은 귀리 가루로 만든 위약을 섭취했다. 2년 뒤 치료군에서 땅콩 단백질을 안전하게 먹을 수 있게 된 환자는 84퍼센트였던 반면 위약군에서는 이 비율이 4퍼센트에 그쳤다.[30]

생후 1년이 되었을 때 여러 가지 알레르기가 있다는 진단을 받은 앤드루 샤츠Andrew Schatz는 땅콩으로 치료군에 속한 아이들 중 한 명이었다. 자라면서 면역계가 우유와 달걀은 견딜 수 있게 되었지만, 땅콩 알레르기는 끈질기게 남아 있었다. 알레르기 검사를 받고 땅콩 알레르기 진단을 받은 후 땅콩의 영향을 느낀 적이 한 번도 없던 앤드루는 어느 날 학교에서 친구와 장난으로 레슬링을 하다가 처음으로 땅콩에 노출됐다. 같이 놀던 친구가 점심 식사 때 땅콩버터를 먹었고, 성분이 옷이나 얼굴에 조금 남아 있던 것으로 추정된다. 노출

직후 앤드루의 입술은 평소보다 세 배 부풀어 올랐다. 땅콩 단백질을 섭취한 것도 아니고 정말 살짝 접촉했을 뿐인데 이런 증상이 나타난 것이다. 앤드루의 부모인 피트와 레일라니는 이 일이 있고 얼마 지나지 않아 앤드루를 POISED 연구에 참여시키기로 결정했다. 초기 용량은 노출됐을 때 혀가 따끔하고 가려워지는 증상이 나타나는 4밀리그램으로 정해졌다. 앤드루는 2년간 2주 간격으로 병원을 방문해 치료받았고 노출 용량은 점점 늘어나 나중에는 4그램까지 노출되어도 아무런 증상이 나타나지 않았다. 지금은 관용성을 유지하기 위해 매일 밤 10시 15분에 땅콩 한 알을 삼킨다(땅콩 맛을 싫어해서 씹어 먹지는 않는다). 부모도 앤드루도 땅콩버터를 바른 샌드위치 때문에 예전과 같은 일이 일어날까 봐 걱정하지 않는다. 열여섯 살이 된 앤드루는 최근에 운전면허도 땄다. 어디를 가고 무엇을 먹는지 부모가 일일이 챙겨야 하는 나이는 지났다. 피트는 경구 면역요법으로 "엄청난" 마음의 평화를 얻었다고 전했다. "이젠 밤에도 안심하고 잘 잡니다."

결과가 놀라운 만큼, 어떻게 하면 이러한 효과가 지속되도록 만들 수 있는지도 알 필요가 있다. 연구 기간인 2년이 지나도 탈감작이 영구적으로 지속될까? 아니면 알레르기가 슬그머니 또 찾아오지 못하도록 땅콩을 계속 먹어야 할까? 우리 연구진은 이를 확인하기 위해 POISED 연구에서 치료군에 배정됐던 모든 참가자를 매일 땅콩 단백질을 정해진 양만큼(300밀리그램) 섭취하는 그룹과 위약군에 무작위로 배정했다. 1년 후 유지 용량을 계속 섭취한 사람들 중 37퍼센트가 여전히 알레르기 걱정 없이 살고 있었고 위약군에서는 13

퍼센트가 그러한 상태인 것으로 나타났다. 이들은 혈중 IgE 항체도 줄고, 알레르기를 나타내는 다른 지표도 수치가 낮아진 것으로 확인됐다.[31] 연구를 끝까지 마친 참가자들 중 상당수가 지금도 매일 땅콩을 먹는다. 한 알만 먹어도 충분한 사람이 있고, 여러 개를 먹는 사람도 있다. 이렇게 관용성을 유지하기 위해 먹는 땅콩에는 M&M's 땅콩 초콜릿이 많이 활용된다. 약이라고 해서 늘 쓰기만 한 것은 아닌 셈이다. 지금도 면역계의 탈감작을 유도할 수 있는 최상의 치료 프로그램과 치료 효과를 유지할 수 있는 가장 효과적인 방법을 밝히기 위한 관련 연구들이 이어지고 있다.

경구 면역요법에 치료제를 추가한다면

경구 면역요법이 발전할수록, 치료제를 함께 사용하면 더 나은 결과를 얻을 수 있는지에 관심이 쏠리기 시작했다. 지난 20년 동안 제약 업계와 학계는 인체 면역계의 주요한 특징을 표적으로 삼아 작용하는 신약 개발을 주도해 왔다. 그러므로 이러한 약을 면역요법과 함께 활용하면 음식 알레르기를 이겨내고자 하는 사람들에게 더 큰 도움이 될 수 있다는 가능성이 제기된 것은 당연한 결과였다. 정말로 그런지 확실하게 알아내려면 임상시험이 필요했다.

이 이론을 확인하기 위해, 다양한 음식 알레르기를 앓는 환자를 오말리주맙이라는 치료제와 경구 면역요법으로 치료하는 방식의 소규모 임상시험이 실시됐다. 오말리주맙은 알레르기 유발성분

음식 알레르기의 종말

에 대한 인체의 민감 반응을 줄이기 위해 만든 단클론 항체이며 천식 치료제로 처방되는 약이다. 오말리주맙은 IgE 항체와 결합해서 IgE가 활성화돼 발생하는 알레르기 반응을 중단시킨다. 도널드 렁 Donald Leung이 이끄는 연구진은 땅콩 알레르기 환자에게 오말리주맙을 적용하면 경구 유발시험에서 환자가 섭취할 수 있는 땅콩 단백질의 양이 늘어난다고 밝힌 적이 있다.[32] 우리 연구진은 이 자료를 참고해서 새로운 연구 계획을 수립했다. 먼저 우유에 극심한 알레르기 반응(두드러기, 구토, 아나필락시스)을 보인 적이 있고 IgE 항체 수치가 높은 11명의 아동을 모집했다.[33] 그리고 9주 동안 오말리주맙 치료를 실시한 후 경구 면역요법을 실시했고, 다시 7주간 오말리주맙 치료를 추가로 실시했다. 경구 면역요법 단계에서는 첫날 제공하는 분말 우유의 양을 0.1밀리그램부터 시작해서 1000밀리그램까지 늘렸다. 각 환자는 매일 정해진 용량을 섭취했고 섭취 용량은 최대 11주에 걸쳐 매주 늘어났다. 치료 과정을 모두 마친 10명의 환자 중(한 명은 경구 면역요법 첫날 극심한 알레르기 반응이 나타나 연구 대상자에서 제외됐다) 9명이 우유 2000밀리그램을 견딜 수 있게 되었다. 또한 연구 종료 후 9명은 우유를 일반적인 식생활에 포함된 정도는 섭취할 수 있게 되었으며, 나머지 한 명은 그 절반 정도의 양을 섭취할 수 있는 것으로 확인됐다.

우리 연구진이 진행한 첫 번째 1상 임상시험에서는 우유, 달걀, 땅콩, 견과류, 곡물, 참깨 중 두 가지에서 다섯 가지에 알레르기가 있는 25명을 모집했다. 각 참가자는 8주간 오말리주맙으로 치료받은 후 개개인의 알레르기에 맞는 경구 면역요법 치료를 추가로 받앉다. 두 치료를 8주간 동시에 실시한 후 다시 8주간 경구 면역요법만 실시하는 것으로 연구는 종료됐다. 치료 중 알레르기 반응이 발생한 경우도 있었으나 대부분 증상이 경미하거나 중등도 수준이었고 에피네프린을 써야 했던 경우는 단 한 건이었다. 이 연구에서 오말리주맙은 경구 면역요법의 효과가 나타나는 시간을 단축시키는 것으로 나타났다. 알레르기 환자가 보다 단시간에 알레르기에서 벗어날 수 있고 치료 기간이 줄면 치료에 드는 비용도 준다는 점에서 굉장히 유망한 결과다[34](치료비와 관련된 문제는 다음 장에서 다시 설명한다). 우리 연구진이 두 번째로 진행한 1상 임상시험에서는 오말리주맙을 사용하지 않았고[35] 연구 기간은 첫 번째 1상 시험보다 길었다. 이 시험에서도 앞서와 같이 치료의 안전성이 확인됐다.

땅콩 알레르기 치료를 위한 경구 면역요법(OIT)의 주요 연구 요약				
연구 핵심	연구 설계	참가자 수	결과	참고문헌
땅콩 OIT	OIT만 실시, 단일군 연구	28명	환자 20명이 연구를 완료. 알레르기 증상은 연구 초기 단계에 용량을 처음 늘릴 때 가장 많이 발생. 집에서 정해진 치료 용량을 섭취하다가 알레르기 반응이 나온 경우는 드물었음.	Hofmann AM, et al. *J Allergy Clin Immunol*, 2009.
땅콩 OIT	OIT만 실시, 단일군 연구	29명	27명은 8개월 연구 기간이 끝나고 실시한 식품 경구 유발시험에서 땅콩 3.9그램을 먹어도 안전한 것으로 나타남.	Jones SM, et al. *J Allergy Clin Immunol*, 2009.

음식 알레르기의 종말

연구 핵심	연구 설계	참가자 수	결과	참고문헌
땅콩 OIT	OIT 치료군과 위약군을 비교하는 무작위 시험	OIT 치료군 19명, 위약군 9명	OIT 치료군 환자 3명이 알레르기 부작용으로 연구를 중단. 남은 16명은 모두 1년간 치료 후 땅콩 가루 5000mg(땅콩 약 20알)을 먹을 수 있게 됨. 위약군 환자는 평균 280mg을 먹을 수 있는 것으로 나타남.	Varshney P, et al. *J Allergy Clin Immunol*, 2011.
땅콩 OIT	고용량 OIT 단일군 시험	22	6주 후 22명 중 12명이 땅콩 단백질 2.6g을 먹을 수 있게 됨. 30주 후 16명의 환자가 땅콩 단백질 6.6g을 먹을 수 있게 됨.	Anagnostou K, et al. *Clin Exp Allergy*, 2011.
땅콩 OIT와 오말리주맙	오말리주맙과 OIT 치료를 병행하는 단일군 시험	13	연구 종료 시점에 실시한 식품 경구 유발시험에서 12명이 연구 시작 시점보다 최대 400배 많은 땅콩 가루 8000mg을 먹을 수 있게 됨. 참가자 2명에서 치료를 요하는 극심한 알레르기 반응이 발생.	Schneider L, et al. *J Allergy Clin Immunol*, 2013.
땅콩 OIT	OIT 단일군 시험	39	24명이 연구를 마침. 12명은 연구 종료 후 한 달 뒤 실시한 식품 경구 유발시험에서 땅콩 분말 5000mg을 먹을 수 있는 것으로 나타나 탈감작이 OIT가 끝난 후에도 지속된 것으로 확인.	Vickery BP, et al. *J Allergy Clin Immunol*, 2014.

연구 핵심	연구 설계	참가자 수	결과	참고문헌
땅콩 OIT	OIT 치료와 땅콩 회피 전략을 비교하는 무작위 시험. 6개월 뒤에는 땅콩 회피군 환자도 OIT 치료를 받을 수 있도록 함.	1단계: IT 치료군 39명, 회피군 46명. 2단계: 회피군 중 45명이 OIT 치료를 받음.	OIT 치료군 39명 중 24명이 6개월 후 땅콩 단백질 1400mg을 안전하게 섭취할 수 있었음. 대조군 환자 46명 중 땅콩을 섭취할 수 있는 환자가 한 명도 없었음. 연구 2단계에서 회피 그룹이었다가 OIT 치료군으로 넘어온 45명 중 24명이 땅콩 단백질 1400mg을 견딜 수 있게 되었음. 치료 종료 후 대부분 환자가 26주간 땅콩 단백질 800mg을 계속 섭취할 수 있는 것으로 확인.	Anagnostou K, et al. *Lancet*, 2014.
땅콩 OIT와 프로바이오틱스	땅콩 OIT와 프로바이오틱스 (Lactobacillus rhamnosus) 치료군과 위약군을 비교하는 무작위 이중맹검 시험	두 그룹에 각 31명	치료군 환자 31명 중 28명이 모든 치료를 받음. 이 28명 중 23명은 땅콩 단백질 4000mg에도 아무 반응이 나타나지 않는 상태 유지(치료 종료 후에도 알레르기 반응 나타나지 않음). 위약군에서는 이런 환자가 한 명이었음.	Tang ML, et al. *J Allergy Clin Immunol*, 2015.

연구 핵심	연구 설계	참가자 수	결과	참고문헌
땅콩 OIT와 오말리주맙	오말리주맙 치료군이나 위약군에 무작위 배정 후 모든 환자가 OIT를 받도록 함.	오말리주맙 치료 후 OIT 치료군 29명, 위약 섭취 후 OIT 치료군 8명	오말리주맙 치료를 받고 OIT 치료를 시작한 환자는 OIT 시작 시점에 땅콩 단백질을 최대 250mg까지 견딜 수 있었던 반면, 위약군 환자가 동일 시점에 견딜 수 있는 양은 22.5mg이었음. OIT 치료 후 오말리주맙에 이어 OIT 치료를 받은 환자 중 23명이 땅콩 단백질 4000mg을 견딜 수 있는 것으로 확인. 위약 치료 후 OIT 치료를 받은 환자 중에서는 이런 환자가 한 명이었음.	MacGinnitie AJ, et al. *J Allergy Clin Immunol*, 2017.
땅콩 OIT, 생후 9~36개월인 영유아 대상	땅콩 알레르기 진단에서 양성이 나온 어린이 환자 대상, 저용량 OIT 치료군(최대 300 mg) 또는 고용량 OIT 치료군(최대 3000 mg)으로 무작위 배정, 맹검 시험	총 37명 참여. 저용량 OIT 치료군 20명, 고용량 OIT 치료군 17명.	연구 종료 시점에 실시한 식품 경구 유발시험에서 29명의 환자가 땅콩 단백질 5g에 지속된 반응을 보이지 않음(관용성은 연구 종료 후 4주 뒤에도 유지). 이 29명은 저용량 OIT 환자 20명 중 17명, 고용량 OIT 환자 17명 중 12명이었음.	Vickery BP, et al. *J Allergy Clin Immunol*, 2017.

연구 핵심	연구 설계	참가자 수	결과	참고문헌
땅콩 OIT, 6~18세의 중등도부터 중증 알레르기 환자 대상	OIT 치료군과 위약군을 비교하는 무작위 이중맹검 시험	OIT 치료군 39명, 위약군 21명	OIT 치료군 환자 39명 중 26명이 연구 종료 후 실시한 식품 경구 유발시험에서 땅콩 단백질 5g을 견딜 수 있는 것으로 나타남. 위약군에서는 그러한 환자가 한 명도 없었음.	Kukkonen AK, et al. *Acta Paediatr*, 2017.
땅콩 OIT와 프로바이오틱스 병행 치료 연구의 후속 조사	땅콩 OIT와 프로바이오틱스 치료 시험에 참여한 환자 대상, 4년 뒤 알레르기 유발성분 관용성 평가	기존 연구에서 24명이 땅콩 OIT 치료를 받고 24명이 위약 치료를 받음. 4년 후 OIT 치료군 중 12명, 위약 치료군 중 15명이 이중맹검 방식의 식품 경구 유발시험을 받음.	기존 연구에서 OIT 치료군 환자 24명 중 16명이 연구 종료 후 4년 뒤에도 땅콩을 계속 먹을 수 있었음. 위약군에서는 24명 중 1명만 가능. 4년 후 실시한 식품 경구 유발시험 OIT 치료군 환자 12명 중 7명이 땅콩 단백질 4g에 지속적인 무반응 상태로 확인. 위약군 환자 15명 중 이와 같은 환자는 0명이었음.	Hsiao KC, et al. *Lancet Child Adolesc Health*, 2017.
OIT와 팔포지아(AR101)를 이용한 땅콩 알레르기 치료	땅콩 OIT 치료군과 위약군 무작위 이중맹검 시험	29명이 팔포지아(AR101) 치료, 26명이 위약 치료를 받음.	OIT 치료군 29명 중 23명이 연구 종료 시점에 땅콩 단백질 443mg에 관용성이 생겼고(위약군 26명 중에서는 5명) 18명은 1043mg에 관용성이 생김(위약군 중에서는 0명).	Bird JA, et al. *J Allergy Clin Immunol Pract*, 2018.

음식 알레르기의 종말

연구 핵심	연구 설계	참가자 수	결과	참고문헌
땅콩 OIT, 일본 어린이 대상	땅콩 OIT 단일군 시험, 이전 연구의 위약군 데이터와 비교	22명이 땅콩 OIT 치료를 받음. 11명의 대조군에 관한 이전 데이터가 사용됨.	OIT를 마친 22명 환자 중 15명이 2년 후에도 땅콩 단백질 795mg에 관용성 유지. 이전 연구의 대조군 중 2명만 식품 경구 유발시험을 받음.	Nakagura K, et al. *Int Arch Allergy Immunol*, 2018.
저용량 땅콩 OIT, 3~17세 환자 대상	땅콩 125 mg OIT 치료군과 250 mg 치료군, 위약군 무작위 비교 시험	31명이 OIT 치료, 31명이 위약 치료를 받음.	OIT 치료군 31명 중 23명이 최종 실시된 식품 경구 유발시험에서 땅콩 단백질 최소 300mg에 관용성이 생김. 위약군 31명 중 5명에서 관용성 확인. 또한 OIT 치료군 31명 중 13명과 위약군 1명은 최종 경구 유발시험에서 땅콩 단백질 4.5g에 관용성 생김.	Blumchen K, et al. *J Allergy Clin Immunol*, 2019.
AR101(팔포지아)을 이용한 OIT	OIT 치료와 위약을 비교하는 대규모 무작위 3상 시험	총 551명 등록. 4~17세 참가자 496명 중 372명이 OIT 치료, 124명이 위약 치료를 받음.	4~17세 OIT 치료군 372명 중 250명, 위약 치료를 받은 청소년 참가자 124명 중 5명이 최종 식품 경구 유발시험에서 땅콩 단백질 600mg 이상에 관용성 생김. PALISADE로 명명된 본 임상시험은 AR101이 FDA 승인을 받은 결정적 연구가 됨.	Vickery BP, et al. *N Engl J Med*, 2018.

연구 핵심	연구 설계	참가자 수	결과	참고문헌
땅콩 OIT	땅콩 OIT 치료군과 귀리 가루를 섭취한 위약군을 비교하는 무작위 시험	60명의 환자가 OIT 치료군에 무작위 배정되어 104주차에 최대 4000mg까지 OIT 치료를 받음(그룹 1). 35명의 환자는 매일 최대 4000mg 노출 후 300mg에 노출되는 OIT 치료군에 무작위 배정됨(그룹 2). 25명의 환자는 위약군에 무작위 배정됨(그룹 3).	그룹 1의 환자 60명 중 51명, 그룹 2의 환자 35명 중 29명, 위약군 25명 중 1명이 시험 104주차에 땅콩 단백질 4000mg에 관용성 생김. 그룹 1의 60명 중 21명은 13주간 땅콩을 전혀 섭취하지 않았고 시험 117주차에 확인했을 때도 4000mg에 관용성 유지. 그룹 2의 환자 35명 중 19명이 시험 117주차에 관용성을 나타냄. 연구 종료 시점인 156주차에 그룹 1의 환자 60명 중 8명이 계속 4000mg에 관용성을 나타냄. 그룹 2의 35명 중 13명이 관용성을 나타냄.	Chinthrajah RS, et al. *Lancet*, 2019.

* 여기서 고위험은 아기에게 습진이 있거나 부모 중 한 명 또는 두 명 모두 문제가 되는 음식에 알레르기가 있는 경우 또는 이 두 가지 조건에 모두 해당하는 경우로 정의.

이번 장을 시작하면서 소개한 테사도 우리 연구진이 처음 실시한 다중 알레르기 시험에 참가했다. 테사의 어머니 킴은 음식점에서 국수 재료가 바뀌는 바람에 테사가 죽을 뻔했던 사고 후, 아이에게 도움이 될 수 있는 치료법을 절박하게 찾았다. 알레르기는 테사에게 정서적으로도 영향을 주었다. 다이빙 대회 출전을 목표로 열심히 팀 훈련을 받고 실력이 향상되고 있었지만 음식 알레르기 때문에 불안 감이 커져서 운동도 그만두었다. 킴은 같이 피자를 만들어 먹고 놀 자며 테사를 초대한 친구 집에 아이를 데려다주었던 날을 생생히 기 억한다. 친구네 집에 도착하자 주방은 온통 밀가루가 가득했다. "엄 마, 저 여기 못 있겠어요." 그 광경을 본 테사가 한 말이었다.

킴은 알레르기 시험에 처음 참가할 때 아홉 살이던 테사가 얼마 나 겁을 먹었는지도 기억한다. 음식 알레르기 때문에 벌써 몇 번이 나 병원에 실려 왔던 아이가 가장 큰 적과도 같은 음식에, 그것도 한 가지가 아닌 여러 종류에 한꺼번에, 일부러 노출되어야 하는 상황과 마주한 것이다. 시험에 참여하려면 반드시 받아야 하는 식품 경구 유발시험은 여름 내내 이어졌다. 그해 12월이 되어서야 테사는 경구 면역요법 치료를 받기 시작했다. 이듬해 5월이 되자 알레르기 반응 이 나타나던 모든 물질에 유지 용량 정도는 견딜 수 있게 되었다. 이 제 우유 반 컵, 토스트 한 쪽 정도는 먹을 수 있다. "삶이 완전히 바뀌 었어요." 킴이 말했다. 테사의 인생이 바뀐 이야기는 〈뉴욕 타임스 매거진〉에 시간순으로 소개됐다.[36] 이 기사에는 테사가 시험 치료 를 무사히 마친 기념으로 태어나 처음 케이크와 아이스크림을 맛본 날의 이야기도 나온다. 테사는 한때 목숨까지 위협했던 음식을 전부 마음대로 먹을 수 있다. 친구 집에 가서 하룻밤 자고 오기도 하고, 친구들과 함께 아이스크림도 먹는다.

오말리주맙을 활용한 이 같은 연구 결과는 중요한 의문으로 이어 졌다. 이 약을 함께 쓰면 정확히 어떤 차이가 있었을까? 우리 연구진은 경구 면역요법과 오말리주맙 치료를 병행하거나 병행하지 않을 때 어떤 차이가 있는지 비교하고 이 치료제를 경구 면역요법에 추가하는 것이 정말로 더 도움이 되는지 판단하기 위한 연구를 진행했다. 스탠퍼드대학에서 실시한 이 2상 임상시험에서는 여러 음식에 알레르기가 있는 4~15세 아동 48명을 경구 면역요법과 오말리주맙 치료를 함께 실시하는 치료군, 또는 경구 면역요법과 함께 위약을 제공하는 그룹에 무작위로 배정했다.[37] 이와 함께 아무런 치료도 받지 않는 대조군으로 12명의 아동 환자를 추가 모집했다. 36주 후 경구 면역요법과 오말리주맙 치료를 함께 받은 환자 36명 중 30명(83퍼센트)이 임상시험 치료에 사용된 알레르기 유발성분이 함유된 단백질을 2그램까지 견딜 수 있게 된 것으로 나타났다. 경구 면역요법과 함께 위약을 제공받은 환자 12명 중 4명(33퍼센트)이 그와 같은 상태가 되었다. 치료를 전혀 실시하지 않은 대조군에서는 관용성에 의미 있는 변화가 나타나지 않았다. 오말리주맙이 분명 결과에 차이를 만든다는 사실을 알 수 있는 결과였다.

음식 알레르기의 종말

땅콩 외 음식의 알레르기 치료를 위한 경구 면역요법(OIT)의 주요 연구 요약

연구 핵심	연구 설계	참가자 수	결과	참고문헌
경구 면역요법(OIT)과 오말리주맙 치료, 2~5가지 음식에 알레르기가 있는 환자 대상	2단계로 설시팅. 8주차부터 30주차까지 1단계에서는 참가자(5~22세)가 16주간 오말리주맙 치료와 각 환자의 알레르기 유발성분에 맞는 OIT 치료를 함께 받음. 약 28~29주차까지 알레르기 유발성분 최소 1 g 섭취할 수 있게 된 환자는 알레르기 유발성분 1g이나 300 mg에 노출되는 그룹 또는 더 이상 노출되지 않는 그룹에 맹검 방식으로 무작위 배정됨.	1단계 참가 환자 70명, 2단계에서 알레르기 유발성분 1 g 노출군 19명, 300 mg 노출군 21명, 노출 안 함 단 그룹 20명	연구 종료 시점(36주차)에 실시된 식품 경구 유발시험에서 2단계에 참여한 두 가지 치료군에 속한 40명의 환자 중 34명이 자신의 각 알레르기 유발물질 최소 2 g에 관용성이 생김. 추가 분석 결과 20명 중에는 11명이 관용성을 나타낸 반면, 감작 후 노출이 유지되어야 효과가 지속된다는 것을 알 수 있는 결과임.	Andorf S, et al. Lancet, 2019.
경피 면역요법(첩포 면역요법), 우유 알레르기 아동 환자 대상	환자는 밀폭 우유를 이용한 경피 면역요법 치료군 또는 위약군에 맹검 방식으로 무작위 배정됨.	생후 3개월부터 15세까지 아동 18명	치료군에서 경피 면역요법으로 관용성이 잘 형성된 것으로 나타남. 치료군에 배정된 환자는 90일차에 우유 23.61 mg에 관용성을 나타냄. 연구 시작 시점에 우유 1.77 mg 이었던 것과 크게 대조되는 양임.	Dupont C, et al. J Allergy Clin Immunol, 2010.

연구 핵심	연구 설계	참가자 수	결과	참고문헌
달걀 알레르기 OIT 치료, 장기 후속 연구	달걀 알레르기가 있는 아동(5~18세) 환자가 최대 4년간 OIT 치료를 받거나 1년 미만동안 위약 치료를 받음.	총 55명, OIT 치료군 40명, 위약군 15명.	4년 뒤 OIT 치료군 40명 중 20명이 달걀에 지속적인 무반응성을 나타냄. 위약군 중에서는 연구 22개월 시점에 실시한 식품 경구 유발시험을 통과한 사람이 한 명도 없었음.	Jones S, et al. J Allergy Clin Immunol, 2016.
밀 OIT	밀 함유 글루텐을 활용한 OIT 치료군이나 위약군에 환자를 무작위 배정하고 1년간 치료를 실시함. 1년 후 시험 경구 유발시험을 통과한 환자는 추가로 1년간 치료를 실시함. 위약군 환자는 첫 1년 후 치료군으로 옮길 수 있도록 함.	각 그룹에 23명씩 총 46명	1년간 치료 후 OIT 치료군 환자 23명 중 12명, 위약군 중 0명이 밀 단백질 최소 4400 mg에 관용성이 생김. 치료 3년 후 OIT 치료군 23명 중 7명이 밀 단백질 7400 mg 이상 섭취할 수 있게 됨. 치료 종료 후 8~10주간 밀을 섭취하지 않은 기간을 두고 확인한 결과 OIT 치료군 환자 3명은 지속적인 무반응성을 나타냄. 1년 뒤 위약군에서 OIT 치료군으로 옮긴 환자 21명 중 12명은 1년간 치료를 받은 후 밀에 탈감작된 것으로 확인됨.	Nowak-Wegrzyn A, et al. J Allergy Clin Immunol, 2019.

면역요법이 더 나은 삶을 만들까?

삶이 나아지지 않는다면 굳이 면역요법을 받을 이유가 없다. 이 치료 프로그램의 핵심도 바로 그 점이며, 이 목표는 음식 알레르기에 새로운 시대가 열리는 바탕이 되었다. 그러나 '효과가 있다'고 해서 사람들의 삶이 반드시 더 나아질 것이라고 확신할 수는 없다.

수많은 연구를 통해 음식 알레르기 환자들 중 경구 면역요법을 받은 사람들이 더욱 행복하게 지낸다는 사실이 확인됐다. 2019년에 이스라엘에서 실시한 연구에서는 경구 면역요법으로 치료받은 4세부터 12세 아동 191명의 부모들을 조사한 결과, 임상시험에 참여한 초기에는 삶의 질이 떨어졌다고 밝힌 의견이 많았다. 이 시기는 의도적으로 알레르기 반응을 유발하는 만큼 힘든 시간이 될 수 있다. 이후 치료를 받은 아이들이 유지 용량을 투여받는 수준에 이르자 정서적으로나 사회적인 면에서 생활이 모두 개선됐다고 밝혔다.[38]

영국의 한 연구진은 땅콩 알레르기가 있는 어린이 환자 중 무작위 방식의 경구 면역요법 시험에 참여한 99명(7세부터 15세)을 대상으로 삶의 질을 조사했다.[39] 12세 미만 어린이 환자의 부모는 조사를 위해 특별히 마련된 설문지에 응답하는 방식으로 음식 알레르기가 있는 아이의 행복 수준을 평가했다. 응답 결과를 보면, 연구에 참여한 어린이 모두가 삶의 질이 향상됐으나 경구 면역요법을 받은 아이들의 향상 폭이 조금 더 컸다. 다른 여러 연구를 통해서도 경구 면역요법이 어린이와 성인 모두에게 이러한 효과가 있는 것으로 나타났다. 현재까지 나온 데이터를 종합할 때, 환자의 나이가 더 어릴수록 나이가 더 많은 환자보다 치료 후 생활이 더 나아진다는 근거는 없다.

한 번에 치료하는 음식 알레르기 유발성분이 한 가지 이상이면 삶의 질도 더 크게 향상될 수 있다. 전 세계에서 실시된 다중 알레르기 유발성분 면역요법에서[40] 여러 가지 음식에 알레르기가 있는 사람은 문제가 되는 모든 물질에 탈감작될 수 있으며, 이렇게 되면 환자 개인은 물론 환자의 가족, 친구들에게도 큰 변화가 일어나는 것으로 나타났다.

양육자는 어떨까? 음식 알레르기가 있는 아이를 키우는 가족이라면, 아이가 의도치 않게 위험한 물질에 노출되면 어쩌나 하는 스트레스와 불안감에 성인인 가족 모두가 큰 부담을 안고 살아간다는 사실을 잘 알 것이다. 스탠퍼드에서 우리 연구진은 경구 면역요법 시험에 참여한 아동 환자의 부모 40명 이상에게 이 치료로 삶의 질이 향상되었는지 물었다.[41] 아이의 관용성이 개선되면 사회적 활동이나 외식 등 가족 전체를 위한 선택에도 영향을 줄까? 면역요법을 받고 나면 매일 식사 준비에 드는 시간이 줄어들까? 경계심을 좀 낮추고 살 수 있을까? 아이의 음식 알레르기와 관련된 불안감은 줄어들까? 우리가 확인한 답변은 고무적이었다. 아이가 면역요법을 받고 탈감작이 이루어지면, 부모가 그동안 짊어지고 살았던 부담이 현저히 감소한 것으로 나타났다. 면역요법 임상시험에서 아이가 위약군에 배정된 부모들의 상황은 달랐다. 다른 몇 건의 조사에서도 이와 비슷한 동향이 나타났다.

면역요법을 받았다고 해서 모든 걱정이 다 사라지는 것은 아니다. 우리 병원에서도 에피네프린을 포함한 알레르기 치료제를 항상 소지하고, 경계심을 유지해야 한다고 이야기한다. 땅콩이든 다른 알레르기 유발 식품이든 관용성을 유지하기 위해 매일 섭취하는 적은 '용량'도 예기치 못한 알레르기 반응을 일으킬 수 있기 때문이다. 견과류의 경우 하루에 최소 하나를 계속 섭취해서 인체 면역계의 탈감작 상태가 유지될 수 있도록 돕는 것이 최선의 방법이다(이틀 간격도 괜찮지만 매일 섭취하는 것이 더 좋다). 일반적으로 경구 면역요법은 장기간 지속할 필요가 있는 것으로 밝혀졌다. 우리 연구진은 땅콩 경구 면역요법을 받은 환자들 가운데 1년 동안 땅콩을 한 번도 먹지 않았지만 탈감작 상태가 유지된 사례도 있다는 사실을 확인했으나[42], 치료의 장기적 유지 가능성을 정확히 확인하기 위한 연구는 지금도 계속 진행되고 있다.

이 책의 뒷부분에서 음식 알레르기의 심리적 영향에 관해 더 상세히 살펴볼 예정이다. 음식 알레르기가 있는 아이들과 그 가족들, 최근에 음식 알레르기 진단을 받은 성인 환자가 겪는 정서적 부담은 아주 중요한 문제다. 과거에는 의료보건 분야에서 이러한 문제가 대부분 경시됐다. 그러나 경구 면역요법이 스트레스와 불안감을 줄인다는 것은 탄탄한 근거로 확인된 사실이며 면역요법 이후에 생활의 여러 제약에서 벗어나는 것은 음식 알레르기 환자와 그 가족에게 큰 의미가 있다.

OIT가 음식 알레르기 환자와 환자 가족의 삶의 질에 끼치는 영향을 조사한 주요 연구			
연구 핵심	연구 설계	결과	참고문헌
우유 알레르기 아동 환자 대상 OIT	아동 환자 30명 치료 (3세부터 12세). 환자 부모는 치료 전과 치료 종료 2개월 후 삶의 질에 관한 설문에 응답.	OIT는 감정에 긍정적 영향을 주고 음식과 관련된 불안을 감소시켜, 환자와 가족의 사회적 제약과 식생활에서의 제약을 줄인 것으로 나타남.	Carraro S, et al. *Int J Immunopathol Pharmacol*, 2012
음식 알레르기 아동 환자와 양육자의 OIT 이후 변화. 땅콩, 호두, 캐슈너트, 피칸, 우유, 달걀, 참깨, 아몬드, 헤이즐넛의 음식 알레르기 대상	두 건의 임상시험(OIT만 실시한 연구, 오말리주맙 치료와 OIT를 함께 실시한 연구)에 참여한 아동 환자의 부모가 음식 알레르기에 맞게 마련된 삶의 질에 관한 설문조사에 응답. 자녀가 OIT를 받지 않은 부모들로 대조군 구성.	두 임상시험에 참여한 환자의 부모 모두(총 40명) 치료 후 삶의 질이 향상됐다고 답함. 대조군에서는 유의미한 변화가 나타나지 않음.	Otani IM, et al. *Allergy Asthma Clin Immunol*, 2014.
땅콩 알레르기 아동 환자 대상 OIT	아동 환자 39명(7세부터 16세)을 땅콩 OIT 치료군이나 땅콩 회피군에 무작위로 배정. 회피군은 6개월 후 OIT 치료군으로 옮길 수 있도록 함. 7~12세 환자의 부모는 연구 시작과 종료 시점에 음식 알레르기와 삶의 질에 관한 설문에 응답.	연구 시작 시점에 OIT 치료군과 땅콩 회피군의 삶의 질 점수는 비슷했음. 이후 두 그룹 모두 향상됐다고 답했으나 OIT 치료군의 점수가 약간 더 높았음.	Anagnostou K, et al. *Lancet*, 2014.

음식 알레르기의 종말

연구 핵심	연구 설계	결과	참고문헌
음식 알레르기 환자가 OIT 과정과 치료 후 겪는 변화. 땅콩, 달걀, 참깨, 견과류의 음식 알레르기 대상	음식 알레르기로 OIT 치료를 받은 2세부터 12세 아동 환자 191명의 부모가 음식 알레르기와 삶의 질에 관한 설문에 치료 기간과 치료 후 4회에 걸쳐 응답.	연구 시작 시점보다 치료 후 유지 용량에 도달했을 때 삶의 질 점수가 크게 높아짐. 점수는 연구 시작 시점에 점수가 낮을수록 종료 시점의 점수는 더 높아지는 경향이 나타남.	Epstein- Rigbi N, et al. *J Allergy Clin Immunol Pract*, 2019.
땅콩 알레르기를 OIT와 프로바이오틱스로 치료하는 경우	대규모 임상시험에서 치료군(24명)과 위약군(27명)에 참여했던 환자 51명이 치료 전, 치료 기간, 치료 후 음식 알레르기와 삶의 질에 관한 설문과 '음식 알레르기에 관한 독자적 평가'에 참여.	치료군에 속한 환자는 치료 3개월 후 삶의 질이 크게 향상됐다고 밝혔고, 12개월 후에는 그보다 더 좋아졌다고 밝힘. 환자들은 이러한 긍정적 변화가 알레르기 유발성분에 대한 지속적인 무반응성에 따른 것이라고 밝힘.	DunnGalvin A, et al. *Allergy*, 2018.
저용량 땅콩을 이용한 OIT	3세부터 17세 아동 환자 62명이 저용량 OIT(125mg) 또는 고용량 OIT(250mg) 유지 용량 치료군이나 위약군에 무작위로 배정. 환자의 부모가 삶의 질 변화에 관한 설문에 응답.	무작위로 치료군에 배정된 환자 부모는 삶의 질이 크게 향상됐다고 밝힘.	Blumchen K, et al. *J Allergy Clin Immunol Pract*, 2019.

연구 핵심	연구 설계	결과	참고문헌
땅콩 알레르기 아동 환자가 OIT를 받는 기간에 환자와 부모에게 발생하는 변화	공개 무작위 방식으로 아동 환자 57명이 OIT 치료군에, 20명이 관찰 그룹에 배정. 치료 전, 치료 1년 후, 치료 2년 후 3회에 걸쳐 환자와 환자 부모가 '소아 삶의 질 조사'에 응답.	아동 환자 37명이 연구를 마침. 치료군 환자의 부모가 밝힌 삶의 질 향상이 관찰 그룹 환자의 부모가 밝힌 삶의 질 향상보다 더 크다고 나타남. 아동 환자들이 평가한 결과는 부모와 같지 않았음. 따라서 OIT가 자녀의 삶에 가져온 변화를 부모들이 과대평가했을 가능성 있음.	Reier-Nilson T, et al. *Pediatr Allergy Immunol*, 2019.

다른 종류의 면역요법

설하 면역요법

지금까지 설명한 음식 알레르기 면역요법에 관한 연구는 대부분 알레르기 유발성분을 섭취함으로써 입을 통해 노출되는 방식에 중점을 두었지만 다른 노출 경로가 활용되는 치료법도 있다. 2000년대 초, 스페인의 한 연구진은 알레르기 유발성분을 혀 밑에 소량 몇 방울 떨어뜨리는 설하 면역요법을 처음 조사했다.[43] 연구진은 이러한 방식으로 혀 아래쪽의 면역세포를 활성화하면 알레르기가 발생하는 신호 전달 경로의 활성이 감소하여 알레르기 반응을 줄일 수 있다고 추정했다. 연구에 참여한 환자는 혀 아래쪽에 투여된 액체를

2초 정도 머금고 있다가 삼켰다. 이 연구에서는 견과류 알레르기가 있는 여러 아동 환자들에게 흔한 알레르기 유발 식품이자 패스트리, 아이스크림 등 포장 식품에 많이 쓰이는 재료인 헤이즐넛 알레르기 치료에 초점을 맞췄다. 연구진이 23명의 환자를 설하 면역요법 치료군과 위약군에 무작위로 배정하고 3개월간 치료를 실시한 결과, 치료군 환자는 위약군보다 훨씬 많은 양의 헤이즐넛을 견딜 수 있게 된 것으로 나타났다.

이후 더 많은 연구가 이어졌다. 미국 국립보건원의 지원으로 구성된 '음식 알레르기 연구 컨소시엄Consortium of Food Allergy Research, CoFAR'에서는 12세부터 37세의 땅콩 알레르기 환자 40명을 모집하고 이중맹검, 무작위 방식으로 매일 설하 면역요법을 실시하는 치료군과 위약군의 차이를 조사했다. 2013년에 발표된 연구 결과에 따르면, 설하 면역요법을 1년간 실시한 후 치료군 환자 대부분에서 중등도 수준의 탈감작이 일어났다.[44] 덴버에서 이 연구를 이끈 데이비드 플라이서David Fleischer는 2년 뒤에 이 1차 보고서의 후속 보고서를 발표했다.[45] 여기에는 설하 면역요법을 시작하고 3년이 지난 시점에 평가했을 때 대부분 환자에서 땅콩 알레르기의 중증도가 감소하는 효과가 있는 것으로 나타났고, 설하 면역요법은 극히 안전한 치료법으로 입증됐다는 내용이 담겨 있다. 다만 연구진은 참가한 환자 대다수가 총 연구 기간이었던 3년간 꾸준히 치료를 받은 것은 아니라고 밝혔다.

존스 홉킨스 대학의 연구진은 16명의 환자를 대상으로 설하 면역요법과 경구 면역요법의 효과와 안전성을 비교하는 무작위 연구를 실시했다. 이들은 땅콩 알레르기 치료에 경구 면역요법이 더 효과적이나, 부작용(알레르기 반응)도 경구 면역요법에서 더 많이 발생했으며 이로 인해 경구 면역요법 시험에 참여하는 환자들은 계속 치료를 받기가 더 어렵다는 결론을 내렸다.[46] 노스캐롤라이나에서도 땅콩 알레르기가 있는 어린이 환자에 최대 5년간 설하 면역요법을 실시했고, 장기적 효과를 파악하는 조사를 실시했다. 이 연구에 참가한 48명 환자 중에 32명은 연구 종료 시점에 땅콩 750밀리그램을 섭취할 수 있게 되었으며 12명은 5000밀리그램을 먹을 수 있게 되었다. 또 환자 10명은 지속적인 무반응 단계에 이르렀다.[47] 우리 연구진은 앞으로도 설하 면역요법에 관한 연구가 계속 진행되기를 바라는 마음이다.

경피 면역요법

경피 면역요법도 면역요법의 또 다른 종류다. 알레르기 유발성분이 포함된 패치(첩포)를 피부에 붙여 체내에 전달하는 방식으로, 경구 노출과 종류가 다른 면역계 메커니즘에 작용한다. 알레르기 유발성분을 섭취하지 않고 피부를 통해 접촉하는 것이 이 면역요법의 핵심이다. 경피 면역요법에 관한 여러 연구를 통해, 모낭 아래에 있는 면역세포가 이러한 방식으로 활성화되면 알레르기 반응이 감소하는 신호가 전달되는 것으로 나타났다. 6세부터 50세의 땅콩 알레르기 환자 100명을 알레르기 유발성분이 포함된 첩포로 치료하는 그룹과 위약이 포함된 첩포를 붙이는 그룹에 무작위로 배정한 1상 시험에서 경피 면역요법의 안전성이 확인됐다.[48] 일부 환자에서 알레르기 반응이 나타났으나 대부분 경미한 수준 또는 중등도 수준의 반응이었다. 이에 따라 연구에 사용된 비아스킨Viaskin이라는 첩포에 관한 추가 연구가 더 필요하다는 판단이 내려졌다.

곧이어 3상 시험이 실시됐다.[49] 스탠퍼드대학을 포함한 미국 전역의 여러 연구 센터에서 4세부터 25세의 땅콩 알레르기 환자 74명을 대상으로 두 가지 용량의 비아스킨 땅콩 패치(100마이크로그램과 250마이크로그램)를 이용한 무작위 방식의 이중맹검 연구가 진행됐다. 참가한 환자들은 자신이 치료군인지, 위약군인지 모르는 상태로 1년간 배정된 용량의 패치를 부착했다. 연구 종료 시점에 땅콩 단백질을 연구 시작 시점보다 최소 10배 이상 많은 양에 해당하는 5044밀리그램까지 견딜 수 있게 되면 치료가 성공한 것으로 간주됐다. 위약군에 배정된 25명 중 3명이 이 기준에 부합했다. 저용량 패치 치료군 환자 24명 중 11명, 고용량 패치 치료군 25명 중 12명이 치료에 성공한 것으로 확인됐다. 성공률은 11세 미만 어린이 환자에서 가장 높았다. 경피 면역요법으로 치료받은 환자들은 연구 종료 시점에 체내 IgG4 수치가 더 높고 IgE는 적은 것으로 나타났다. 모두 면역계가 재훈련됐음을 알 수 있는 지표다. 부작용은 흔히 발생했지만 증상은 경미한 수준이었고 패치로 인해 알레르기 반응이 위험할 만큼 크게 일어난 환자는 한 명도 없었다.

스탠퍼드대학도 이 연구를 실시한 기관 중 한 곳이었다. 4장에서 소개한 레아 쿠엘라는 집에서 땅콩을 전부 없애는 전략은 따르지 않기로 결심했고 아들 윌리엄을 이 시험에 참여시켰다. 연구가 시작될 때 윌리엄은 태어난 지 2년 반 된 아이였다. 처음 단계인 경구 유발시험도 아이에게는 너무나 힘든 일이었다. 3시간에 걸쳐 땅콩 약

2개 분량의 단백질을 섭취한 후 윌리엄의 얼굴은 벌겋게 변했고 구토 증상도 나타났다. 윌리엄이 땅콩 단백질이 포함된 첩포를 붙이는 치료군과 위약군 중 어느 쪽에 배정될 것인지도 알 수 없는 상황이었지만 레아의 확고한 결심은 흔들리지 않았다. 아이가 평생 땅콩을 겁내면서 살지 않도록 하려면 이 연구가 얼마나 큰 의미가 있는지 잘 알았다. 아직 어린 아기인 만큼 피부에 붙여 놓은 첩포를 떼지 못하게 하는 것도 쉬운 일이 아니었다. "아기용 우주복을 여러 겹 입혔어요." 레아는 당시의 일을 이렇게 전했다. 윌리엄은 이 첩포 시험을 무사히 잘 견뎠고, 레아와 남편 헥터는 기저귀를 떼는 훈련은 나중에 하기로 했다. 초기 연구가 끝난 후 윌리엄은 몸에 붙이는 첩포에 땅콩 단백질이 포함되어 있다는 사실을 명확히 아는 상태로 계속 치료를 받았다. 그렇게 3년간 치료받았고, 아직 아이가 너무 어려서 확정하기는 힘들지만 레아와 헥터 모두 이 시간과 노력이 결코 헛되지 않을 것이고 윌리엄이 땅콩 알레르기 걱정 없이 살 수 있으리라 굳게 믿고 있다.

첩포를 이용하는 면역요법 시험에서는 참가자가 지켜야 할 요건이 거의 없다. 집에서 잊지 않고 땅콩 분말을 챙겨 먹지 않아도 되고, 출장이나 여행을 갈 때마다 매일 정해진 양을 어떻게 먹어야 할지 신경 쓸 필요도 없다. 아이들은 먹기 싫은 음식을 억지로 먹지 않아도 된다는 장점이 있다. 이런 특징 덕분에 연구 참가자 거의 전원이 1년 기간으로 정해진 치료를 마칠 수 있었다. 우유와 다른 음식 알레르기도 첩포를 이용한 경피 면역요법 연구가 진행 중이다. 현재 FDA는 경피 면역요법용 첩포의 승인을 검토 중이다. 언젠가는 음식 알레르기 환자가 선택할 수 있는 치료법이 더 늘어날지도 모른다.

프로바이오틱스와 면역요법

면역요법과 관련하여 언급할 요소가 하나 더 있다. 바로 면역요법에 프로바이오틱스를 추가하는 방식이다. 학계 연구를 통해 장내 미생물군과 면역계가 긴밀하게 관련되어 있다는 사실이 밝혀진 만큼, 장의 미생물군이 건강해질 수 있는 물질이 추가되면 경구 면역요법의 효과가 더 증대될 수 있다는 생각도 충분히 할 수 있다. 미국 노스캐롤라이나와 호주에서 활동 중이던 연구자들은 땅콩 경구 면역요법에 락토바실러스 람노서스*Lactobacillus rhamnosus*라는 균을 추가하면 땅콩 알레르기 아동 환자의 지속적인 무반응성에 어떤 차이가 생기는지 함께 조사했다.[50] 이 연구가 시작될 때도 알레르기 면역요법의 '성배'로 여겨지는 지속적인 무반응성을 얻는 방법이 발견되지 않았던 만큼, 연구진은 프로바이오틱스가 그런 기능을 할 수 있기를 기대했다. 2015년에 발표된 연구 결과에 따르면 무작위 방식으로 치료군(경구 면역요법과 프로바이오틱스)에 배정된 28명 환자 중 23명이 연구 종료 후 최대 5주까지 땅콩에 알레르기 반응을 일으키지 않은 것으로 나타났다. 위약군에 무작위 배정된 28명 환자 중에서는 단 한 명에서만 동일한 결과가 나왔다. 땅콩에 대한 관용성이 지속되었는지 판단하기에 그리 긴 시간은 아니지만 매우 흥미로운 결과임에는 분명하다. 나중에 연구진은 4년 뒤에도 경구 면역요법에 프로바이오틱스를 추가한 환자에서 나타난 효과가 지속되었다고 밝혔다.[51] 프로바이오틱스는 까다로운 연구 주제지만 면역학자들은 면역계가 알레르기 반응을 일으키지 않도록 재훈련할 때 장 건강에 유익한 장내 세균군을 활용할 수 있는 방법을 지금도 계속 탐구하고 있다.

면역요법에 관한 의학계의 견해

음식 알레르기를 면역요법으로 치료하는 것과 관련된 연구 데이터가 축적되자 대표적인 의학계 기관, 단체 들도 관심을 갖기 시작했다. 유럽 알레르기·임상면역학회European Academy of Allergy and Clinical Immunology, EAACI는 2017년, 음식 알레르기 치료에 면역요법을 활용한 연구와 관련 권고 사항을 광범위하게 검토한 결과를 발표했다.[52] EAACI의 입장은 조심스러운 편이다. 데이터를 검토한 결과 우유 알레르기가 있는 아동 환자의 경우 경구 면역요법 시험에서 우유에 대한 관용성이 증가했다는 강력한 근거가 확인됐다는 사실과 함께 EAACI는 가장 적합한 치료법이 이미 마련되어 있으며 이 기존 치료법이 여전히 효과가 있다고 밝혔다. 그리고 탈감작이 이루어진 경우 그 상태가 얼마나 지속되는지 판단할 수 있는 장기적인 연구 데이터가 없다는 점을 언급했다. 이에 따라 EAACI는 현재까지 수집된 근거로 볼 때 경구 면역요법은 음식 알레르기를 치료할 수 있는 권장할 만한 치료법이 아니라고 밝혔다. 그러면서도 한 건 이상의 무작위 통제 시험에서 그러한 치료 효과가 확인됐다는 점은 인정했다. 달걀 경구 면역요법에 관한 EAACI의 입장도 동일했다. 이 경우,

음식 알레르기의 종말

EAACI는 무작위 시험 한 건에서 참가자의 절반이 "지속적인 무반응성"을 획득했다고 밝혔다. 치료가 끝난 후에도 탈감작 상태가 지속되었다는 의미다. 땅콩 경구 면역요법에 관해서는 임상시험에 한하여 탈감작을 얻기 위한 방법으로 권장한다고 밝혔다. 첩포나 혀밑에 물질을 떨어뜨리는 방식은 더 많은 연구가 필요하다는 견해를 전했다.

　EAACI의 입장은 잠정적인 견해로 보이지만 긍정적으로 해석할 수 있다. 음식 알레르기의 새로운 시대는 이제 초창기에 들어섰다. 그리고 의학계의 권위 있는 기관에서 발표하는 지침은 너무나 많은 의료 전문가, 환자 들에게 영향력을 발휘하므로 의견을 정리할 때는 반드시 극도의 주의를 기울여야 한다. 따라서 이러한 지침이 나왔다는 사실 자체가 엄청난 도약이라고 할 수 있다. EAACI의 입장은 현재까지 나온 연구로 확인된 선까지만 경구 면역요법을 포용한다는 것으로 정리할 수 있다. 또한 EAACI의 지침에는 경구 면역요법은 반드시 의료시설에서 의료 전문가에 의해서만 실시되어야 한다는 점이 강조되어 있다. 호주 임상면역·알레르기학회도 2019년에 경구 면역요법은 추가 연구가 완료되고 치료가 표준화될 때까지는 임상시험의 범위에서만 실시되어야 한다고 권고했다.[53]

　미국 소아과학회는 한 걸음 더 앞서갔다. 2019년 5월에 "땅콩 경구 면역요법은 의학적으로 면밀한 감시 감독이 이루어진다면 많은 환자에게 알레르기 반응이 촉발되는 알레르기 유발성분의 역치를 높일 수 있는 안전하고 효과적인 방법"이라고 밝힌 것이다.[54] 땅콩 경구 면역요법을 땅콩 알레르기 환자의 관용성을 향상시킬 수 있는 방법으로 본다는 의미다. 이 권고 사항에는 이 같은 방법으로 치료하면 "알레르기 유발성분에 우연히, 즉 의도치 않게 노출되어 극심한 알레르기 반응이 발생할 위험성을 낮출 수 있다"는 설명도 나와 있다.

미국 소아과학회의 이 짤막한 글에도 언급되듯이 알레르기 반응을 일으키는 물질이 하나건 하나 이상이건 음식 알레르기에 가장 효과적인 면역요법으로 학자들이 대체로 동의하는 방법은 아직 없다. 그래서 지금도 수십 건의 연구가 진행되고 있다. "앞으로 10년 내로 음식 알레르기의 치료법 전체가 크게 달라질 가능성이 높다." 미국 소아과학회는 이와 같은 결론을 내렸다. 우리도 전적으로 동의한다. 지금과는 크게 달라질 미래의 현실을 만들어 가는 사람은 현재 음식 알레르기를 안고 살아가는 사람들, 이 책을 읽고 있는 여러분, 새로운 시대에 용기 있게 앞장서서 임상시험에 참가하는 환자들, 그리고 환자들에게 힘을 북돋아 주는 가족들일 것이다.

음식 알레르기 백신

음식 알레르기 치료법에 관한 연구에서 살펴봐야 할 것이 마지막으로 하나 더 남아 있다. 이 분야에서 가장 많이 듣는 질문 중 하나가 음식 알레르기 백신이 과연 나올 것인지이다. 음식 알레르기에서 이야기하는 백신은 소아마비나 홍역 등을 예방하는 백신처럼 인체를 병을 유발하는 물질에 소량 노출시켜 특정 질병에 저항력을 갖도록 하는 것과는 거리가 멀다. 음식 알레르기는 감염질환이 아니기 때문이다. 음식 알레르기 백신은 암 치료 목적으로 개발되는 백신에 더 가깝다. 음식 알레르기 진단을 받은 환자의 면역계를 재설정하는 것이 음식 알레르기 백신의 목표다. 특정 음식 단백질이 암호화되어 있는 DNA를 알레르기 환자에게 주사하면 세포로 흡수되고, 체내에 나타난 이 새로운 DNA로 인해 해당 음식의 단백질에 노출됐을 때 일반적으로 나타나던 반응이 영향을 받는다. 펩타이드 면역요법으로도 알려진 이 방식을 활용하면 다른 면역요법처럼 매일 일정한 양의 알레르기 유발물질에 인체가 노출될 필요가 없다. 또한 섭취하지 않아도 되므로, 알레르기 유발물질을 먹어야 한다는 사실에 두려움을 느끼는 사람에게 장점이 될 수 있다.

　PVX108이라는 땅콩 백신은 6명의 환자를 대상으로 백신 또는 위약의 용량을 점차 늘려 투여하는 방식으로 1상 시험이 실시됐다.[55] 이어 18명의 참가자가 16주에 걸쳐 최고용량을 총 6회 투여받았다. 그 결과 안전하고 부작용이 생기더라도 쉽게 관리할 수 있는 수준인 것으로 확인됐다. 다른 연구를 통해서도 이 땅콩 백신은 알레르기 반응을 일으키지 않는다는 사실이 입증됐다.[56] 백신 자체에 땅콩 단백질이 포함되어 있으므로 알레르기 반응을 유발할 가능성은 논리적으로 충분히 우려할 수 있는 문제다. 그러나 땅콩 알레르기 환자 146명이 제공한 혈액 검체를 이용한 이 연구에서 알레르기 반응이 일어나면 활성화되는 호염기구가 PVX108이 존재하는 환경에서 활성화되지 않는 것으로 나타났다.[57] HAL-MPE1이라는 다른 땅콩 백신도 1상 시험을 무사히 마쳤다.[58] PVX108 시험만큼 결과가 탄탄하지는 않았지만 안전성이 확인됐고 다음 단계인 임상시험을 진행하기 위해 준비 중이다.

그리 멀지 않은 미래에 찾아올 음식 알레르기의 새로운 현실을 전망하면서 백신에 관해 다시 설명할 예정이다. 특히 LAMP DNA로 알려진 백신에 주목할 필요가 있다.

면역요법: 현재까지 밝혀진 사실	
치료법의 종류	연구로 밝혀진 사실
경구 면역요법	
단독 치료 (알레르기 유발식품만 정해진 '용량'만큼 제공하고 다른 치료제는 쓰지 않음)	· 경구 면역요법으로 땅콩, 우유, 달걀, 그 외 식품에 알레르기가 있는 환자에게서 탈감작이 이루어짐. · 많은 환자가 경미한 수준의 부작용을 경험. 극심한 알레르기 반응도 발생할 수 있음. · 탈감작은 일시적으로 나타나는 경우가 많음. 연구가 종료되면 음식 알레르기가 다시 돌아오는 사례도 있음. · 땅콩 가루를 이용한 연구에서 탈감작이 이루어진 환자 비율과 부작용 발생률 모두 높은 것으로 확인.
경구 면역요법과 함께 오말리주맙 치료 실시	· 경구 면역요법 전, 면역요법 진행 중 오말리주맙 치료를 받은 환자는 몇 주 내 알레르기 유발물질에 탈감작이 일어난 반면, 경구 면역요법만 받은 환자는 몇 개월 또는 몇 년 후에 탈감작이 일어남. · 오말리주맙 치료를 병행하면 경구 면역요법의 안전성이 향상. · 경구 면역요법에 오말리주맙 치료를 병행한 연구에서, 여러 물질에 알레르기 반응이 나타나는 환자가 한 번에 그러한 물질에 탈감작된 것으로 확인. · 오말리주맙 치료는 치료비가 많이 든다는 단점이 있음.

음식 알레르기의 종말

치료법의 종류	연구로 밝혀진 사실
경구 면역요법	
경구 면역요법과 함께 프로바이오틱스 공급	· 무작위 연구에서 탈감작이 일어난 환자는 치료 종료 후 4년 뒤에도 그러한 상태가 유지된 것으로 나타남. 이렇게 유지된 기간이 위약군보다 긴 것으로 확인. · 이 연구에는 경구 면역요법만 실시한 치료군이 포함되지 않아서 프로바이오틱스의 효과를 해석하는 데 어려움이 있음.
경구 면역요법과 함께 FAHF-2(중국 전통 약초 혼합물) 치료 실시	· 이와 같은 치료 방법을 조사한 여러 연구에서 엇갈리는 결과가 나옴. · 다중 음식 알레르기 치료에 오말리주맙, FAHF-2와 함께 경구 면역요법을 실시한 2상 시험이 현재 진행 중. · 과학계는 아직 FAHF-2가 음식 알레르기 치료에 어떤 작용을 하는지 완전히 파악하지 못함.
경구 면역요법과 함께 두필루맙 (dupilumab) 치료 실시	· 두필루맙은 습진, 천식 치료제로 승인받은 인터류킨-4 수용체 항체. · 이 치료제와 경구 면역요법을 함께 실시하는 방식, 또는 땅콩 가루를 사용하는 경구 면역요법에 이 치료제를 추가하는 방식에 관한 연구가 현재 진행 중. · 음식 알레르기 치료에 대한 두필루맙의 효과에는 명확히 밝혀야 할 부분이 남아 있음.
피하 면역요법	
단독 치료	· 초기 연구에서 피하 면역요법은 땅콩 알레르기 치료에 효과가 있는 것으로 확인. · 그러나 중증 부작용 발생률이 높으므로 부적절한 치료법임.

치료법의 종류	연구로 밝혀진 사실
피하 면역요법	
수산화알루미늄을 이용한 피하 면역요법	· 일부 연구에서 피하 면역요법에 수산화알루미늄을 함께 사용하면 알레르기 유발성분에 대한 면역계 반응이 감소할 수 있는 것으로 나타남. · 1상 시험에서 HAL-MPE1(알루미늄과 결합하여 인체로 유입되는 땅콩 추출물)의 안전성 확인. · 생선 알레르기와 관련된 단백질의 변형 물질로 알루미늄과 혼합된 mCyp c1이라는 물질에 대한 2상 시험이 현재 진행 중.
설하 면역요법	
단독 치료	· 키위, 땅콩, 우유, 헤이즐넛, 복숭아 알레르기의 설하 면역요법에 관한 임상시험 완료. · 위와 같은 연구에서 설하 면역요법은 경구 면역요법보다 효과가 덜하나 부작용도 덜한 것으로 확인.
경피 면역요법	
피부 첩포	· 땅콩, 우유 알레르기의 피부 첩포 치료에 관한 임상시험 완료. · 땅콩 알레르기에 쓰이는 비아스킨(특허 의약품)의 3상 시험에서 이 같은 치료법의 효과가 확인되었으나, 해당 시험은 효과를 확정하는 데 반드시 필요한 추가 요건을 충족하지 못함. · 현재 우유 알레르기를 피부 첩포로 치료하는 방식에 관한 임상시험 진행 중.
단클론항체(단독 치료)	
에토키맙(etokimab)	· 에토키맙은 음식 알레르기와 관련된 면역계 세포인 인터류킨-33의 작용을 저해하는 항체임. · 2상 시험에서 도출된 데이터로 볼 때 이 치료제는 안전하며, 1회 투여 용량에 해당하는 적은 양으로도 땅콩 알레르기 유발성분의 탈감작이 가능할 수 있음.

치료법의 종류	연구로 밝혀진 사실
백신	
EMP-123	· 땅콩 알레르기와 흔히 관련된 세 가지 단백질(Ara h1, Ara h2, Ara h3)이 포함된 백신. · 1상 시험에서 부작용 발생률이 높은 것으로 나타났으며 경우에 따라 극심한 부작용 발생.
PVX108	· 일반적인 땅콩 알레르기 유발성분의 구성요소를 합성한 땅콩 알레르기 백신. · 1상 시험에서 나온 예비 결과에서는 땅콩 알레르기 치료제로서 안전성 확인.
DNA LAMP 백신(ASP0892)	· 알레르기를 일으키는 단백질이 아닌, 알레르기 유발성분으로 작용하는 단백질이 암호화된 DNA가 투여되는 치료 방식. · 이 백신을 땅콩 알레르기가 있는 성인 환자에게 투여하는 1상 시험이 현재 진행 중.

　지금까지 정리한 내용이 모든 연구와 결과를 총망라한 것이라고 볼 수는 없지만, 면역요법이라는 나라를 둘러볼 수 있는 지도로는 충분하리라 생각한다. 이제 여러분은 이런 의문이 들 것이다. '이 방법이 나에게도 효과가 있을까?' '우리 아이에게 효과가 있는 방법일까?' 다음 장에서 궁금증을 풀어 보기로 하자.

핵심 요약 ─────────────────────────

· 여러 연구를 통해 면역요법은 음식 알레르기의 탈감작에 효과가 있는 것으로 나타났으나, 경우에 따라 부작용이 발생할 수 있다.

· 면역요법은 인체 면역계가 알레르기 반응을 촉발하는 항체인 IgE를 더 이상 만들

어 내지 않도록 재훈련하는 방식이다.

- 가장 흔히 쓰이는 면역요법은 경구 면역요법이다. 설하 면역요법(혀 밑에 물질을 투여하는 방식)과 경피 면역요법(피부를 통해 노출되는 방식)에 관한 임상시험도 진행되고 있다.

- 이 분야의 연구는 이제 싹을 틔우고 있는 단계다. 생물제제(단클론항체 등), 프로바이오틱스를 면역요법과 함께 활용하거나 단독으로 활용하는 방식, 백신 등 현재 여러 가지 접근법에 관한 연구가 진행되고 있다.

- 면역요법제로 가장 먼저 승인된 치료제는 땅콩 알레르기 치료제다.

음식 알레르기의 종말

나도 면역요법을
받을 수 있을까?

치료 방식, 치료를 받을 수 있는 곳,
나에게 잘 맞는 치료법 판단하기

킴 하트먼Kim Hartman은 플로리다에서 휴가를 보내다가 식당에서 뉴욕의 친구들과 우연히 마주쳤다. 친구 부부가 데려온 아들도 함께 앉아서 여느 아이들처럼 감자튀김을 먹고 있었다. 그 모습을 보는 순간, 킴은 눈물을 흘리고 말았다.

킴이 알기로 친구 부부의 아이는 음식 알레르기가 있었다. 그런 아이를 식당에 함부로 데려오면 안 된다는 사실을 아이 부모가 절대 모를 리가 없었다. 그런데 이렇게 데리고 온 데다가, 보통 음식 알레르기가 있는 사람들은 메뉴판에 없는 음식을 특별히 주문하게 마련인데 그러지도 않았다. 아이가 이런 위험을 감수하게 내버려 두다니, 믿을 수가 없었다. 하지만 분명 눈앞에서 버젓이 벌어진 일이었다. 킴이 친구 부부에게 궁금한 건 딱 하나였다. "대체 어떻게 하면 우리 아들도 이렇게 지낼 수 있을까?"

2017년 초, 존스 홉킨스 대학의 소아 알레르기 전문의 두 사람은 왜 사람들이 경구 면역요법으로 치료를 받으려고 하는지 조사해 보기로 했다.[1] 경구 면역요법은 아직 의학계에서 완전히 받아들여지지 않은 치료법인데도 임상시험의 형태로든 개인 병원을 이용하는 방식으로든 점점 더 많은 가족이 시도하는 추세였다. 두 연구자는 이러한 동향이 나타나게 된 이유를 좀 더 자세히 파악한다면 음식 알레르기 치료법을 마련하기 위한 노력에 도움이 되리라 생각했다. 두 사람은 자녀가 경구 면역요법을 받았거나 현재 받고 있는 가족들에게 설문지를 배포했다. 123명의 응답자 가운데 75명이 경구 면역요법을 시도하기로 한 이유는 치명적인 알레르기 반응이 생길 위험성을 줄이기 위해서라고 답했다. 그리고 열두어 명의 응답자는 "알레르기가 일어날 수 있는 물질을 엄격히 피할 때 따르는 부담을 줄이는 것"이 주요 목표라고 밝혔다. 그보다 조금 더 적은 응답자는 아이의 일상적인 식생활에 알레르기 유발성분이 포함될 수 있도록 만드는 것이 주된 관심사라고 전했다. 대부분 응답자에게 면역요법의 성공이란 아이가 알레르기 유발 식품을 앞으로 계속 피하면서 살더라도 알레르기 반응이 발생할 확률이 줄고 알레르기 반응이 약화된다는 의미였다. 많은 부모가 치명적인 아나필락시스 반응을 우려했다. 혹시라도 아이가 목숨을 잃는 일이 생길까 봐 불안한 마음을 안고 살았고 위험한 음식을 피하며 사는 것이 힘들다는 사실을 체감했

음식 알레르기의 종말

다. 이들이 자녀가 경구 면역요법을 받도록 하는 이유는 아이가 안전하게 살기를 바라는 마음 때문이었다.

킴 하트먼이 아들 앤디를 위해 바라는 것도 정확히 그와 같았다. 생후 13개월에 어느 생일 파티에서 처음 알레르기 반응이 나타나 가장 가까운 응급실로 달려가야 했던 앤디는 땅콩과 달걀, 모든 견과류에 알레르기가 있다는 진단을 받았다. 킴이 플로리다에서 친구들과 만나 왈칵 울음을 터트렸을 때 앤디는 열 살이었다. 끈질긴 노력 끝에 마침내 킴은 딱 적절한 시점에 내(카리)가 있는 스탠퍼드대학 병원으로 찾아왔다. FDA가 다른 임상시험에 참여할 수 없을 만큼 체내 IgE 수치가 높은 다중 음식 알레르기의 임상시험을 승인한 직후였다. 앤디는 바로 그 조건에 맞는 환자였다.

처음에 앤디와 킴은 2주에 한 번씩 뉴욕에서 캘리포니아까지 와서 치료를 받았다. 투여 용량을 점차 늘리느라 8학년이던 앤디는 수업을 며칠씩 빠져야 했다. 시간이 흐르고 한 달에 한 번 치료를 받는 단계에 이르렀다. "아이가 절실하게 바라던 일이었어요." 킴은 당시 일을 이렇게 회상했다.

하지만 치료는 그리 순탄하지 않았다. 앤디는 호산구성 식도염을 겪었다. 식도에 백혈구가 밀집해서 염증이 발생하는 알레르기 질환으로, 경구 면역요법에 동반되는 드문 부작용이다. 치료가 가능하지만 복통과 예기치 못한 구토 증상이 동반되기도 한다. 앤디도 학교에서 두 차례 그런 증상이 나타났다. 킴은 면역요법이 이런 신체 증상과 함께 정서적 면에서도 아이에게 영향을 줄까 봐 염려했다. "8학년 아이가 얼마나 창피했을까요."

앤디의 면역요법으로 킴 역시 감당해야 할 일들이 생겼다. 친구들, 가족들로부터 잘못된 방법을 택한 것 아니냐는 따가운 질책을 들어야 했다. 호산구성 식도염이 생긴 후에는 더 큰 비난이 쏟아졌다. 앤디 앞에서는 씩씩한 얼굴을 유지했지만, 이런 선구적 치료법을 왜 시도한다고 했을까 하며 내심 혼란스러웠던 적도 있다.

하지만 처음 이 치료를 받기로 한 이유를 떠올렸다. 그대로 산다면 앤디는 견과류에 노출될지도 모르는 장소에 갈 때마다 겁을 먹을 것이다. 휴가 계획을 세울 때도 아이의 알레르기부터 고려해야 한다. 무엇보다 앤디가 예기치 않게 견과류에 노출되는 상황이 생길까 봐 두려워하며 살아야 한다. 킴은 이런 생각을 떠올리며, 마음을 단단히 먹고 주저되는 마음은 제쳐두기로 했다. "하려면 하고 말려면 말자고 생각했어요. 이 치료법을 믿고 한번 해 보거나, 이 병을 이기려고 하지 말고 그냥 살거나, 둘 중 하나라고 생각했죠."

결국 두 사람은 이겨냈다. 그뿐만 아니라 다른 성과도 거두었다. 앤디의 성실한 노력은 땅콩을 포함한 여덟 가지 견과류를 먹을 수 있는 큰 변화로 이어졌다. 경구 면역요법이 지속적으로 실시되자 호산구성 식도염은 사라졌다. 고등학교 2학년 때는 페루로 수학여행을 다녀오기도 했다. 이전에는 상상할 수도 없던 일이었다. 연극에 관심이 많던 앤디는 대학에서 본격적으로 극을 공부해 보기로 했고, 집과 멀리 떨어진 대학에 진학했다. 이런 시도 역시 치료를 받지 않았다면 불가능했을지 모른다. 식당에서 주문할 때도 자신의 알레르기에 관해 일일이 설명하지 않아도 된다. 누텔라는 즐겨 먹는 음식이 되었다. "앤디는 이 치료를 받지 않고 살았다면 겪었을 일들과 크

음식 알레르기의 종말

게 다른 삶을 살고 있습니다." 킴이 전했다. 킴과 남편의 삶도 마찬가지다.

경구 면역요법을 받아 보자고 쉽게 결정을 내리는 경우는 많지 않다. 대부분 생각을 거듭한 끝에 힘들게 결심한다. 헌신적인 노력이 필요한 일이며, 그러한 일들이 모두 그렇듯 꾸준히 유지하기가 매우 어렵다. 극심한 알레르기 반응이 언제 일어날지 모른다는 두려움을 늘 품고 살던 생활에서 마침내 벗어난 수천 명 아이들과 성인 환자들은 이 치료 프로그램으로 문제를 해결할 수 있다는 믿음과 그렇게 만들고자 하는 우리 모두의 노력을 더욱 공고히 다지는 밑거름이다. 그러나 경구 면역요법으로 음식 알레르기를 치료하고자 한다면 반드시 고려해야 할 사항들이 있다. 이번 장에서는 경구 면역요법의 세계를 둘러볼 예정이다. 우리 연구진이 지난 10년 이상 만난 음식 알레르기 환자와 그 가족들은 이 세계를 구석구석 밝히고 해결해야 할 과제가 무엇인지, 이 치료로 얻을 수 있는 보상이 무엇인지 생생하게 보여 주었다. 우리의 이 방대한 경험이 이제 막 경구 면역요법이라는 높은 산의 초입에 선 사람들에게 도움이 되기를 바란다.

시작하기 전에 음식 알레르기 환자와 가족에게 한 가지 말해 둘 것이 있다. 우리는 여러분이 얼마나 회복력이 강하고 용감한지 잘 알고 있다. 지금까지 여러분이 살아온 고된 삶, 그리고 알레르기가 있는 자녀나 자기 자신이 안전하게 살 수 있도록 만들고 말겠다는 결단력도 잘 알고 있다. 스트레스, 두려움, 좌절처럼 대부분 눈에 보이지 않는 것들과 싸워 왔다는 사실도 잘 알고 있다. 그런 여러분에게, 음식 알레르기의 새로운 시대는 분명 큰 힘이 될 것이라는 사실을 강조하고 싶다. 정말로 음식 알레르기로 인한 스트레스 없이 살수 있을지, 혼란에 빠진 면역계의 문제를 완전히 해결할 수 있을지 장담할 수는 없겠지만 음식 알레르기의 미래는 과거와 크게 달라질 것이라는 점만은 약속할 수 있다. 그것도 훨씬 더 나은 미래가 될 것이다. 변화는 누구에게나 열려 있다.

면역요법은 어떤 경우에 가능할까?

이론상으로는 음식 알레르기 환자라면 누구나 면역요법을 받을 수 있다. 아주 어린 나이에 면역요법을 시작하는 것이 유리하다. 아이들은 자신에게 알레르기를 일으키는 음식을 싫어하게 되는 경우가 많다. 부분적으로는 치료를 받기 전까지 내내 그 음식을 조심해야 한다는 경고를 들었기 때문이고, 문제가 되는 음식이 식단에 포함된 적이 없기 때문이기도 하다. 나이가 어릴수록 그러한 음식에 공연히 거부감부터 드러낼 가능성이 낮다.

그렇다고 면역요법을 받기에 너무 늦었다고 단정 지을 수 있는 나이 기준이 있는 것은 아니며 50대 환자가 음식 알레르기 임상시험에 참여하기도 한다. 면역요법의 일부 특성은 나이와 무관하다. 다만 기본적으로 면역요법은 알레르기 반응을 유도할 수 있으므로 시험 참가자의 건강 상태가 좋아야 한다는 점이 중요하다. 또한 경구 면역요법은 면역 기능을 재훈련하는 치료법이므로 다른 중증 질환을

음식 알레르기의 종말

앓고 있어서 면역계가 분주히 애쓰고 있는 상태가 아니어야 한다.

스콧 정Scott Jung은 스탠퍼드대학에서 진행된 임상시험에 참여하기로 결심했을 때 스물아홉 살이었다. 어릴 때부터 땅콩, 견과류, 생선 알레르기가 있었는데 성인이 된 후 검사를 다시 받고 알레르기 전문의로부터 견과류 알레르기는 사라졌다는 사실을 알게 됐다. 평생을 피해 다닌 피스타치오, 아몬드, 브라질너트, 마카다미아가 더 이상 위협 요소가 아니라는 의미였다. 샌프란시스코 베이 지역에 사는 스콧은 이 일을 계기로 땅콩 알레르기도 없앨 방법이 있는지 궁금해졌다. 알레르기 전문의는 스탠퍼드대학에서 우리 연구진이 진행하는 땅콩 알레르기 백신에 관한 임상시험을 소개해 주었고, 스콧은 참여하기로 했다. "땅콩을 열 알까지 먹어도 알레르기 반응이 일어나지 않았죠. 엄청난 변화예요. 정말 놀라웠죠." 스콧은 회상했다. 하지만 땅콩에 대한 관용성은 연구 기간에만 나타났고 나중에는 사라졌다. 두려움을 이기겠다는 마음보다 생활 방식을 바꾸고 싶다는 동기를 갖게 된 스콧은 머지않아 면역요법을 받을 수 있기를 바라고 있다. "제가 좋아하는 음식에는 보통 땅콩이 들어 있는 경우가 많아요. 그러니 치료를 시도해 볼 이유는 충분하다고 생각합니다."

많이 힘들까?

면역요법을 시작하는 사람은 모두 이 치료의 상세한 부분까지 확실히 잘 알아야 한다. 아주 직설적으로 표현하면, 면역요법은 인체가 해로운 독이라고 믿는 물질을 자진해서 먹는 것이다. 그렇다고 겁먹을 필요는 없지만, 어떤 과정을 거치는지 분명히 알고 시작하는 것이 가장 좋다고 생각한다.

면역요법의 첫 시작은 식품 경구 유발시험이다. 보통 4시간 정도 소요되는 이 시험을 통해 알레르기 여부를 확인한다. 실제로 음식 알레르기라고 진단받은 사람 중 상당수가 경구 유발시험을 한 번도 받아 본 적 없다고 이야기한다. 달걀 알레르기의 경우 일단 알레르기 반응이 일어난 후 피부 단자검사로 진단이 내려질 수 있다. 견과류 알레르기 때문에 면역요법을 받고 싶다고 찾아오는 사람 중에는 견과류를 한 알도 먹어 본 적 없는 사람들이 있다. 이런 상황이므로, 의사는(그리고 환자도) 알레르기가 정말로 있는지 확인해 볼 필요가 있다.

식품 경구 유발검사는 원칙적으로 알레르기 반응을 일으키는 것이 목적이다. 그러므로 반드시 의료시설에서 의료 전문가가 실시해야 한다. 언제든 필요하면 쓸 수 있도록 에피네프린도 준비되어 있어야 하고, 아나필락시스가 발생할 경우를 대비해 응급약과 장비가 담긴 카트도 마련되어야 한다. 전문가의 감시 감독에 따라 실시되는 식품 경구 유발시험은 위험성이 미미한 수준이지만 특정 음식에 알레르기가 있으면 반응이 일어난다. 이렇게 알레르기 반응이 나타나는 것이 이 검사의 핵심이다. 환자 중에는 경구 유발시험을 무서워하는 경우가 있고 아동 환자의 부모 중에도 그런 사람들이 있다. 면역요법을 받으려면 반드시 거쳐야 하는 단계지만 모두에게 수월한 과정은 아니다. 어린 환자들은 대부분 특정 물질을 일정 용량 투여받은 후 다음 용량을 투여받기 전에 반응이 나타나는지 살펴본다.

그렇게 기다리는 동안 영화를 보거나 책을 읽기도 하고 글쓰기, 그림 그리기도 하며 시간을 잘 보낸다. 이는 경구 유발시험의 장점이라고 할 수 있다. "저는 온종일 영화 〈헝거게임〉을 봤어요. 견과류도 먹고, 알레르기 반응이 일어나는지 기다렸죠." 15학년 때 견과류 알레르기를 치료하기 위해 면역요법을 시작한 슬론의 딸 바이올렛 바넷Violet Barnett의 말이다. 나중에는 영화를 지겨울 정도로 봐도 견과류에 아무런 반응이 나타나지 않는 상태가 되었다.

면역요법은 식품 경구 유발시험과 비슷하게 진행된다. 처음에는 적은 용량으로 시작해 천천히 늘려 나간다. 그러나 식품 경구 유발시험의 경우 알레르기 반응을 일으키는 것이 목적인 반면 면역요법은 노출되는 용량을 더 오랜 시간에 걸쳐 아주 조금씩 늘려 그 물질에 대한 인체의 탈감작을 유도하는 것이 목적이다. 즉 면역요법은 문제를 해결하는 것이 목표다. 앞 장에서도 설명했듯이 면역요법 연구는 각 환자의 '기준' 용량을 찾는 것으로 시작된다. 기준 용량이 이 연구의 출발점이다. 보통 기준 용량은 알레르기 반응을 일으키지 않는 저용량이며 이는 면역요법의 핵심이다. 알레르기 반응이 나타나지 않고 환자의 인체가 잘 견딜 수 있는 만큼 양을 늘려야 한다. 환자 중에는 알레르기 반응을 유발하는 음식을 마음껏 먹을 수 있을 만큼 탈감작이 이루어지도록 밀어붙이자고 이야기하는 사람들도 있다. 양이 얼마나 되건 그 음식에 더 이상 알레르기 반응이 나타나지 않으면 좋겠다는 소망이 담긴 요청이다. 또 어떤 환자들은 의도치 않게 알레르기 유발성분에 노출돼 극심한 알레르기 반응이 생길까 봐 걱정하지 않아도 될 정도로만 늘어나도 만족한다.

멜라니 선스트롬Melanie Thernstrom은 최근에 아들 키에란이 학교에서 받아온 가정 통신문의 '알레르기 없음' 항목에 당당히 체크하면서 짜릿한 기쁨을 느꼈다. "이제 음식 알레르기 문제는 사라졌습니다. 할 일 목록에서 완전히 지워진 항목이 됐어요." 결코 쉽게 얻은 성과가 아니다. 게다가 아주 긴 시간이 걸렸다. 키에란은 2년간 치료를 받았다. 처음 치료를 시작할 때는 이미 많은 아이들이 면역요법과 함께 오말리주맙 치료를 병행했지만, 키에란은 너무 어려서 병행 치료를 할 수 없었다. 오말리주맙은 면역계가 음식의 단백질에 반응하지 않도록 차단하므로 병행 치료를 하면 보통 면역요법에서 알레르기 유발성분을 도입하는 과정이 가속화된다. 이러한 치료제를 함께 쓰지 않고 경구 면역요법으로만 치료받는 환자는 알레르기 반응이 더 빈번하게 발생하므로 전체 진행 과정이 그보다 더디다. "두 걸음 앞으로 나갔다가 다시 한 걸음 뒤로 물러나는 식이었어요." 멜라니의 설명이다. 어떤 날에는 아이가 알레르기 유발물질에 잘 견디는 것 같다가도 다른 날에는 두드러기가 나고 입술이 잔뜩 부풀어 올라서 용량을 줄여야 했다. "내가 먹은 음식이 날 아프게 해." 키에란은 울면서 말하곤 했다.

아들이 경구 면역요법을 받으면서 견뎌야 하는 힘든 일들이 많았지만, 멜라니는 다른 어떤 방법보다 훨씬 효과가 있으리라 확신했다. "힘들었어요. 하지만 음식 알레르기를 안고 산다는 건 절망적인 일입니다. 그대로 살다가는 절망만 더 커질 뿐이라고 생각했어요."

물론 오말리주맙 치료를 병행한 면역요법이 쉽다는 의미는 아니다. 걸쭉한 액체 제형인 오말리주맙은 주사로만 투여받을 수 있으므로 편하게 활용할 수 있는 약은 아니다. 또한 어떤 종류의 면역요법을 받던 아동 환자의 보호자는 아이가 알레르기 유발성분 때문에 힘들어 하는 일이 생기더라도 어느 정도까지는 가만히 기다려야 한다. 좀 더 신속하고 편안하게 면역요법을 받을 수 있는 방법을 찾기 위한 노력도 계속되고 있지만, 아직 이러한 힘든 과정을 피해 갈 방법은 없다.

어린아이가 알레르기 반응으로 괴로워하는 모습을 지켜보는 건 내 몸에서 알레르기 반응이 일어나는 것 못지않게 힘든 일이다. 내 (카리)가 일하는 스탠퍼드대학에서도 소아 환자가 최대한 편안히 치료받을 수 있도록 최선을 다한다. 이렇게 치료를 잘 받다니 아주 용감하다고, 또는 씩씩한 영웅 같다고 말해 주기도 한다. 말뿐인 칭찬이 아니라 정말로 그렇다고 생각한다. 우리는 어린아이들이 치료를 다 받고 병원을 나설 때, 병원은 안전하고 자신을 잘 보살펴 주는 곳이라는 신뢰를 가질 수 있도록 노력한다. 아마 소아 알레르기 전문의라면 모두가 같은 마음으로 환자를 대할 것이다. 노출 용량을 늘릴 때는 의사가 너무 가혹하다고 느껴질 수도 있다. 그래도 계속해야 하는 이유는 그래야만 환자가 자유를 얻을 수 있기 때문이다.

치료 기간은?

자주 접하는 질문이다. 아마 답을 들으면 실망하는 분들도 있을 것이다. 가장 간단히 답하면 치료 기간은 얼마든지 걸릴 수 있다. 치료 기간에 영향을 주는 요소 중 하나는 치료 목표다. 7장에서 소개한 킴 예이츠는 "병을 안고 함께 살아가는 편을 택한 사람들이 있고, 병을 완전히 없애고 싶어 하는 사람들이 있다"고 표현한 적이 있다. 문제가 되는 음식에 눈곱만큼 적은 양만 노출되어도 극심한 알레르기 반응이 일어나는 사람들은 그렇게 전전긍긍하며 살지 않아도 될 정도면 충분히 만족하기도 한다. 음식 알레르기 환자 중 대다수가 경구 면역요법을 시작하고 6개월 내에 이 지점에 도달한다. 이와 달리 원하는 음식은 무엇이든 먹고 싶을 때 먹고 싶은 만큼 마음껏 먹으면서 살고 싶다고 말하는 사람들도 있다.

보통 알레르기 유발성분 한 가지를 약 300밀리그램 섭취해도 아무 이상이 없으면(분말 형태든 음식 자체든) 이 성분의 교차 오염이 위협 요소가 될 일은 없다고 여겨진다. 이 정도 수준의 탈감작이 이루어지면, 견과류가 가공된 생산 시설에서 '견과류는 들어 있지 않다'고 광고하는 포장 식품이 만들어지고 그런 식품을 먹더라도 문제가 되지 않는다. 1000밀리그램 정도를 아무 문제 없이 먹을 수 있게 되면 알레르기 유발 식품을 한 입 먹어도 잠들어 있던 면역계의 감시병이 깨어나지 않는 수준이라고 여겨진다. 잠깐 한눈파는 사이에 아이가 탁자 위에 놓인 간식에서 쿠키 하나를 슬쩍 빼내서 먹더라도 탈이 나지 않을 만한 양이다. 또 알레르기 유발성분을 2000밀리그램에서 4000밀리그램까지 견딜 수 있게 되면 그 음식의 1회 섭취량 정도는 다 먹어도 된다.

이 중 어떤 수준에 이르기를 바라느냐에 따라 면역요법 기간도 달라진다. 환자가 원하는 탈감작의 수준이 높고 더 많은 양을 먹어도 견딜 수 있는 상태가 되려면 치료 기간도 그만큼 길어진다. 탈감작 수준은 몇 가지 요소에 의해 좌우된다. 체내 IgE 수치가 아주 높은 사람이 알레르기에서 완전히 벗어나는 것을 목표로 삼는다면 현실적으로 불가능할 수 있다. 이런 경우에는 이상 반응 없이 견딜 수 있는 양을 300밀리그램 이상으로 늘리겠다며 무작정 밀고 나가도 의미가 없다. 스탠퍼드의 티나 신더Tina Sindher가 했던 말을 빌리자면, 우선 의도치 않게 알레르기 유발성분에 노출되더라도 안전한 수준에 이르러야 하고 그다음에 용량을 늘려야 한다. 우연한 노출에도 안전이 보장되는 용량에 도달하기까지는 보통 6개월 정도 걸린다. 특정 물질에 완전한 탈감작이 이루어지려면 최대 2년까지 소요될 수 있다. 치료 기간을 줄이는 것은 면역요법을 발전시키기 위한 연구의 여러 목표 중 하나다. 경구 면역요법과 함께 오말리주맙 치료를 병행하면 환자가 보다 단기간에 전보다 높은 용량에 관용성을 갖게 된다. 우리는 치료 속도가 더 빨라지기를 희망하고 있다. 하지만 경구 면역요법은 아직 초기 단계이고, 환자마다 특성이 다르다(나중에 다시 설명하겠지만 이런 차이가 면역요법에 중대한 영향을 준다). 앞으로 더 발전하면 알맞은 치료 계획을 보다 명확히 수립하고 환자가 선택할 수 있는 항목도 더 늘어날 것이다.

비용은 얼마나 들까?

다른 모든 의학적 치료와 마찬가지로 면역요법에 드는 비용은 수많은 가족과 환자 개인에게 중요한 문제다. 미국의 경우 건강관리로 지출하는 금액이 연간 3조 5000억 달러, 1인당 약 10,379달러라는 어마어마한 규모에 이른 것으로 추정된다. 미국의 국내총생산 중 무려 18퍼센트에 해당하는 금액이다.[2] 면역요법은 의료 전문가의 관리 감독을 받으면서 실시해야 안전한 치료법이고, 그만큼 비용이 든다. 결국 면역요법을 고민하는 가족들은 어쩔 수 없이 큰 비용을 감당해야 한다.

면역요법은 지금도 실험적 치료로 간주되므로 보험 보장범위에 포함되는 경우가 흔치 않다. 보통 제약업체가 임상시험에서 나온 근거를 모아 FDA에 제출하면 FDA는 이 데이터를 검토한 후 치료제 판매를 승인(또는 불승인)한다. 보험회사는 FDA의 승인을 받은 치료법인지 여부, 그리고 의학계 특정 분야의 권위 있는 기관에서 특정 질환의 표준 치료법으로 간주하는 치료제 또는 치료 방법인지 여부를 토대로 보장범위를 결정한다. 이러한 기준이 충족되려면 근거가 될 만한 데이터가 있어야 한다. 면역요법은 실험적인 치료와 확실하게 입증된 치료법 사이에 형성된 큰 간격을 이제 막 건너기 시작했다.

땅콩 가루로 만든 의약품인 AR101은 이 간격을 처음으로 완전히 건너온 제품이다. 경피 면역요법을 비롯한 다른 치료법은 아직 한참 멀었다. AR101 같은 명확한 성공 사례가 계속 나오면 보험회사가 전반적 차원에서 면역요법을 보장범위에 포함(또는 불포함)할지를 판단하는 훌륭한 근거가 될 것이다.

면역요법에 드는 비용은 이러한 현실과 관련 있다. 임상시험의 경우 치료비는 연구 지원금으로 충당된다. 보통 대규모 임상시험에는 연방정부의 연구 기금과 제약업체가 제공한 연구비가 함께 쓰인다. 임상시험에 연구비를 지원한 업체는 일반적으로 그 연구와 이해관계가 있다. 대부분 해당 업체의 제품이 임상시험의 실험적 치료에 활용되는 식이라 혹시 결과에 편향이 생길 수 있다는 우려가 제기될 수 있다. 어떤 업체가 자사 제품의 효과를 확인하는 임상시험에 연구비를 제공했다면 연구에서 그 제품에 유리한 결과가 나올 가능성이 있지 않을까? 충분히 제기될 수 있는 문제다. 그러나 대규모 임상시험이 상업적 지원 없이 실시되는 경우는 극히 드물다는 사실도 중요하다. 연방정부가 배분할 수 있는 연구비는 진행해 볼 만한 가치가 있다고 판단한 연구를 전부 다 지원할 수 있을 만큼 넉넉하지 않다. 생명공학 업체, 그 외 제조업체는 연구에 드는 비용 또는 그보다 많은 비용을 댈 자금력이 있다. 또한 이러한 업체들은 임상시험 없이는 자사 제품이 널리 공급될 수 없다는 사실을 잘 안다.

그렇다고 임상시험에 참여하는 사람들이 부담해야 하는 비용이 전혀 없다는 말은 아니다. 교통비만 하더라도 큰돈이 들 수 있다. 면역요법은 널리 보편화된 치료법이 아니라서 임상시험도 이 분야의 연구에만 매진하는 사람들이 있는 학계 연구소에서 집중적으로 진행되는 편이다. 따라서 이러한 임상시험에 참여하고 싶은 사람은 시험이 실시되는 장소에 직접 와야 하고, 이를 위해 아주 먼 길을 오가야 할 수도 있다. 우리는 원하는 모든 사람이 지리적으로나 경제적으로 면역요법을 쉽게 이용할 수 있는 날이 오기를 희망한다. 내(카리)가 일하는 스탠퍼드에도 미국 땅의 저 멀리 반대편에서 찾아오는 가족들이 있다. 여유가 있어야만 이런 시도가 가능하다. 임상시험 참가자가 각자의 집에서 매일 정해진 용량의 알레르기 유발성분을 섭취하는 경우에도 환자가 성인이든 어린이든 알레르기 반응이 발생한다면 개별적으로 부담해야 하는 의료비가 추가로 생길 수 있다. 면역요법을 받은 후에 더 이상 에피네프린을 쓰지 않아도 되고 병원을 들락거릴 필요가 없어진다면 이러한 비용이 단기간 발생하더라도 장기적으로는 돈을 절약하는 길이 될 수 있다. 하지만 임상시험에 참여할 경우 예상치 못했던 비용이 어느 정도 들 수 있다는 사실을 미리 알아두는 것이 좋다.

앞 장에서 소개한 앤드루 샤츠의 가족은 집이 임상시험이 진행된 연구소와 겨우 15분 거리였고 당시 열여섯 살이던 앤드루가 면역요법을 받을 때 교통비는 따로 들지 않았다. 그러나 앤드루의 어머니 레일라니는 아들을 정해진 시간에 맞춰 병원에 데려가야 하는 날마다 직장에 휴가를 내야 했다고 말하면서, 이런 상황이 경제적으로 부담되는 가족들도 있을 것이라고 이야기했다. 레일라니는 앤드루의 경우 전체적으로 들어간 비용이 미미한 수준이었다고 알려주었다. "앤드루가 예기치 않게 알레르기 유발성분에 노출되더라도 위험한 일이 생길 확률이 크게 줄어드는 결과를 얻었고 가족 모두가 얻은 마음의 평화를 생각하면, 그 비용은 더욱 별것 아니라는 생각이 듭니다."

모아 둔 돈을 탈탈 털어 써야 하는 가족들도 있다. 4장에서 소개한 에릭 그레이버로페즈의 아들 세바스티안이 받은 면역치료는 가족 모두에게 엄청난 투자였다. 세바스티안은 스탠퍼드에서 진행된 다중 음식 알레르기 시험에 참여하기 위해 약 15개월간 2주 간격으로 보스턴에서 캘리포니아 주 팔로알토까지 찾아왔다. 치료를 마칠 때까지 교통비만 총 4만 5000달러 정도가 들었다. "결코 적은 금액이 아닙니다." 에릭도 이렇게 언급했다. 다행히 에릭과 아내에게는 여윳돈이 있었고 두 사람은 충분히 가치 있는 투자였다고 믿는다. "어떻게 보면 정신 나간 일인지도 모르죠. 하지만 우리는 세바스티안을 키우면서 그것만큼 잘한 일은 없다고 생각해요." 임상시험에 참여하는 것 자체에는 따로 비용이 들지 않더라도 교통비가 이렇게 든다면 치료를 받고 싶은 많은 가족, 어쩌면 대부분 가족이 엄두도 내지 못할 것이 분명하다. 이런 경우 선택할 수 있는 다른 방법을 곧 설명할 예정이다.

면역요법제가 FDA 승인을 받으면 치료에 드는 비용도 좀 더 구체적으로 정해질 것이다.[3] AR101의 경우 첫 6개월간 치료를 받는 데 수천 달러가 들고, 이 초기 단계가 끝나면 매달 수백 달러가 든다. 의료보험 가입자는 이 비용의 대부분을 보장받을 수 있을 것으로 전망된다. 환자가 추가로 지불해야 하는 돈은 매우 적을 것으로 보이지만 현시점에서는 확신할 수 없고, 어떤 보험 상품에 가입되어 있느냐에 따라 큰 차이가 있을 것이다.

치료제의 가격은 여러 관점에서 평가할 수 있다. 경제학자들은 국가 전체의 관점에서 특정 의약품의 가격이 국가 의료보건 시스템에 얼마나 큰 부담을 주는지 평가한다. 면역요법은 어떨까? 세계보건기구WHO는 국가별 국내총생산을 기준으로 의약품의 가격이 합당한지 판단한다. 즉 부유한 국가일수록 가난한 나라보다 비싼 약을 이용할 수 있는 여유도 많을 것이다(그래서 같은 약이라도 국가마다 가격이 다르게 매겨진다). WHO의 해석을 적용하면, 미국의 경우 연간 국민 한 사람이 부담하는 금액이 5만 달러 미만일 때 의약품의 가격은 합당하다, 즉 비용 효율성을 충족한다고 평가할 수 있다.[4]

의학적 치료의 경제적 가치를 평가하는 독립 연구 기관인 임상경제검토연구소Institute for Clinical and Economic Review, ICER는 이러한 가치를 좀 더 세밀히 파헤쳤다. ICER의 평가에 따르면, 질 보정 수명(수명의 양적 면과 질적 면을 모두 고려한 측정치) 1년 기준으로 유익한 치료제에 들어가는 비용이 5만 달러부터 10만 달러 범위보다 적다면 큰 가치가 있다. 환자에게 중대한 도움이 되지만 비용이 10만 1000달러에서 15만 달러까지 든다면 가치는 중간 수준으로 평가되며 15만 달러를 넘어가면 가치가 낮다고 본다. 2019년 6월에 나온 ICER 보고서에서 AR101은 연간 비용이 4808달러를 초과하지 않으므로 비용 효율성이 가장 높은 등급으로 분류됐다(질 보정 수명 기준으로는 연간 10만 달러).[5] AR101로 치료받을 때 필요한 비용이 연간 7248달러인 경우 이 평가 척도의 중간 등급에서도 상위에 자리하게 된다. ICER은 이 같은 추정 결과를 토대로, AR101 이용자의 41퍼센트까지는 치료를 받아도 국가 의료보건 시스템에 부담이 되지 않는다는 결과를 도출했다.[6]

그러나 2019년 여름, ICER은 AR101과 땅콩 알레르기 첩포 치료가 효과와 비용 면에서 모두 위험을 감수할 만큼 이점이 없다는 입장을 밝혔다. 이것은 왜곡된 견해다.[7] 수많은 알레르기 전문의들이 한목소리로 면역요법을 받는 환자들은 이 치료에 따르는 부작용을 인지하고 있다고 대응했다. 음식 알레르기 환자가 우려하는 것은 자신도 모르게 알레르기 유발물질에 노출되는 것이고 면역요법은 인

음식 알레르기의 종말

체의 관용성을 높이기 위해 일부러 알레르기 반응을 유도하므로 전혀 다른 개념이다. 알레르기 환자라면 누구나 아는 사실이다. 면역요법 연구가 거듭될수록 이 치료를 받고 삶이 향상됐다고 말하는 음식 알레르기 환자와 아동 환자의 부모 들은 계속 늘어나는 추세다. 땅콩 알레르기의 경우 임상시험을 통해 경피 면역요법과 경구 면역요법 모두 비용 효율성이 충족될 가능성이 높은 것으로 나타났다.[8] 임상시험에서 나온 데이터가 쌓일수록 이러한 치료로 아나필락시스를 얼마나 많이 방지할 수 있는지, 환자의 탈감작 상태가 얼마나 오래 지속될 수 있는지에 관한 정보도 더 많이 파악될 것이다.

면역요법 임상시험에 참여하면 환자의 노출 용량을 주기적으로 늘려야 하므로 알레르기 반응이 일어나 병원 치료를 받아야 하는 일이 생길 때 발생하는 경제적 손실은 교통비와 함께 단기적 비용으로 감안해야 한다. 마찬가지로 면역요법을 받은 후 극심한 알레르기 반응 때문에 병원에 가지 않아도 되고 해마다 에피네프린 처방을 받아서 약을 구입하지 않아도 되는 결과를 얻은 경우 절약할 수 있는 금액도 전체 치료비용을 산정할 때 고려해야 한다. 환자 가족마다 장단점을 고려해서 환자에게 무엇이 가장 적합한지 판단한다. 우리는 장기적으로 면역요법이 더 광범위하게 이용할 수 있는 치료법으로 자리를 잡고 환자의 접근성도 더욱 향상되리라 생각한다. 음식 알레르기 유발성분의 탈감작을 원하는 모든 환자가 이와 같은 치료법을 활용할 수 있는 세상, 우리는 바로 그런 세상을 만들기 위해 노력 중이다.

면역요법을 받으면
내 음식 알레르기도 나을 수 있을까?

앞서 설명했듯이 면역요법의 결과는 환자의 목표가 무엇이냐에 따라 달라진다. 알레르기 유발성분을 마음대로 먹을 수 있게 되기를 바라는가? 멜라니 선스트롬의 경우처럼 음식 알레르기 때문에 아이가 학교에서나 캠프를 갈 때마다 신경을 써야 하는 현실에서 벗어나고 싶은가? 그런 꿈같은 변화를 현실로 만들고 싶은가? 또는 아이가 먹으면 안 되는 음식을 무심코 한 입 먹는 바람에 기도가 막혀 버리는 사태가 일어나지 않는다면 그것으로 충분히 만족하는가? 아이스크림을 먹고 싶을 때 마음껏 먹고 싶은가? 아니면 음식에 우유가 한 방울 섞여서 알레르기가 일어나는 상태에서 벗어나는 것만으로 충분한가? 이러한 질문에 어떤 대답을 하느냐에 따라 면역요법의 결과는 달라질 수 있다.

현시점에서는 면역요법으로 탈감작이 영원히 지속된다고 할 수 없다. 탈감작 상태가 얼마나 오래 지속되는지 파악할 만한 장기적 데이터가 충분히 확보되지 않았다. 가령 3년 전에 끝난 임상시험에서 환자들이 면역요법으로 무반응성을 획득한 것으로 확인됐지만, 10년 이상 세월이 더 흐른 뒤에도 이런 상태가 지속될 것인지는 아직 알 수 없다. 현재 많은 환자가 면역요법이 끝난 후에도 몸이 관용성 유지에 필요한 용량만큼 알레르기 유발성분에 노출되도록 한다. 앤드루 샤츠처럼 매일 밤 삼키는 땅콩 한 알이 유지 용량인 경우도 있고, 그보다 많은 양이 유지 용량인 사람도 있다. 액셀 토머스Axel

　　　　　　　　　　　　음식 알레르기의 종말

Thomas는 여섯 살이 되어 갈 때 땅콩 탈감작 연구에 참여했고, 땅콩을 최대 5000밀리그램까지 견딜 수 있는 상태가 되어 더 이상 위험천만한 알레르기 반응을 걱정하면서 살지 않아도 된다. 당시 임상시험 절차에 따라 액설은 관용성이 유지되는지 확인하기 위해 7개월간 치료를 중단했다. 이 기간이 지나고 실시된 식품 경구 유발시험에서 악셀은 땅콩버터를 땅콩 33알에 해당하는 양만큼 먹을 수 있는 것으로 확인됐다. 이 상태를 유지하기 위해 현재 악셀은 매일 밤 M&M's 땅콩 초콜릿을 두 개씩 먹는다. 악셀의 어머니 앤은 오래전에 처음 찾아간 병원에서 이제부터 악셀은 견과류를 피하는 수밖에 없으며 아이에게도 그렇게 가르쳐야 한다는 말을 들었던 순간을 지금도 기억하고 있다. 그래서 매일 밤 초콜릿을 먹는 것만으로 관용성이 유지된다면 이보다 더 쉬운 일도 없다고 생각한다.

음식 알레르기를 연구하는 면역학자들은 '관용성'과 '탈감작'을 구분하는 경우가 많다. 엄밀히 정의하자면 관용성이란 한때 항체의 공격을 유도했던 단백질에 면역계가 더 이상 아무런 반응을 보이지 않는 것을 의미한다. 두드러기가 나고, 붓고, 엄청난 통증이 발생하게 만들던 세포의 메커니즘이 사라지거나 비활성 상태가 되거나 억제되어 이전까지 알레르기 반응을 일으켰던 땅콩, 밀, 달걀 등을 마음껏 먹어도 알레르기 증상이 발생하지 않는 것을 관용성이 생겼다고 표현한다.[9] '지속적 무반응'이라는 표현도 쓰인다. 특수 용어의 느낌이 많이 나는 것도 사실이지만 가장 정확한 표현이다. 알레르기가 영원히 사라질 수 있는지는 아직 확증되지 않았다. 관용성, 즉 무반응 상태가 얼마나 오래 지속되는지 알아내기 위한 연구는 지금도 활발히 진행되고 있다.

관용성을 얻는 것이 아니라 탈감작이 일어나는 환자들도 있다. '탈감작'이란 알레르기가 일시적으로 사라지는 것을 의미하며 면역계가 문제가 되는 단백질에 정기적으로 노출되는지에 따라 상태가 달라질 수 있다. 예를 들어 저녁마다 유지 용량으로 섭취하던 M&M's 땅콩 초콜릿을 먹지 않으면 땅콩 알레르기가 돌아오는 경우가 이에 해당한다. 어떤 치료법이 알레르기의 관용성을 키울 수 있는지, 관용성이 생길 확률이 가장 높은 환자별 특징이 무엇인지는 아직 충분히 밝혀지지 않았다. 그래서 임상시험 종료 후에도 인체가 알레르기 유발성분에 유지 용량만큼 계속 노출되도록 관리할 것을 권하는 경우가 많다. 이러한 권고에는 면역요법으로 그동안 힘들게 얻은 성과를 최대한 많이 누릴 수 있기를 바라는 마음도 담겨 있다.

현재까지 완료된 임상시험 결과를 보면 전반적으로 일부는 관용성을 얻고 일부는 탈감작이 일어나는 것으로 보인다. 임상시험에 참여한 모든 환자가 지속적 무반응 상태가 되는 것은 아니지만, 면역요법을 받기 전의 상태로 돌아가지는 않는다. 현재 활용되는 면역요법의 방식을 기준으로, 치료 과정을 전부 마친 환자는 탈감작과 관용성의 중간 정도에 도달한다. 관용성을 획득하는 환자 비율을 더 늘리고 환자의 남은 생애 동안 무반응성이 지속되도록 만들기 위한 임상시험이 지금도 계속되고 있다.

음식 알레르기 치료법을 찾기 위한 연구의 목표는 병이 치유될 수 있는 방법을 찾는 것이다. 우리를 비롯한 모든 연구자가 음식 알레르기에 시달리던 모든 환자가 알레르기 유발성분을 아무 두려움

없이 먹을 수 있는 날이 오기를 바란다. 하지만 의학의 다른 수많은 분야가 그러하듯 알레르기 연구에서도 '치유'라는 표현은 잘 쓰지 않는다.

의사들이 음식 알레르기가 치유되었다는 말을 잘 하지 않는 이유는 누구도 미래를 장담할 수 없고 자칫 과도한 희망이 될 수 있기 때문이다. '치유'라는 표현은 언론 매체의 과도한 기사와 그에 따르는 대중의 실망감과 밀접하게 연관된 경우가 많다. 병을 치료할 수 있는 굉장한 무언가가 나왔다는 자극적인 헤드라인이 쏟아지고, 그 떠들썩했던 치료법이 별로 효과적이지 않다는 사실이 드러나고, 사람들이 크게 실망하는 일이 무수히 반복됐다. 임상시험에 참여한 모든 환자가 알레르기 유발성분에 탈감작 상태가 되고 긴 시간이 지나도 이런 상태가 유지된다고 해도 의사는 '치유'됐다는 말을 쉽게 꺼내지 않을 것이다. 치유라는 표현에는 면역계의 잘못된 기능이 모두 제자리를 찾고 정상적인 상태로 돌아갔다는 의미가 함축되어 있다. 그러나 면역치료가 현미경으로 들여다봐야 보이는 세포 수준에서 정확히 어떤 변화를 일으키는지는 지금도 계속 연구가 진행되고 있는 실정이다. 정확한 변화는 아직 알 수 없으며, 그 과정을 알기 위한 노력이 이어지고 있다. 알레르기를 촉발하는 모든 구성 요소가 면역계에서 영구적으로 사라지고 새로 문제를 일으킬 수 있는 다른 요소도 전혀 없다는 사실이 명확히 밝혀져 문제가 완전히 해결됐다고 확신할 수 있는 날이 올 때까지 의사들은 '치유'라는 표현을 쓰지 않을 것이다. (심지어 정말로 그런 날이 와도 의사들은 음식 알레르기가 치유됐다고는 말하지 않을지도 모른다. 그러려면 환자를 평생 추적해야 하는 데, 그건 절대 쉬운 일이 아니다.)

면역요법 임상시험에 참여하려면 어떻게 해야 할까?

지금 우리는 음식 알레르기 연구가 큰 발전을 거듭하고 있는 놀라운 시대의 중심에 서 있다. 음식 알레르기는 그다지 심각하지 않은 문제이고 비주류 연구자들이나 관심을 갖는 주제로 여겨지던 시대는 이미 오래전에 지나갔다. 지도를 펼치고 음식 알레르기에 관한 새로운 연구가 진행되는 곳마다 전구 하나를 붙인다면, 미국의 경우 전국에서 반짝반짝 줄지어 빛나는 불빛을 볼 수 있을 것이다. 원하는 사람 모두가 어렵지 않게 임상시험을 받을 수 있는 것은 아니지만, 전구의 간격은 계속 좁혀지고 있다.

오말리주맙이나 두필루맙 등 다른 생물제제를 함께 활용해서 면역요법의 효과를 가속화하는 연구도 이어지고 있다. 우유, 땅콩, 육류, 패류, 견과류, 달걀, 밀, 그 외 여러 음식 알레르기에서 이와 같은 치료법을 찾기 위한 연구가 진행되고 있다. 예를 들어 음식 알레르기 연구 컨소시엄CoFAR에서는 다중 식품 알레르기에 오말리주맙 치료와 경구 면역요법을 함께 적용하는 '아웃매치OUTMATCH' 연구를 실시한다. 미국 국립 알레르기·감염질환 연구소의 지원으로 새우와 캐슈너트의 면역요법을 연구하는 '음식 알레르기의 T세포 모니터링 연구Monitoring T Cells in Food Allergy, MOTIF'도 있다.

음식 알레르기의 새로운 치료법을 조사하는 연구는 어렵지 않게 찾을 수 있다. 미국에서 국립보건원과 그 밖에 다른 연방 기관의 연구비로 실시되는 모든 임상시험은 clinicaltrials.gov라는 사이트에서 확인할 수 있다. 사이트에 접속해서 "상태 또는 질환condition or disease" 검색창에 "음식 알레르기food allergy"를 넣기만 하면 관련된 임상시험을 모두 볼 수 있다. 지금 이 글을 쓰는 시점을 기준으로 환자를 모집 중인 음식 알레르기 임상시험은 30건 이상이고 플로리다, 캘리포니아, 펜실베이니아, 워싱턴 D.C., 메릴랜드, 콜로라도, 오하이오, 매사추세츠, 아칸소, 아이다호, 노스캐롤라이나, 미시건, 애리조나, 앨라배마, 일리노이 소재 기관에서 진행하고 있다. 면역요법 임상시험은 독일, 덴마크, 스페인, 영국, 아이슬란드, 네덜란드, 아일랜드, 프랑스, 오스트리아, 이스라엘, 호주에서도 실시되고 있다.

참여할 수 있는 연구를 찾고 싶다면, 가장 먼저 담당 의사나 알레르기 전문의와 상의해야 한다. 의료 전문가는 환자가 참여할 만한 임상시험을 찾는 전반적 과정을 도와주고, 연구진에게 직접 연락해서 참여 요건에 맞는지도 확인해 줄 수 있다. 또한 임상시험에 참여할 경우 고려할 여러 중요 사항도 검토해 줄 것이다. 임상시험 전체 기간에 참여할 의향이 있는가? 가족들은 이 결정을 어떻게 생각하는가? 부작용이 발생할 수 있다는 사실을 감안하는가? 다른 위험 요소는 없을까? 임상시험에 참여해 얻고자 하는 목표는 무엇인가?

특히 마지막 질문이 중요하다. 면역요법은 엄격히 말하면 아직 실험적인 치료다. 그런데도 시도하려는 사람들이 말하는 표면적 이유는 현재 선택할 수 있는 다른 방법들도 종합해 평가할 때 이편이 낫다는 판단 때문일 것이다. 하지만 윤리적 관점에서 엄밀히 따지자면, 연구를 돕는 것이 임상시험에 참여하는 주된 이유여야 한다. 다시 한 번 명확히 밝히지만, 임상시험에서 쓰이는 치료법은 아직 완벽히 검증되지 않았다. 실험적 치료가 대조군(보통 현재 실시되는 표준 치료법이 적용되는 그룹)보다, 또는 일반적으로 병원에서 받을 수 있는 치료보다 나은 결과를 가져올 것이라고는 절대 보장할 수 없다는 의미다. 연구윤리위원회가 임상시험에 참여하는 환자는 무조건 유익한 결과를 얻을 수 있는 것은 아니라는 사실을 확실히 인지해야 한다는 점을 강조하는 것도 이런 이유 때문이다. 이 요건에 따라 임상시험 참가자는 자신이 참여하는 연구의 목적을 잘 이해했다는 내용의 동의서에 서명한다. 이러한 동의 절차는 실험적 치료를 받을 모든 사람이 연구의 목적을 정확히 이해하도록 마련된 윤리적 요건이다.

그렇다고 해서 임상시험으로 건강이 개선될 수 있다는 기대는 아예 생각하지도 말아야 한다는 의미가 아니다. 음식 알레르기의 경우 실험적 치료 외에 선택할 수 있는 유일한 방법은 문제가 되는 음식을 피하는 것이다. 이러한 회피가 음식 알레르기의 관용성을 키우는 것과 전혀 무관하다는 것은 이제 누구나 아는 사실이다. 회피는 알레르기 반응을 피하는 데 도움이 될 뿐이다. 앞으로 몇 년간 FDA 승인을 받는 음식 알레르기 치료제가 더 많아지면 이러한 상황도 바뀔 것이다. 알레르기 전문의가 검증되고 표준화된 치료법을 이용할 수 있게 되어 확신을 갖고 환자를 그 방법으로 치료할 수 있게 되면, 승인된 치료법을 택할지 아니면 실험적 치료법을 시도할지 결정할 때 환자가 고려할 사항들도 달라질 것이다. 지금도 개인 병원을 운영하는 일부 알레르기 전문의가 면역요법을 실시하고 있지만(아래에서 더 자세히 설명하겠지만 이런 형태의 치료는 각별히 주의해야 한다), 현시점에서 면역요법은 대부분 임상시험의 형태로 실시되고 있다.

연구기관에 연락해서 임상시험에 참여할 의향이 있다는 뜻을 밝히고 궁금한 점을 물어보는 것은 그리 어려운 일이 아니다. 참가하려는 사람이 많아서 대기 순위가 있는 연구도 많으니 일단 기다려야 할 수도 있다는 점을 염두에 둘 필요가 있다. 또한 임상시험마다 참가자의 자격 요건이 제각기 다르다. 일단 이 요건을 충족해야 연구 대상자로 포함될 수 있는지 평가할 수 있다. 환자의 나이, 과거에 받았던 치료, 알레르기 종류, 다른 건강 문제 등이 이러한 기준에 포함될 수 있다. 담당 의사와 함께 임상시험 계획서를 꼼꼼히 살펴보면 환자에게 잘 맞는 임상시험인지 판단하는 데 도움이 된다. 연구진에게 직접 문의하면 더 확실하게 확인할 수 있는 경우가 많다. 그리고 참여하려고 했던 연구의 참가자 요건에 맞지 않더라도 일단 연구진에게 환자에 관한 정보가 제공되면 다음에 새로운 연구가 진행될 때 뜻밖의 기회를 얻을 수도 있다.

참여할 만한 임상시험을 찾고 실제로 참여하는 과정에서 반드시 기억할 것은, 직접 물어본다고 손해 볼 일은 없다는 말로 요약할 수 있다. 식상할 만큼 누구나 아는 말이지만 사실이다. 임상시험을 찾는 일, 연구진에게 연락해 보는 일, 그리고 자신이 참가자 요건에 맞는지 확인해 보는 일 모두 어렵지 않다. 음식 알레르기에서 벗어날 가능성이 높아질 뿐 잃을 것은 정말로 아무것도 없다.

환자 본인 또는 환자인 자녀의 면역요법을 고려할 때
확인해 볼 사항

음식 알레르기가 있는 아이의 부모나 현재 성인인 음식 알레르기 환자가 확인할
사항

- 임상시험 기간이 총 1년인데 전체 기간 동안 치료에 매진할 수
  있나? 그럴 경우 가족들에게는 어떤 영향을 미칠까?

- 노출 용량이 늘어 알레르기 반응이 발생할 경우(환자 본인 또는
  아이에게) 대처할 준비가 되어 있나?

- 임상시험에 참여하는 목적이 음식 알레르기 때문에 언제든 아
  나필락시스가 발생할 수 있다는 두려움에서 벗어나고 싶은 것
  인가? 환자의 부모인 경우 아이가 그렇게 되기를 바라는가?

- 임상시험에 참여하는 목적이 알레르기 유발 식품을 두려움 없
  이 먹을 수 있을 만큼 상태가 개선되는 것인가? 환자의 부모인
  경우 아이가 그렇게 되기를 바라는가?

- 치료비는 얼마나 들까? 의료보험의 도움을 받을 수 있는가? 보
  험 혜택을 받을 수 있는 경우와 없는 경우 각각의 이유는 무엇
  인가?

- 노출 용량을 주기적으로 늘리기 위해 반드시 방문해야 하는
  임상시험 연구기관은 사는 곳에서 얼마나 떨어져 있는가?

- 치료를 받을 당사자인 아이는 이 모든 과정을 감당할 준비가
  되어 있나?

- 치료가 효과를 보이는 경우, 환자 본인(또는 아이)은 이전에 알

음식 알레르기의 종말

레르기를 유발했던 음식을 정기적으로 소량 섭취해서 개선된 상태를 유지할 준비가 되어 있나?

면역요법을 실시할 의사에게 확인해야 할 사항

· 공인 자격을 갖춘 알레르기와 면역학 전문의인가?

· 연구진은 음식 알레르기의 면역요법을 잘 아는 숙련된 전문가들로 구성되었나?

· 치료에 사용할 제품은 안전한가? 대장균이나 살모넬라에 오염되지 않았다고 확신할 수 있는가? 현재 겪고 있는 음식 알레르기와 관련 있는 단백질인가? 분해된 단백질이 이용되는가? 치료에 사용하는 물질은 냉장 보관해야 하는가, 아니면 열을 가해서 익힌 물질인가?

· 단백질의 정확한 투여 용량을 밝힐 수 있는가?

· 치료 계획서를 상세히 공유해 줄 수 있는가?

· 치료는 전문가의 검토가 실시되었고 무작위 방식의 임상시험에 적용되어 결과가 발표된 적이 있는 방식으로 실시되는가?

· 현재 환자에게 알레르기 반응을 일으키는 음식을 치료에 사용해도 된다는 점에 어느 정도로 확신할 수 있는가?

· 환자와 일주일 중 어느 때고 24시간 연락할 수 있는가?

· 응급실에 가야 할 일이 생길 경우 면역요법에 관한 정보를 응급실 의사에게 전달할 수 있도록 진료 정보를 공유할 수 있는가?

· 병원 내에 환자의 가족을 상담해 줄 심리상담사가 있는가?

· 병원 내에 영양사가 있는가?

- 환자 본인(또는 아이)에게 이 치료가 필요하다고 판단하는 이유는 무엇인가?
- 면역요법 치료가 끝나면 식품 경구 유발시험을 실시해서 면역계가 전보다 더 많은 양의 알레르기 유발성분을 견딜 수 있게 되었는지 확인할 예정인가?

임상시험에 참여하지 않고 면역요법을 받을 수 있을까?

안타깝게도 이 질문에는 간단하게 답을 할 수가 없다. 아직 표준화된 면역요법이 마련되지 않았다. 임상시험이 진행되고 있는 것도 바로 이 표준화된 치료법을 마련하기 위해서다. 개인 병원에서 면역요법을 실시하는 알레르기 전문의도 있지만 일단 이런 전문가를 찾기가 힘들고, 그런 병원에서 치료를 받을 경우 치료비 전액을 환자가 부담해야 한다. 또한 개인 병원의 알레르기 전문의 중에는 면역요법의 핵심, 즉 알레르기 유발성분에 해당하는 단백질의 품질을 충분히 통제할 수 있을 만큼 숙련된 사람도 많지만 그렇지 않은 사람도 많다. 일부 개인 병원에서는 환자에게 단백질을 정확히 몇 밀리그램 투여하는지도 알려주지 않는다(사용되는 분말이 몇 밀리그램인지는 별개의 문제다. 분말에는 알레르기를 유발하는 단백질과 함께 다른 성분도 포함되어 있다). 또한 환자에게 제공하는 단백질이 정말로 치료에 도움이 되는지 의

음식 알레르기의 종말

사 본인도 명확히 모르는 경우도 있다.

일부 면역요법에는 위조된 엉뚱한 가루나 성분이 사용되기도 하고, 제품에 살모넬라나 대장균 같은 오염물질이 없는지 확실히 점검하지 않거나 심지어 투여 용량을 정확히 확인하지 않는 경우도 있다. 한마디로 민간 시설에서 실시되는 면역요법은 치료의 정밀성을 뒷받침할 수 있는 근거가 부족할 가능성이 있다.

환자에게 알레르기 반응을 유도할 것이 분명한 치료인 만큼 면역요법을 꺼리는 알레르기 전문의도 많다. 그러한 주저함은 충분히 납득이 간다. 음식 알레르기 치료의 새로운 시대가 열리면서 음식 알레르기 환자가 이용할 수 있는 치료법에 면역요법을 추가하려는 의사도 점점 늘고 있지만, 기본적으로 의학계는 경계심이 높은 편이다. 의료보건 전문가들은 근거를 중시하며 입증할 수 있는 데이터가 있는지, FDA의 승인을 받은 제품인지부터 확인한다. 면역요법의 효과를 입증한 연구 결과는 계속 나오고 있는 만큼, 조만간 환자들에게 제공되는 일반적 치료법으로 자리를 잡는 데 필요한 요건을 충족할 것이라 전망한다. 그날이 올 때까지는 알레르기 전문가 대부분이 면역요법은 실시하지 않을 것이라 생각한다.

면역요법을 실시하는 개인 병원은 계속 생겨나고 있다. 모든 종류의 알레르기를 치료하는 전문병원과 달리 면역요법 한 가지만 개별로 실시하는 곳이 많다. 임상시험에서는 효과를 강력히 뒷받침하는 결과가 나오고 있지만 임상 현장에서는 아직 면역요법을 음식 알레르기 치료법의 하나로 받아들이기를 꺼린다. 일부 기업가들이 이러한 격차를 직접 해결해 보겠다고 나서면서 그런 개인 병원이 등장했다.

앞으로 면역요법은 대중화되고 널리 수용될 것으로 예상된다. 그만큼 면역요법을 실시하는 개인 병원도 더 흔히 볼 수 있을 것이다. 지금까지 살펴본 것처럼, 임상시험에서 나온 확실한 데이터나 인상적인 결과는 규제기관의 승인을 받고 면역요법이 광범위하게 받아들여지는 발판이 되어야 한다. 아직 환자의 안전을 보장하기 위한 추가 연구가 필요하다. 음식 알레르기 환자를 치료하는 모든 병원은 확실한 연구기관에서 실시된 연구 결과로 명확히 입증된 절차에 따라 치료를 실시해야 한다. 환자에게 투여하는 단백질 양은 과학적으로 엄격히 확인되어야 하며, 숙련된 전문가가 일주일 내내 24시간 대기해야 한다. 적당한 경계심은 자칫 알레르기 유발성분에 노출되어 건강을 해칠지 모를 가능성으로부터 스스로를 보호하는 길이 될 수 있다.

회피요법을 선택한다면

음식 알레르기를 앓고 싶어서 앓는 사람은 없다. 치료도 마찬가지다. 문제가 되는 음식을 피하는 방법을 고수한다고 해도 전혀 문제가 되지 않는다. 어떤 치료법이든 반드시 시도해 봐야 한다는 부담은 느낄 필요가 없다. 면역요법은 몇 개월씩 고생해야 하는 힘든 일이고 이런 과정을 감당할 수 없는 사람도 있다. 평생 겁을 내고 조심하던 음식을 일부러 섭취한다는 것을 수용하기 힘든 사람도 있다.

아이가 음식 알레르기가 있으면 부모는 무슨 수를 써서라도 땅콩이나 달걀, 유제품에는 가까이 가지 못하도록 막는다. 특히 포장 식품이 위험하고, 생일 파티나 개인이 직접 만든 음식을 판매하는 모금 행사도 언제 어디서 위험 요소가 튀어나올지 모르니 조심해야 한다. 그런데 아이에게 지금까지 이렇게 경고했던 바로 그 음식을, 절대 가까이 가면 안 된다고 이야기했던 음식을 치료를 위해 먹어야 한다면? 절대 쉬운 일이 아니다.

어른이든 아이든 면역요법을 반드시 받아야 한다는 압박감을 느껴서는 안 된다. 자신이 어떤 상태인지 알 정도로 자란 아이가 이 치료를 감당할 준비가 되어 있지 않을 수도 있다. 책 뒷부분에서 다시 설명하겠지만 음식 알레르기는 개개인의 심리적 특성과도 강하게 연결되어 있고, 이것은 그리 간단히 해결될 수 있는 문제가 아니다. 마술사가 모자에서 갑자기 스카프를 뽑아내듯이 음식 알레르기의 한 귀퉁이를 마구 당겨 보다가 누구도 예상치 못한, 이 질병과 연결되어 있으리라고는 상상하지도 못한 여러 문제가 딸려 나올 수도 있다. 새로운 것을 시작하기까지 시간이 걸리는 사람도 있다. 아이의 경우 정신건강 전문가의 상담을 받으면 면역요법을 꺼리는 정서적 벽을 허무는 데 도움이 될 수도 있다. 면역요법에는 유효기간이 없다는 점을 꼭 기억하기를 바란다. 열다섯 살 때는 거부감이 들었지만 10년 뒤에는 다른 결정을 내릴 수도 있다. 더 일찍 시작하든, 그때 시작하든 효과는 충분히 얻을 수 있다. 음식 알레르기 환자가 병에 대처하는 방식은 각자 알아서 할 문제이며, 스스로 준비될 때까지는 면역요법을 꼭 받아야 한다는 부담감을 느끼지 않아도 된다.

면역요법을 선택한 사람은 이 치료법이 음식 알레르기의 새로운 시대를 만드는 한 부분이라는 사실을 기억하기 바란다. 면역계의 탈감작을 위해 특정 음식의 단백질에 인체를 일부러 노출시키는 이 치료를 받는 환자 한 사람 한 사람이 새로운 시대를 여는 힘이 되고 있다. 노출 용량이 증가할 때마다 비전에 머물렀던 일들이 현실로 바뀐다.

하지만 앞장서서 이끌어 가는 모든 일에는 심한 기복이 따른다. 수천 명이 성공적으로 치료를 마쳤지만, 개개인의 경험에서 충분한 결과를 도출할 만큼 오랜 역사가 쌓이지는 않았다. 면역요법이 위험한 치료라 생각하는 환자의 가족, 친구 들이 환자의 결정을 진심으로 지지하지 않을 수도 있다. 만나는 사람마다 다들 생소하게만 여기는 치료법에 관해 환자가 반복해서 설명해야 하는 상황에 놓일 수도 있다. 일반의나 알레르기 전문가도 환자에게 확실하고 검증된 의학적인 조언을 줘야 한다는 의무감과 일반 치료의 범위를 벗어나기 두려운 마음에 환자에게 면역요법 임상시험에는 참가하지 않는 것이 좋겠다는 충고를 할 수도 있다. 우리는 음식 알레르기가 큰 걱정거리로 떠오른 낯선 시대를 살고 있다. 음식 알레르기 환자가 당혹스러울 정도로 증가하고, 환경과 인간의 관계를 재정립해야 한다는 사실과 맞닥뜨렸다. 게다가 인체 면역계에는 아직 풀리지 않은 수수께끼가 많이 남아 있다. 음식 알레르기 환자의 급격한 증가는 면역요법이라는 새로운 패러다임의 탄생으로 직결되었다. 얼른 치료법을 찾아야만 하는 상황에 내몰린 우리는 이제 면역계의 엉뚱한 반응에 왜 이토록 취약해졌는지, 이러한 반응이 일어나는 경로를 어떻게 하면 막을 수 있는지에 대해 전보다 훨씬 많은 사실을 알게 되었다. 장내 미생물군에 관한 연구, 심지어 암 면역요법까지 포함한 다른 관련 분야의 발전도 음식 알레르기 치료에 관한 이해의 폭을 크게 넓혔다. 새로운 영역으로 훌쩍 건너갈 준비가 된 연구자들은 음식 알레르기와 매일 싸우며 일상을 살아가는 사람들의 귀중한 경험과 이 모든 노력의 결실로 큰 도움을 받을 수 있는 환자들을 소중한 동반자로 삼아 성큼성큼 새로운 길을 걸어간다. 수많은 임상 연구자, 실험 연구자 들이 음식 알레르기를 치료할 수 있는 더 나은 방법을 찾는 일에 자신의 커리어를 바쳐 노력해 왔다. 이 노력으로 사람들의 삶이 바뀌는 것, 그것보다 더 큰 선물은 없을 것이다.

마지막으로 꼭 언급하고 싶은 주의사항

강조하고 또 강조해도 지나치지 않을 주의사항이 있다. 음식 알레르기 치료는 반드시 의료 전문가의 세심한 관리 감독을 통해서만 실시되어야 한다. 가정에서 면역요법은 물론 다른 어떠한 치료법도 마음대로 시도하면 안 된다. 알레르기 반응은 단 몇 초 만에 가벼운 수준에서 중증 반응으로 바뀔 수 있다. 중증 반응이 나타나지 않는지 진지하게 주의를 기울여 살펴야 한다. 면역요법은 환자가 독자적으로 실시하기에는 위험성이 너무 크다. 절대 혼자 실시하면 안 된다.

핵심 요약

- 면역요법으로 특정 알레르기 유발성분의 탈감작이 가능하다. 대부분 환자가 알레르기가 사라져도 그 상태를 유지하기 위해 문제가 되는 알레르기 유발성분을 매일 소량 섭취한다.

- 면역요법을 받기 위해서는 수 개월에서 수 년간 병원에 여러 차례 방문해야 하며, 한 번 방문할 때마다 치료에 몇 시간씩 소요된다.

- 경구 면역요법에서 알레르기 반응은 일반적으로 발생하는 부작용이다.

- 현재 진행 중이거나 앞으로 실시될 면역요법 임상시험의 주된 목표는 안전성 개선이다.

- 미국에서 참여할 수 있는 임상시험을 clinicaltrials.gov에서 검색할 수 있다.

음식 알레르기의 종말

(멀지 않은) 미래의
음식 알레르기 치료

음식 알레르기의 미래에 변화를 가져올
새로운 치료제, 장비, 기술

우리가 음식 알레르기의 새로운 시대에 들어서고 있다는 사실이 이
책의 기본 바탕이다. 전 세계 연구자들이 면역요법이라는 획기적인
프로그램으로 음식 알레르기를 해결할 수 있다는 무수한 근거를 찾
아냈다(7장과 8장에 걸쳐 설명했다). 음식 알레르기를 예방하는 방법도
그 어느 때보다 많은 사실이 밝혀졌다(6장에서 소개한 내용이다). 이미
수천 명이 다양한 음식 단백질로 인해 발생했던 알레르기에서 벗어
났다. 한때는 근처에도 갈 수 없었던 음식을 이제 마음대로 먹는 사
람들도 많다. 알레르기를 일으키는 물질에 어쩌다 노출되더라도 더
이상 겁먹지 않아도 될 만큼 상태가 개선된 사람들은 그보다 더 많

다. 알레르기 연구자의 입장에서 아이들이 난생처음으로 견과류가 잔뜩 든 과자를 맛보거나 피자를 처음 먹어 보는 모습을 지켜보는 것만큼 기쁜 순간은 떠올리기 힘들다.

이 강력한 치료 프로그램의 동이 트기 시작한 지금, 방대하게 펼쳐진 미지의 영역도 함께 드러났다. 인체 면역계의 숨겨진 비밀을 찾아내서 모든 음식 알레르기 환자를 위해 활용할 수 있는 방안을 마련하기 위한 연구에 점점 더 많은 연구소, 병원의 연구자들이 뛰어드는 추세다. 산업계도 음식 알레르기 진단을 받은 인구가 크게 늘고 있다는 사실을 더 명확히 인지하고, 보람 있는 일을 하는 동시에 큰 수익을 얻을 수 있는 시장을 기대하고 있다. 음식 알레르기를 안고 살아가는 사람들은 치료 방법과 치료제, 치료와 관련된 장비나 그 밖의 기술이 계속 바뀌는 변화로 체감하고 있다. 5년에서 10년 뒤에는 지금과는 상당히 다른 세상이 될 가능성이 크다. 1908년에 달걀 알레르기 환자를 달걀로 치료하는 데 성공한 앨프리드 스코필드가 지난 몇 십 년간 이루어진 기술의 발전을 본다면 깜짝 놀랄 것이다. 그러나 아주 빠른 시일에 음식 알레르기 분야는 지금 이 분야를 선도하는 사람들조차 깨닫지 못할 정도로 대폭 바뀔 것으로 전망된다.

이번 장에서는 이 새로운 변화에 대해 살펴본다. 현재 사용되고 있는 혁신적 장비, 연구 개발 사업을 통해 윤곽이 점차 드러나고 있는 치료제를 소개하고 음식 알레르기가 발생하는 과정과 원인에 관한 최신 연구 결과도 설명한다. 이러한 연구는 훨씬 의미 있는 발전을 만들기 위한 핵심이 될 수 있다. 이번 장의 일부 내용은 기술 과

음식 알레르기의 종말

학에 관한 것이지만 그중에는 공상과학물에나 나올 법한 이야기처럼 들리는 것도 있다. 그러나 전부 실제 존재하고, 앞으로 더 중요하게 쓰일 가능성이 있다. 하지만 미래에 관한 모든 전망이 그렇듯 확실하게 보장할 수 있는 것은 없고 장밋빛 미래로 멋지게 포장할 생각은 없다. 여러분도 그런 마음으로 함께 하기 바란다. 발전에는 시간이 필요하고, 과학적인 고민이 유익한 성과로 이어지는 일이 단시간에 간단히 끝나는 경우가 드물다는 것은 지난 역사에서 거듭 확인된 사실이다. 그럼에도 현재 진행되는 이러한 다양한 연구는 매우 흥미진진하며, 큰 관심과 열정을 불러 모으기에 충분하다. 보이지 않는 곳에서 헌신하는 사람들이 만든 이 모든 발전은 음식 알레르기 진단을 받은 사람들은 물론 음식 알레르기에 한 번도 시달린 적이 없는 사람들에게도 유익한 영향을 주리라 생각한다.

땅콩 알레르기 무찌르기

많은 연구자가 땅콩 알레르기를 해결하기 위해 엄청난 노력을 기울여 왔다. 처음부터 땅콩에 알레르기 반응이 일어나지 않게 만들 수 있다면 어떨까? 이 생각으로 탄생한 것이 저자극성 땅콩이다. 땅콩에서 알레르기를 일으키는 요소를 없애면, 짠! 땅콩 알레르기 걱정은 더 이상 하지 않아도 된다.

흥미로운 아이디어지만, 새로운 생각은 아니다. 무엇이든 도전해 보는 사람들답게, 연구자들은 알레르기를 일으키는 특성을 줄여

보려고 땅콩에 자외선을 쪼이기도 하고[1] 감마선에 노출시키고 하루 반나절 동안 끓이기도 했다. 그러다 알레르기 반응을 촉발하는 땅콩의 몇 가지 단백질이 밝혀지면서 중대한 돌파구가 생겼다. Ara h1, Ara h2, Ara h3, Ara 6로 명명된 이러한 단백질은 모두 면역계를 자극해서 알레르기를 일으킨다.[2] 몇 년 전에는 이러한 단백질 중 일부를 효소로 분해하려는 연구도 실시됐다. 노스캐롤라이나 주립 농업기술 대학의 연구진은 직접 개발한 효소로 구운 땅콩의 외피와 내피를 제거해서 Ara h1을 검출 불가능한 농도까지 줄이고, Ara h2의 농도는 98퍼센트 줄였다.[3] 이 변형된 땅콩을 이용해 피부 단자검사를 실시한 결과 일반 땅콩보다 알레르기를 훨씬 덜 유발하는 것으로 나타났다(이 기술은 2014년에 상품으로 허가를 받았으나 이후에 어떻게 됐는지는 정보를 찾을 수 없었다).[4] 앨라배마에서는 한 연구진이 땅콩 알레르기 유발물질 중 가장 강력한 영향력을 발휘하는 것으로 알려진 Ara h2의 유전자를 땅콩 유전체에서 아예 없애는 방법을 연구했다.[5] 이들이 만든 유전자 변형 땅콩 식물에는 땅콩에 반응하는 IgE 항체가 제대로 결합하지 못하는 것으로 나타났다.

더 최근에는 지난 몇 년 사이에 신기술로 떠올라 뉴스 헤드라인을 장식하기 시작한 유전체 편집 기술인 크리스퍼-카스9$_{CRISPR/Cas9}$도 활용됐다. 유전자를 저렴한 비용으로 쉽게 변형시킬 수 있는 이 편집 기술은[6] 암을 물리치는 일부터 병에 저항력을 갖춘 작물을 만드는 일에 이르기까지 그야말로 환상적인 가능성을 현실로 바꿀 수 있는 커다란 잠재성을 가졌다. 음식 알레르기에 이 크리스퍼-카스9 기술을 적용하면 알레르기를 유발하는 단백질의 유전자를 영구적으

　　　　　　　　　　　　　　음식 알레르기의 종말

로 바꿀 수 있다. 면역계가 알아볼 수 없는 단백질로 바꾸면 면역계도 더 이상 공격할 수 없을 것이다.[7]

일단 이론적으로는 그렇다. 조지아대학의 분자유전학자 페기 오지아스애킨스Peggy Ozias-Akins는 저자극성 땅콩이 과연 현실적인 해결책이 될지 확신할 수 없다고 밝혔다.[8] "저라면 '알레르기 걱정 없음' 같은 말은 절대 함부로 하지 않을 것입니다." 오지아스애킨스는 2016년에 〈사이언티픽 아메리칸〉과의 인터뷰에서 이렇게 말했다. 땅콩에서 알레르기를 일으키는 단백질은 현재까지 최소 17종인 것으로 밝혀졌다. 이 단백질이 만들어지는 유전자를 땅콩 유전체에서 전부 없애는 일은 엄청난 과제이고 불가능한 일일 수 있다.[9] 게다가 유전학적 면에서 이러한 유전자에 정확히 무엇이 암호화되어 있는지 다 밝혀진 것도 아니다. 알레르기에 문제가 되는 단백질을 없앴다가 영양분이 줄고, 맛도 없고, 병에 취약한 식물이 될 수도 있다.

저자극성 땅콩으로 알레르기를 해결하려는 생각에는 위험이 따른다. 알레르기 반응을 어느 정도까지 수용할 수 있는지 명확한 기준은 아직 마련되지 않았다. 또한 땅콩의 경우 알레르기 반응이 갑자기 중증으로 바뀌기 쉬우므로, 확신할 수 없다면 알레르기 걱정이 없는 땅콩이라고 할 수 없다. 혹시라도 그러한 판단이 잘못됐을 때 감당해야 하는 대가가 너무나 크다. 오지아스애킨스가 지적한 것처럼 저자극성 작물을 일반 작물과 확실하게 분리하는 일도 쉽지 않다. 식물은 하늘을 날아다니는 곤충을 통해 수분이 이루어진다. 곤충이 야생종 땅콩 식물과 실험실에서 알레르기 유발 단백질이 생기지 않도록 만든 땅콩 식물 사이를 오가지 못하도록 막을 방도는 없다. 슈퍼마켓에 진열된 상품에 명시된 원료와 그 상품을 제조할 때 실제로 사용된 원료가 달라지는 실수가 발생할 가능성도 배제할 수 없다. 그런 일이 생긴다면, 아이가 음식 알레르기를 앓고 있지만 가장 느긋한 축에 속하는 부모들도 큰 혼란에 빠질 수 있다.

이처럼 회의적인 견해가 많지만 유전자 변형 땅콩이 개발되지 않은 것은 아니다. 땅콩의 유전체 전체 염기서열은 2019년에 분석 완료됐다.[10] 알레르기와 관련 있는 유전자를 찾기 위한 연구가 한 걸음 크게 앞으로 나아간 성과였다. 그러나 저자극성 땅콩을 완벽하게 만드는 것보다는 알레르기 유발 가능성이 '낮은' 식물을 만드는 것이 더 현실적인 목표일지 모른다. 앨라배마대학의 호텐스 도도Hortense Dodo는 알레르기를 일으키기로 가장 악명이 높은 땅콩 단백질 세 가지Ara h1, Ara h2, Ara h3를 없애는 기술로 특허를 취득했다.[11] 2018년에는 자신이 개발한 유전자 변형 땅콩 식물을 "밭에서 기른 저자극성 식물"이라고 설명하며[12] 식품업계가 이 변형된 땅콩을 사용하면 소비자가 의도치 않게 노출되더라도 치명적인 결과가 초래될 가능성을 줄일 수 있다고 전망했다.[13] 미국 농무부와 노스캐롤라이나 주립대학의 과학자들은 육종법으로 땅콩 식물에서 알레르기 유발 단백질을 없애는 연구를 진행했다.[14] 이들이 개발한 유전자 변형 땅콩 식물은 알레르기 반응을 경미한 수준으로만 일으키는 것으로 나타나 수많은 땅콩 알레르기 환자들에게 반가운 소식이 될 가능성이 있다. 크리스퍼-카스9이라는 전례 없는 기술이 적용되면 앞으로 또 어떤 발전이 이루어질지 지켜볼 일이다.

새로운 유전자

유전학계는 음식 알레르기 방정식에서 또 하나의 중요한 항목에 집중적인 관심을 기울여 왔다. 새로운 가능성이 될 수 있는 이 항목은 바로 인체 면역계다. 호주 퀸즐랜드대학에서는 유전자 치료로 면역계의 프로그래밍을 바꾸는 방법을 연구해 왔다. 즉 음식의 단백질을 물리쳐야 할 적으로 인식하는 면역계의 기억을 없애는 방법을 찾고 있다.[15] 이것은 과학에 기반을 둔 개념으로, 실제로 면역세포에는 일종의 기억력이 있다. 다만 옛 생각을 아련하게 떠올리는 그런 기억이 아닌 근육 기억과 더 유사하다. 키보드로 글자를 입력할 때 뇌의 의식적 사고 없이도 손가락이 춤추듯 빠르게 움직이는 것처럼, 면역계의 세포도 다양한 물질과 만났을 때 기억한 대로 반응이 나타난다. 그리고 우리처럼 이러한 세포도 어떤 의견이 생기고 그렇게 기억하면 그 생각이 고집스레 유지된다.

호주 연구진은 새로운 유전자를 도입하면 이렇게 형성된 신경 연결을 바꿀 수 있다고 본다. 이들이 고안한 방법의 핵심은 혈액의 줄기세포다. 먼저 몸에서 줄기세포를 추출하고, 알레르기 유발성분에 노출됐을 때 인체의 반응 방식을 조절하는 유전자를 추가한다. 이렇게 변형된 줄기세포를 다시 몸속에 집어넣으면 새로 만들어진 혈액세포가 면역계의 특정 세포에서 알레르기 반응이 일어나는 스위치를 끄는 역할을 한다. 면역학자 레이 스텝토Ray Steptoe가 이끄는 연구진은 동물실험에서 이 방법으로 알레르기 반응을 중단시키는 데 성공했다.[16] 스텝토는 변형된 줄기세포를 단 한 번 주입하는 것으로 알레르기 유발성분에 대한 면역계의 모든 기억을 싹 지울 수 있는 수준까지 이 방법을 발전시키고자 한다. 그는 치명적인 음식 알레르기를 안고 살아가는 사람들이 이 치료법의 도움을 받을 수 있는 가장 이상적인 대상이라고 본다. 그 꿈이 이루어지려면, 동물에서 나타난 효과가 사람에서도 효과를 잘 발휘한다는 사실이 여러 연구를 통해 입증되어야 한다.

원인 찾기

음식 알레르기 연구는 지난 몇 십 년 동안 엄청난 거리를 날아왔다. 면역계가 알레르기 유발성분에 반응하는 근본적인 메커니즘이 밝혀졌고, 인체가 음식 알레르기에 더욱 취약해지도록 만드는 환경적 요소에 관한 중요한 지식도 축적됐다. 음식 알레르기를 예방하는 방법과 해결할 수 있는 치료 프로그램도 생겨났다.

하지만 애초에 면역계가 음식 단백질에 부정적 반응을 보이는 과정을 정확히 밝히려면 아직 갈 길이 멀다. 이러한 반응이 일어나는 원인도 다 밝혀지지 않았다. 알레르기는 왜 생길까? 특정 물질에 알레르기 반응을 보이는 특성은 왜 시간이 갈수록 발달할까? 알레르기 반응에는 목적이 있을까? 호기심만으로는 이러한 의문을 해결할 수 없다. 하지만 그 답을 찾으면 알레르기 치료에 도움이 될 것이다.

크리스퍼 기술로 이 같은 의문을 풀 가능성이 있다. 미국 브로드 연구소에서 '음식 알레르기 과학 연구사업'에 참여하고 있는 한 연구진은 크리스퍼 기술을 활용하여 인체의 면역 반응과 관련 있는 유전자와 각 유전자의 역할을 연구하고 있다.[17] 또한 미국 전역의 여러 연구 센터가 미국 국립보건원의 음식 알레르기 연구 컨소시엄CoFAR과 '면역 관용성 네트워크'에 참여하여 아래와 같은 음식 알레르기의 여러 생물학적 의문을 해소하기 위해 노력하고 있다.

- 면역계는 알레르기 유발성분이 체내에 존재한다는 것을 어떻게 감지할까?
- 알레르기 반응에 관여하는 면역세포 중 아직 밝혀지지 않은 종류는 무엇일까?
- 음식 알레르기가 발생하는 원인 중 아직 우리가 알지 못하는 것은 무엇일까? 인체가 알레르기 반응을 일으키는 목적은 무엇일까?
- 장세포는 음식 알레르기가 발생할 때 그리고 알레르기 반응이 일어날 때 어떤 역할을 담당하는가?
- 장내 미생물군은 음식 알레르기에 정확히 어떤 영향을 주는가?

휴대용 장비

실험 과학은 음식 알레르기를 보다 상세히 밝히는 데 중대한 역할을 한다. 세계 곳곳에서 세심하게 공들여 진행되는 수많은 실험이 음식 알레르기의 예방과 치료는 물론 치유의 가능성까지 좌우한다. 과학의 발전에는 시간이 걸린다. 단시간에 쉽게 가는 방법은 없다. 단숨에 훌쩍 발전하는 경우가 있지만 눈에 띄는 큰 한 걸음은 10여 년간 꾸준히 달려온 결과일 수 있다.

많은 사람이 음식 알레르기와 함께 살아가는 사람들의 삶을 어떻게 하면 더 단시간에 개선시킬 수 있을지 고민해 왔다. 그 결과 각종 장치와 도구가 생겨났다. 센서, 팔찌, 스캐너, 약물을 체내에 공급하는 획기적인 방법들까지, 실질적인 효과가 있는 이러한 제품들이 무수히 등장하는 것을 보면 음식 알레르기가 최근 들어 산업계의 관심을 얼마나 크게 사로잡고 있는지 실감이 난다. 분명히 해 두어야 할 사실은, 개발되는 제품이 전부 믿고 쓸 수 있는 것은 아니며 심지어 실용성도 보장할 수 없다는 것이다. 하지만 새롭게 등장한 제품 중 몇 가지는 음식 알레르기로 고통받는 환자들과 가족들의 더욱 안전하고 편리한 생활에 도움이 될 수 있다.

에피네프린의 발전

수많은 가족이 에피네프린 때문에 고생한다. 외출할 때마다 주사기를 두 개씩 가지고 다니려면 여간 번거로운 일이 아닌 데다 돈도 많이 든다. 아이가 어느 정도 크면 다른 사람들의 시선에 민감해져서 그런 눈에 띄는 물건을 갖고 다니기 싫어하고, 잘 챙기지 않을 가능성도 커진다. 자가 주사기 자체에도 문제가 있다. 다른 사람의 몸에 주사를 놓는 것은 누구나 금세 익숙해질 수 있는 일이 아니다. 어린 환자를 돌보는 사람은 따로 훈련을 받아야 하는 경우가 많다. 아이도 급할 때 직접 주사를 놓을 수 있도록 배워 두어야 한다. 한 업체는 이러한 문제를 일부나마 덜 수 있도록 코 안쪽에 뿌리는 스프레이 형태의 에피네프린을 개발 중이다.[18] 비강 스프레이는 무엇보다 알레르기 반응이 나타날 때 에피네프린을 주사로 투여하지 않아도 된다는 장점이 있다. BRYN-NDS1C라는 이 스프레이는 간편하게 사용할 수 있는 휴대용 에피네프린으로 개발됐다. 2019년 초에 나온 예비 시험 결과 이 새로운 제제를 저용량 사용할 경우 주사 형태의 에피네프린과 동일한 효과를 얻을 수 있는 것으로 확인됐고, 이에 따라 FDA는 BRYN-NDS1C를 '패스트트랙 대상 제품'으로 지정했다.[19] 신속 승인 절차에 해당하는 FDA의 패스트트랙은 의학적 관점에서 아직 충족되지 못한 소비자의 수요를 충족할 수 있는 제품임을 인정하고, 환자들이 최대한 빨리 이용할 수 있도록 관련 연구 데이터를 신속히 검토하는 절차다. 사람을 대상으로 한 첫 번째 연구는 최근 완료되어 2020년에 결과가 발표될 것으로 보인다.

아나필락시스는 증상이 심각할 뿐만 아니라 증상이 나타나는 속도 때문에 매우 위험하다. 경미하던 알레르기 반응이 단 몇 분 만에 중증으로 바뀔 수 있다. 혼자서는 에피네프린 자가 주사기를 제대로 이용할 줄 모르는 어린아이가 알레르기 증상을 보이기 시작했는데 주변에 도와줄 사람이 없을 수도 있고, 아이가 누군가에게 도움을 청해야 한다는 사실을 재빨리 인지하지 못할 수도 있다. 몸에 착용할 수 있는 각종 장비가 크게 발달하자 음식 알레르기에도 이러한 기술을 활용하는 방법이 속속 등장했다.

아이비Aibi라는 팔찌 제품은 아동 환자의 체내 히스타민 수치 변화를 감지해서 아나필락시스 초기 단계에 이른 경우 보호자에게 신호를 보내는 기기다.[20] 알레르기 반응이 일어나면 아이 부모의 휴대전화, 학교 양호교사의 휴대전화 등 비상 연락이 가도록 연동이 된 장치에 현재 아이의 위치와 가장 가까운 곳에 있는 에피네프린 주사기의 위치, 연락받는 사람의 현재 위치가 모두 표시된 지도가 전송된다. 이 기기를 실제로 활용할 수 있게 되면 음식 알레르기로 인한 부담을 더는 데 도움이 될 수 있다. 음식 알레르기 때문에 움츠러들기 쉬운 어린 환자들의 걱정을 덜고 부모도 더욱 안심하고 지낼 수 있다. 하버드대학 비스 연구소에서 개발한 '프로젝트 애비Project Abbie'라는 비슷한 이름의 제품도 이와 유사한 용도로 개발됐다. 공학자, 소프트웨어 개발자, 보스턴 아동병원 의사 들이 공동으로 개발한 프로젝트 애비는 몸에 착용하면 알레르기 반응과 관련된 신체 변화를 모니터링하는 기기다. 아나필락시스 증상이 감지되면(히스타민 분비 등을 통해) 기기를 착용한 사람에게 알림이 가고 동시에 환자를 돌보는 보호자의 휴대전화에도 메시지가 전송된다. 또한 주사기를 꺼내서 바늘을 찔러야 할 필요 없이 부속 장치에서 에피네프린이 자동으로 투여된다.[21] 아직 개발 단계인 이 제품의 명칭은 2013년 열여섯 번째 생일을 며칠 앞두고 아나필락시스로 숨진 애비 벤포드Abbie Benford의 이름에서 따온 것이다.[22] 애비의 부모는 딸을 추모하고 다른 가족들이 같은 비극을 겪지 않도록 돕기 위해 '프로젝트 애비'에 필요한 기금을 모금했다.

성분 감지기

테이블 위에 놓인 음식을 스캔해서 알레르기 유발성분이 들어 있으면 알려주는 장치가 있다면 어떨까. 스타트업 업체 몇 곳이 이 아이디어를 먼저 실현하기 위해 경쟁을 벌인 결과, 간편하고 정확하면서도 저렴한 가격에 이용할 수 있는 제품이 나왔다.

니마Nima로 이름 붙여진 이 발명품은 활용도 면에서 가장 우수한 장치다. 삼각형 모양에 크기는 지갑만 한 이 기기는 현재 땅콩과 글루텐 성분을 각기 감지하는 두 가지 종류가 판매되고 있다(각 229달러). 기기에 딸린 작은 원통에 검체로 쓸 음식을 넣으면 내부에서 잘게 분쇄한 후 음식의 단백질을 분리하는 화학물질이 투입돼 혼합된다. 반응이 일어나는 원통 안쪽에는 항체가 포함된 검사지가 있어서 이 항체와 반응하는 단백질이 검체에 조금이라도 포함되어 있으면 전기 센서가 작동한다. 글루텐 감지 센서가 달린 제품은 주로 자가 면역 질환인 셀리악병 환자들이 이용할 수 있도록 개발되었으나 밀, 보리, 호밀에도 글루텐이 포함되어 있으므로 이러한 곡류에 알레르기가 있는 사람도 활용할 수 있다.

미국에서는 글루텐 함량이 20ppm 미만이어야 글루텐 무함유 식품으로 간주된다.[23] 니마도 이 기준에 맞춰 검체에 글루텐이 20ppm 이상 함유되면 감지하도록 고안되었다. 2019년 3월에 샐러드드레싱, 요구르트, 식초, 초콜릿, 버터, 치즈, 햄버거 패티, 아이스크림, 수프, 바로 사용할 수 있는 도우 반죽, 파스타, 그래놀라, 밀가루 몇 종류, 견과류 몇 종류, 아마씨, 메밀, 혼합 향신료와 관련 제품 일부, 글루텐 무함유 제품으로 판매되는 빵, 이러한 빵에 글루텐이 혼입된 제품 등을 니마로 총 447회 검사한 연구 결과가 발표됐다.[24] 이에 따르면 글루텐 함량이 20ppm 이상인 경우 검출 정확도가 99퍼센트에 이르렀다. 단백질이 함유된 검체에서 이를 감지하지 못한 경우가 3회였고 글루텐이 함유되지 않은 식품에서 글루텐을 감지한 오류 판정 횟수는 10회였다. 2018년에 실시한 다른 연구에서는 니마로 음식 검체 72종을 검사한 결과 63종에서는 글루텐을 제대로 감지했으나, 글루텐이 20ppm 함유된 파스타 한 종류에서 감지하지 못했다.[25] 이 연구에서는 글루텐 함량이 30ppm인 경우 검출 정확도가 높고 40ppm이면 정확도가 더욱 높아지는 것으로 나타났다.

이런 연구 결과는 상당히 인상적이지만 자칫 잘못된 결론으로 이어질 수 있다. 알렉스 슐츠Alex Schultz라는 기자는 2019년에 뉴스 사이트 '더 버지The Verge'에 니마에 관한 상세한 리뷰를 기고했다.[26] 기사에서 슐츠는 글루텐 함량이 검출 기준인 20ppm보다 적게 함유된 검체에서 글루텐이 감지되는 경우 긍정적으로 평가되고, 이러한 검체에서 글루텐을 감지하지 못하더라도 어쨌든 검출 기준보다 글루텐이 적게 들어 있는 음식을 검사한 것이므로 수용 가능한 오류로 여겨진다고 설명했다. 그러나 슐츠는 학술지에 게재된 논문들을 꼼꼼히 읽는 사람이 아니고서야 이런 중요한 세부 정보까지 전부 파악할 소비자는 별로 없다고 지적했다. 즉 연구자들은 논문에 발표된 데이터 중 부정확한 결과는 2018년에 파스타 제품의 글루텐을 제대로 감지하지 못한 결과 하나뿐이라고 주장하지만 슐츠가 지적한 것처럼 글루텐을 반드시 피해야 하는 사람에게는 센서가 모든 식품에서 예외 없이 글루텐을 감지할 수 있는 제품이 필요하다.

땅콩 센서가 달린 니마는 글루텐 센서가 달린 종류와 달리 전문가 검토 연구가 전혀 진행되지 않아서 얼마나 정확히 검출 가능한지 알 수 없다. 이러한 유효성 검증은 제품과 무관한 제3자, 즉 제품의 성패와 아무런 이해관계가 없는 사람이 실시하는 경우가 많다. 제품과 관계가 있는 사람이 평가하면 편향된 결과가 나올 수 있으므로 이를 방지하기 위해서다. 땅콩 센서가 장착된 니마 제품은 이 같은 외부 검사가 두 차례 실시됐고 검출 정확도는 각각 99.2퍼센트, 98.7퍼센트라는 결과가 나왔다.[27] 그러나 이 중 한 건은 자격 요건이 불분명한 연구소에서 실시했고, 다른 한 건은 니마를 만든 업체가 제공한 음식 검체가 평가에 사용되어 결과가 편향되었을 가능성이 있다. 그러므로 니마의 땅콩 센서에 관한 외부 검사 결과는 불확실하다고 할 수 있다.

오류 발생률도 우려되는 문제다. 니마와 같은 성분 감지 장치로 음식에 특정 단백질이 들어 있는지 확인할 수 있다는 사실 자체는 고무적이지만, 만약 검체 알레르기 유발 단백질이 들어 있는 검체에서 단백질을 감지하지 못하는 비율이 다섯 개당 한 개꼴이라면 그 단백질에 알레르기가 있는 사람은 믿고 사용할 수가 없다. 반대로 땅콩이나 글루텐이 전혀 들어 있지 않은 음식에 위험한 단백질이 들어 있다고 잘못 감지하는 경우도 성능이 기대에 못 미치는 제품이라고 할 수 있다.

규제 당국은 이 같은 문제를 해결하는 데 별로 도움이 되지 않는다. 미국의 경우 FDA에 신약 허가 절차처럼 니마와 같은 기기를 평가하고 승인하는 절차가 마련되어 있지 않고, 따라서 규제기관의 관리 감독도 이루어지지 않는다. 민간 업체가 엄격한 연구에서 나온 결과를 발표하기 전에, 심지어 아예 그런 연구를 실시하지 않고도 비슷한 기기를 판매할 수 있다는 의미다.

결과적으로 성능을 뒷받침하는 데이터를 전문가가 철저히 검토하는 과정 없이 판매되는 제품을 소비자가 구입할 수도 있다. 그보다 중요한 문제는 단순히 구입하는 것을 넘어 그 장치에 크게 의존할 수도 있다는 점이다. 전문가 검토란 관련 분야의 전문 지식을 보유한 과학자들이 관련 연구 결과를 읽고 근거가 탄탄한지 확인하는 과정이다(근거가 탄탄하지 않으면 정보를 추가하거나 더 명확한 설명을 제시하라고 요청한다). 학술지는 이러한 전문가 검토 결과를 토대로 연구가 적절히 실시되었는지, 통계 분석 결과에 오류는 없는지, 결론이 이치에 맞는지 평가한다. 실험실에서 나온 결과와 슈퍼마켓에서 실제로 소비자의 카트에 담기는 상품 사이에서 이 과정을 건너뛴다면 정말로 믿고 쓸 만한 제품인지 확신할 수 없다.

또한 아직 의학계는 땅콩 알레르기가 있는 사람에게 위험한 영향을 줄 수 있는 땅콩 농도가 어느 정도이고 허용 가능한 농도는 어디까지인지 의견을 모으지 못했다. 글루텐 20ppm에 해당하는, 검증된 기준이 없다는 의미다.[28] 글루텐의 경우처럼 적은 양은 허용해야 하는지 판단하는 문제도 마찬가지다. 음식 알레르기에서는 적은 양이라도 알레르기가 일어날 수 있으므로 의견이 엇갈린다. 음식 검체를 채취한 후 글루텐이나 땅콩이 포함됐는지 검사하고 안심해도 된다는 결과가 나왔다고 해서 그릇에 담긴 음식 전체가 괜찮다고 보장할 수 없다는 점도 고려해야 한다.

니마가 음식 알레르기 관리에 아무 도움도 안 된다는 뜻이 아니다. 글루텐 무함유 감지 센서와 땅콩 감지 센서에 대한 전문가 검토 데이터는 있다. 제조사도 자체 검사를 완료했다. 자체 검사지만 제품 검사를 전혀 하지 않는 것보다는 훨씬 낫다. 현시점에서 니마는 음식 알레르기를 피하기 위한 다른 조치와 더불어 병용할 때 최상의 장비라고 할 수 있다. 음식 알레르기가 있는 사람은 음식점에서 식사할 때마다 직원에게 자신의 테이블에 놓이는 음식이 다른 음식과 절대 접촉하면 안 된다고 당부해야 한다. 우리의 모든 삶이 그렇지만, 음식 알레르기도 스스로 책임지고 챙겨야 하며 이를 대신해 줄 수 있는 것은 없다.

그 밖의 음식 감지 장치

알레르기 유발성분을 감지할 수 있는 다른 기기들도 개발되고 있다. 하버드대학에서는 '아이잇iEAT'이라는 열쇠고리 크기만 한 기기를 개발했다. '외인성 알레르기 유발성분 통합 검사 장비integrated exogenous antigen testing'의 줄임말인 아이잇은 2017년에 학술지 〈ACS Nano〉에 실린 결과를 보면[29] 개발 초기에 꽤 성공적인 결과를 거두었다. 휴대용 장비로 개발된 아이잇에는 알레르기 유발성분 추출 키트와 함께[30] 자석과 전극을 이용하여 알레르기 유발성분 유무를 탐지하는 분석기가 포함되어 있다. 분석 결과는 스마트폰 애플리케이션으로 확인한다. 아이잇을 개발한 연구진은 우유, 달걀, 땅콩, 헤이즐넛, 밀까지 다섯 가지 알레르기 유발성분을 이 기기로 검사해 본 결과 극히 작은 농도까지 검출됐다고 밝혔다.[31] 글루텐의 경우 규제 당국이 정한 기준보다 낮은 0.1mg/kg 미만인 경우에도 검출 가능한 것으로 나타났다. 연구진은 위 논문에서 아이잇의 출시 가격은 40

달러 정도일 것이라는 전망과 함께 각 구성품의 개별 가격을 근거로 밝혔다. 현재 한 민간 업체가 5년 내로 아이잇을 시장에 내놓는다는 목표로 제품 개발을 진행 중이다. 몇 년 전에는 영국에서 한 대학생이 유당 분해효소가 포함된 변색 검사지로 유당 유무를 검사할 수 있는 휴대용 검사 기구를 개발했다. 임신 테스트기와 비슷한 원리가 적용된 기구다. 이모젠 애덤스Imogen Adams라는 이름의 이 학생은 앨리Ally라고 이름 붙인 이 검사 기구로 다른 알레르기 유발성분과 채식주의자들을 위해 육류 함유 여부도 확인할 수 있는 방안을 연구할 계획이다. 아직 상용화되지는 않았다.[32]

각인된 고분자로 알레르기 유발성분을 탐지하는 기술도 등장했다. 고분자란 같은 분자가 사슬처럼 계속 연결된 물질이다. 자연에 존재하고, 실험실에서 인위적으로 만들 수도 있다. 울, 나일론도 고분자에 해당하고 종이도 셀룰로스가 연결된 일종의 고분자다. 이건 몇 가지 예시일 뿐, 고분자의 종류는 엄청나게 방대하며 수많은 단백질도 포함된다. 분자 각인 고분자 기술은 특정 단백질 분자, 즉 알레르기 유발성분의 모양을 주형으로 삼고 아주 얇은 필름에 그 모양대로 구멍을 만든 다음 회로판에 그 필름을 부착한다. 음식 검체에 알레르기 유발성분이 들어 있으면 그 성분에 포함된 단백질 분자가 이렇게 미리 만들어 놓은 구멍에 딱 맞게 결합하고, 회로판이 이를 감지하면 전자 신호가 발생한다. 신호는 곧바로 열쇠고리만 한 소형 장비로 전송된다.[33] '알레르기 애뮬렛Allergy Amulet'으로 명명된 이 기기를 개발한 업체는 컵케이크 50개를 검사해 본 결과 알레르기 유발성분이 10ppm 농도 이상 존재하는지 여부를 90초 이내에 확인할

음식 알레르기의 종말

수 있다고 밝혔다. 해당 업체는 외부 기관을 통해 검사를 실시한 후 2020년 말까지 상품으로 출시할 계획이라고 밝혔다(가격은 150달러에서 250달러 사이로 예상된다).

그 밖에도 전자기 스펙트럼이나 전자기파에서 방출되는 에너지의 파장, 가시광선, 마이크로파 등 우리가 보고, 듣고, 만질 수 있는 모든 것을 활용한 기술이 음식 알레르기에 적용되고 있다. 컴퓨터 마우스처럼 생긴 '텔스펙TellSpec'이라는 스캐너는 광선을 쏘아서 음식에 함유된 분자를 활성화해 진동을 일으킨다. 우리가 햇볕을 쬐면 피부가 따뜻해지는 것과 같은 원리다. 분자가 진동하면 광자가 방출되고, 스캐너는 진동하는 분자마다 파장 단위로 이 광자 수를 측정해 광자가 가장 적은 분자부터 가장 많이 방출된 분자까지 분리한 스펙트럼 정보를 얻는다. 색깔 대신 각기 다른 음식 분자의 에너지로 무지개가 만들어지는 셈이다. 이 결과는 스마트폰으로 전송되고, 스마트폰을 통해 데이터가 저장되는 가상공간인 클라우드로 다시 전송되어 무지개를 이룬 각 띠에 대한 분석이 실시된다. 음식마다 에너지에 고유한 특징이 있으므로, 방출된 광자를 토대로 어떤 성분이 들어 있는지 알 수 있다. 지문으로 사람을 구분하는 것과 같은 방법이다. 데이터가 클라우드로 전송되면 단 몇 초 만에 그 음식에 포함된 영양소와 알레르기 유발성분, 그리고 음식에 함유된 모든 물질의 정보를 목록으로 받아 볼 수 있다.[34] 식품 포장의 라벨처럼 글루텐, 달걀의 함유 여부와 그 밖에 중요한 정보를 스마트폰으로 확인할 수 있다(탄수화물, 단백질, 지방 함량과 건강과 관련된 다른 데이터도 포함된다). 스캐너로 판독한 데이터는 클라우드에 저장해 두었다가 다음에 활용할 수 있으므로[35] 분석 정보가 축적되면 동일 시스템을 이용하는 모든 이용자에게 더욱 유용한 시스템이 된다. 가령 케이크 조각에 스캐너를 대고 빔을 쏘면 몇 초 뒤 식품 포장에 적힌 정보를 읽듯이 견과류가 들어 있는지 여부를 알 수 있다.

텔스펙의 개발을 선도한 사람 중 한 명인 이사벨 호프만Isabel Hoffmann은 전 세계 사람들이 먹는 음식의 정보가 축적된 일종의 세계 "지도"를 만들어서 건강 정보와 연계할 수 있다고 밝혔다.[36] 그렇게 된다면, 다양한 식생활과 음식 알레르기 예방의 관련성을 파악하는 중요한 정보가 될 수 있다. 또한 텔스펙과 같은 정밀한 스캐너가 사용되면 포장 식품의 라벨에 표시되지 않은 성분까지 검출될 수 있으므로 식품 제조업체에 음식 알레르기에 대한 책임을 물을 수도 있다. 다만 이와 같은 정보를 얻으려면 상당한 돈이 들어간다. 텔스펙의 경우 가격이 약 1900달러에 이르고 데이터를 수집해 저장하는 클라우드 사용료도 연간 몇 백 달러다. 가격 부담을 생각하면 개별 소비자가 이용하기보다는 산업체가 소비자에게 정확한 정보를 제공하기 위한 목적으로 활용하기에 더 적합할 수도 있다. (텔스펙은 식품의 신선도, 숙성도, 당도 같은 다른 특성도 검사할 수 있으므로 슈퍼마켓에서도 유용하게 쓰일 수 있다.) 물론 음식 알레르기 환자가 있는 가정에서 이러한 기기를 구입하면 환자가 의도치 않게 위험 물질에 노출되지 않도록 방지하는 데 큰 도움이 될 것이다. SCiO라는 비슷한 기기도 있다.[37] 소형 감지기인 SCiO 역시 빛으로 음식의 화학적 조성을 분석하지만, 땅콩 알레르기가 있는 아이가 음식점을 이용할 때보다는 연구자가 활용할 수 있도록 개발된 기기다.

　　　　　　　　　　　　　　　　음식 알레르기의 종말

음식 알레르기와 관련된 신약은 이 책에서 모두 다룰 수 없을 만큼 많은 종류가 현재 개발 수순을 밟고 있다. 개발이 시작된 모든 의약품이 임상시험이라는 가장 중요한 단계까지 오지는 못할 것이다. 그중에서 음식 알레르기 치료를 목표로 개발되고 있는 몇 가지를 소개한다.

백신

'백신'이라는 단어에는 다양한 의미가 담겨 있다. 아마 대부분의 사람은 초등학교에서 중증 질환을 장기간 예방하기 위해 아이들에게 접종하는 주사를 떠올릴 것이다. 질병 예방이 목적이라는 점은 같지만 병원균의 특성이 계속 바뀌어서 해마다 새로 맞아야 하는 독감 백신도 그중 하나다.

음식 알레르기 분야에서 이야기하는 백신에는 이와 조금 다른 의미가 담겨 있다. 음식 알레르기 백신은 소아마비 백신보다는 암 치료에 사용되는 백신에 좀 더 가깝다. 알레르기 백신은 특정 단백질이 인체에 처음부터 해로운 영향을 주지 않도록 막는 것이 아니라, 문제가 되는 음식 단백질을 공격하는 면역계에 작용한다. ARA-LAMP-Vax 백신도 그런 종류에 해당한다. 이 백신은 음식 단백질이 암호화된 DNA를 환자에게 투여하는 기술인 LAMP-Vax를 토대로 땅콩 알레르기를 치료한다. 그러한 DNA가 체내에 유입되면 인체 세포에서 이 DNA에 암호화된 단백질, 즉 인체에 알레르기 반응을 일으키는 바로 그 단백질이 만들어진다. 면역계가 반응하여 일련의 반응이 나타나고, 이로 인해 이전까지 이 단백질에 나타내던 반응에 혼란이 생긴다. IgE 항체가 음식 단백질을 공격하기 위해 달려드는 것이 아니라 면역계에서 동일 물질에 친근하게 반응하는 세포를 보낸다. 백신을 4회 정도 맞는 것으로 이와 같은 면역계의 재훈련이 가능하며[38], 환자는 알레르기 유발성분에 직접적으로 노출되지 않으므로 치료 부작용으로 아나필락시스가 발생할 위험도 피할 수 있다.

ARA-LAMP-Vax 백신은 마우스 연구에서 인체의 땅콩 알레르기 치료에 효과적으로 활용할 수 있는 가능성이 확인됐고[39] 현재 임상시험이 진행 중이다. 의약품의 안전성 확인이 목표인 1상 시험은 엄청난 자본을 보유한 제약업체의 지원으로 실시됐다.[40] 땅콩 알레르기가 있는 성인 환자를 대상으로 ARA-LAMP-Vax 백신 또는 위약을 4회씩 투여하는 이 시험에서 백신의 안전성과 잠재적 유익성이 검증되면, 백신의 효과를 확인하기 위한 시험도 실시될 것이다.

호주에서 로빈 오헤히르Robyn O'Hehir가 이끄는 연구진이 개발한 PVX108이라는 또 다른 백신은 알레르기 반응을 일으키는 면역세포인 비만세포와 호염기구가 활성화되지 않도록 특이적으로 조작된 알레르기 유발 단백질을 사용하여 면역계의 탈감작을 유도한다.[41] 현재 이 백신의 임상시험은 안전성 검증 단계를 통과했고 다음 단계가 진행 중이다.

음식 알레르기의 종말

유전자 치료

면역요법에 오말리주맙 치료를 더하면 탈감작이 보다 빨리 이루어지는 것으로 보인다. 오말리주맙은 알레르기 반응을 일으키는 IgE 항체와 이 항체가 표적으로 삼는 음식 단백질의 결합을 차단하는 단클론 항체다. 하지만 이 치료제에는 단점이 있다. 크게는 효과가 몇 주밖에 지속되지 않는다는 점, 값이 비싸다는 점, 그리고 반드시 주사로 투여해야 한다는 점이다. 미국 웨일 코넬 의과대학의 연구진은 유전자 치료를 활용하여 오말리주맙의 한계점을 개선할 수 있는 방법을 고민했다. 오말리주맙에 사용되는 단클론 항체의 유전자 염기서열 중 일부를 바이러스에 삽입하고[42] 이 바이러스를 땅콩 알레르기가 있는 마우스에 투여하자, 단시간에 땅콩에 대한 탈감작이 이루어졌다.[43] 유전자 의학 전문가인 로널드 크리스털Ronald Crystal의 표현을 빌리자면 바이러스를 "트로이 목마"처럼 활용하는 기술이다. 동물실험의 결과로는 인체에 어떤 효과가 나타날지 대략적인 수준으로만 예측할 수 있으므로 이러한 트로이 목마로 인체 면역계도 속일 수 있으리라고 장담하기에는 너무 이른 감이 있다. 하지만 주목할 만한 가치가 있는 연구임에는 분명하다.

그 밖의 여러 가지 방법들

음식 알레르기를 예방하고 치료하기 위한 노력과 더불어 인체 면역계에 관한 탐구로 깜짝 놀랄 만큼 많은 사실이 밝혀지면서 기발한 치료법도 무수히 등장했다.[44] 면역요법이 해결해야 하는 일차 과제는 면역요법이라는 명칭에 다 나와 있다. 즉 알레르기 반응을 촉발하는 면역 기능을 해결해야 한다. 우유와 땅콩, 그 외 음식에 함유된 알레르기 유발성분을 변형시켜 일반적인 물질보다 체내에서 IgE가 덜 생성되도록 유도하는 면역요법을 시도 중인 연구진도 있고, 단백질 대신 펩타이드로 면역요법을 실시하는 방법도 연구가 진행되고 있다. 펩타이드는 단백질보다 크기가 작아서 IgE 항체를 활성화시킬 가능성도 낮다.

면역요법 부작용으로 발생하는 알레르기 반응을 줄이기 위해, 면역요법에 순수한 땅콩 분말이 아닌 땅콩 추출물이 포함된 나노입자를 사용하는 시도도 등장했다. 예비 연구에서 마우스를 이러한 나노입자(크기가 극히 작은 분자)로 치료해 본 결과 일반적인 방식대로 치료를 받은 마우스보다 땅콩 노출에 따른 알레르기 반응이 더 약하게 나타났다.

면역계 구성요소인 수지상 세포는 항체가 적이나 친구로 인식하는 외래 물질인 항원을 인체에 해가 되지 않도록 다른 면역세포에 소개하는 기능이 있다. 즉 T세포에 특정 단백질을 소개하면서 안전한 단백질이라고 "말해 줄 수" 있다. 게다가 한 번에 여러 가지 알레르기 유발성분을 이와 같은 방식으로 소개할 수 있으므로[45] 다중 식품 알레르기 치료에 특히 유용할 수 있다. 알레르기를 일으키는 음식 단백질 소량만으로 알레르기 반응을 해소할 수 있는 방법이다.

에토키맙이라는 새로 개발된 항체는 면역계 분자인 인터류킨-33(IL-33)에 작용한다. 인터류킨-33은 알레르기 유발성분이 몸속에 유입됐을 때 연속적인 반응을 일으킨다. 스탠퍼드에서 최근 실시한 연구에서는[46] 심각한 땅콩 알레르기가 있는 성인 환자 20명을 모집

음식 알레르기의 종말

하고 인터류킨-33의 작용을 저해하는 그룹과 위약 그룹으로 무작위 배정했다. 2주 후 치료군에 배정된 15명 환자 중 11명은 땅콩 단백질 275밀리그램을 먹을 수 있게 된 반면(땅콩 한 알 정도의 양) 위약군에서는 같은 양을 먹을 수 있는 사람이 한 명도 없었다. 에토키맙과 이와 비슷한 치료제는 현재 연구 초기 단계에 있다.

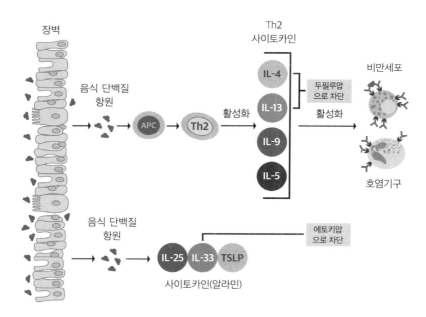

음식 알레르기 치료를 위해 개발되는 신약은 각기 다른 방식으로 면역계와 맞선다. 항체인 두필루맙은 비만세포와 호염기구를 활성화시켜 IgE와 결합이 일어나도록 하는 인터류킨-4, 13, 9, 5의 작용을 막아서 IgE로 인해 히스타민과 그 외 알레르기 증상을 일으키는 화학물질이 방출되지 못하도록 차단한다. 또 다른 종류의 항체인 에토키맙은 IgE를 활성화시키는 인터류킨-33의 작용을 막는다.

다른 생물의약품도 연구가 한창이다. 두필루맙은 오말리주맙과 비슷한 치료제로, 면역요법에 동일한 방식으로 활용되고 있다. 임상시험은 현재 제2상, 제3상 시험이 진행되고 있다. 메폴리주맙

mepolizumab, 레슬리주맙reslizumab, 벤랄리주맙benralizumab, 레브리키주맙 lebrikizumab, 트랄로키누맙tralokinumab 등 동일한 종류의 다른 수많은 실험 약물도 그 뒤를 바싹 쫓고 있다.[47] 이러한 생물의약품은 인체에 유입되는 단백질로 인해 아나필락시스가 발생하는 면역계 반응경로 중 일부분을 표적으로 삼아 작용한다. 언젠가는 한 달에 한 번 항체를 투여받는 것만으로 면역계가 특정 알레르기 유발물질에 반응하지 않도록 만들 수 있을지도 모른다. 알레르기를 유발하는 단백질이 체내에 유입되면 다른 물질처럼 둔갑시키는 방법을 찾는 연구도 진행되고 있다. 이렇게 단백질의 정체를 숨길 수 있게 되면 초기에 발생하는 알레르기 반응을 막고 면역계의 공격 없이 체내에 침투해서 관용성이 생기도록 유도할 수 있다.[48]

생물의약품이 크게 증가하는 추세를 감안할 때, 앞으로 5년에서 10년 뒤에는 현재 병원에서 음식 알레르기를 없애기 위해 사용하는 수많은 도구와 전략은 그 중요성이 줄어들 가능성이 높다. 그러나 현시점에서 음식 알레르기와 영구적으로 멀어지는 방법은 인체를 알레르기 유발성분에 일부러 노출시키는 것이 일부 환자가 활용할 수 있는 유일한 길이다.

새로 등장한 몇 가지 치료법		
약물의 종류	음식 알레르기 치료에 적용 여부	임상시험 진행 단계
생물학적 저해제		
항 IL-4R	적용	2
항 IL-4	미적용	
항 IL-13	미적용	
항 IL-33	적용	2
백신		
LAMP-Vax	적용	2
땅콩 에피토프	적용	1
알루미늄 땅콩	적용	2
기타		
다중 알레르기 경구 면역요법	적용	2
장내 세균군	적용	1
나노입자	미적용	

알레르기를 방지하는 간식

아이가 어느 정도 클 때까지 기다리는 것보다 더 일찍 일반적인 알레르기 유발성분을 접하도록 하는 것이 낫다는 사실이 밝혀지자, 이것을 절대 놓칠 수 없는 기회로 포착한 업체들도 등장했다. 알레르기 방지를 위한 간식은 그렇게 개발됐다. 아이가 태어나 1년쯤 지났을 때부터 생선을 먹이라는 권고와 함께 바쁜 부모들이 흔히 접하는 충고가 하나 있다. 입맛이 까다로운 아이를 둔 부모에게 특히 강조되는 이 충고는 음식 알레르기를 한 가지만 신경 쓰는 것보다 여러 가지를 함께 고려하는 것이 좋으며, 따라서 여러 단백질을 섞어 먹이는 편이 낫다는 것이다. 여기에 부모들은 휴대하기 편하고 식감이 좋은, 아이가 한 손에 쥐고 먹을 수 있는 간식이 늘 필요하다는 점이 결합됐다.

그리하여 일종의 '알레르기 방지 시스템'이 개발됐다. 일반적인 알레르기 유발성분이 소량씩 들어 있는 포장 식품이 있다면 아이가 생애 초기에 거의 모든 음식에 확실히 노출되도록 도와주는 믿음직하고 간편한 방법이 될 수 있다. '스푼풀 원Spoonful One'이라는 제품은 아기 음식에 섞어서 먹일 수 있는 분말 형태도 있고 아이가 직접 손가락으로 집어 먹으면서 식감을 익히도록 폭신한 퍼프 형태로도 판매된다(고지 사항: 이 책의 저자 중 한 명인 카리는 스푼풀 원의 제조사 비포 브랜즈Before Brands의 공동 창립자다). 이렇게 두 가지 형태로 판매되는 스푼풀 원에는 티스푼 하나 분량의 분말에 땅콩, 대두, 아몬드, 캐슈너트, 헤이즐넛, 피칸, 피스타치오, 호두, 밀, 귀리, 우유, 달걀, 대구, 새우, 참깨, 연어 단백질이 모두 동량으로 함유되어 있다. 노스웨스턴대학의 파인버그 의대 연구진은 생후 5개월부터 11개월까지 아기 705명을 비포 브랜즈 사의 '혼합 식품'이나 위약을 제공하는 두 그룹에 무작위로 배정하고 연구한 결과, 혼합 식품을 섭취한 그룹에서 알레르기 반응이 발생한 아기는 한 명도 없었다고 밝혔다.[49] 연구진은 이

제품이 아기가 중요한 단백질에 노출되도록 하는 안전한 방법이 될 수 있다고 설명했다. 식품 경구 유발시험에서도 알레르기 반응이 나온 아기는 없었다. 한꺼번에 여러 가지 음식 단백질을 제공하는 것이 면역계에는 더 효과적이다. 이 제품을 이용할 경우, 아이의 생애 첫 몇 개월 동안 음식 단백질에 충분히 노출되도록 하는 데 드는 비용은 하루 약 2달러다.

가족 중 음식 알레르기 병력이 있는 사람이 있는지 여부나 아기가 습진을 앓고 있는지 여부와 상관없이 누구나 이러한 혼합 식품을 활용할 수 있다. 어떤 제품을 활용하든 단백질의 안정성이 입증되었는지, 세균, 진균 같은 오염물질이 없는 제품인지 반드시 확인해야 한다. 제품에 함유된 단백질에 이미 알레르기 반응을 보인 적이 있고 정식 자격을 갖춘 알레르기 전문의로부터 알레르기라는 진단을 받은 경우에는 이러한 제품을 먹이지 말아야 한다. 음식 알레르기 단백질의 조기 도입에 관한 연구에서 나온 근거로 볼 때, 여러 음식의 단백질이 함유된 제품을 약 1년간 매일 섭취하는 것이 음식 알레르기를 방지하는 데 가장 효과적이다.

스마트폰 애플리케이션

스마트폰 애플리케이션은 음식 알레르기 환자의 삶을 향상시킬 방법을 찾는 개발자들에게 비옥한 토양과 같다. 새로 등장한 애플리케이션 중에 특히 유용한 것을 소개한다. '레스큐파이Rescufy'는 홈 화면에 버튼을 생성해 두고 비상 상황이 발생하면 바로 누를 수 있는 앱이다. 알레르기 반응이 일어나면 휴대전화의 잠금을 풀지 않고도 이 버튼을 누르면 응급 구조대와 이용자가 지정한 비상 연락처에 이용자가 앓고 있는 알레르기와 GPS 위치 정보, 의료 정보, 보험 정보가 메시지로 전송된다.[50] '알레르팔Allerpal'이라는 앱은 어린이 알레르기 환자를 돌보는 부모나 보호자가 다른 사람에게 환자의 상태를 손쉽게 알릴 수 있도록 고안된 앱이다. 알레르기 반응이 일어났을 때 대처하는 법, 비상 연락처 등 아이의 알레르기에 관한 정보를 미리 업로드해 두고 운동 팀 코치, 아이 친구의 부모, 임시 보육자, 학교 선생님 등 휴대전화에 동일한 앱이 설치된 사람이라면 누구에게나 그 정보를 전송할 수 있다. 같은 앱을 사용하는 경우에만 활용 가능하지만, 일단 정보가 전달되기만 하면 아이의 음식 알레르기에 도움이 되는 매우 유용한 도구가 된다.

이번 장에서 소개한 내용에 모든 정보가 빠짐없이 포함된 것은 아니다. 제약업계, 간식용 식품을 개발하는 스타트업, 소프트웨어 개발자 등 곳곳에서 새로운 제품이 계속 생겨나고 있다. 경제 분석가들은 2025년까지 알레르기 치료 시장의 규모가 400억 달러에 이를 것으로 전망한다.[51] 음식 알레르기는 전체 알레르기 시장의 일부일 뿐이지만 성장 속도는 연간 8.3퍼센트로 가장 빠를 것이라는 예측이 나왔다. 2018년 말에 발표된 보고서에는 전 세계 땅콩 알레르기 시장만 2019년부터 2023년까지 90퍼센트 성장할 것이라는 전망이 담겨 있다.[52] 땅콩은 알레르기를 일으키는 유일한 음식이 아니라는 사실을 당연히 감안해야 한다.

이 같은 폭발적 성장을 어떻게 받아들일지는 개인의 선택에 달렸다. 음식 알레르기가 유행병처럼 번진 현 상황이 경제적 이윤을 얻기 위한 사업과 연결된다는 사실에 다소 놀라는 사람도 있을 것이고, 학계나 산업계에서 음식 알레르기 환자와 그 가족들의 삶을 향상시킬 수 있는 도구를 찾기 위해 매진하는 의사를 만나 보기로 결심하는 사람도 있을 것이다. 둘 다 꼭 필요한 일이다. 의사의 입장에서는 환자와 가족에게 새로운 제품을 신중히 활용해야 한다고 조언하지만, 다른 한편으로 음식 알레르기라는 심각한 질병에 도움이 되는 치료법과 유용한 도구가 크게 늘고 있다는 사실이 고마울 따름이다. 미래에는 선택지가 더욱 늘어날 것이고, 음식 알레르기가 있는 사람, 환자 자녀를 둔 사람은 이러한 발전이 가져온 여러 결실 중에서 각자에게 꼭 맞는 것을 택할 수 있을 것이다.

핵심 요약

- 학계는 알레르기 유발 단백질을 대부분 제거하여 알레르기를 덜 일으키는 식품이나 크리스퍼-카스9 같은 기술을 활용한 유전자 조작 식품을 개발하기 위해 노력하고 있다.
- 음식 알레르기 분야에서 새로 등장한 혁신적 발전을 예로 들면 다음과 같다.
    - 크기가 작고 이용자 편의성을 더 많이 고려한 에피네프린 장비
    - 환자 몸에서 알레르기 반응이 시작되면 이를 감지하는 착용 기기
    - 음식에 함유된 알레르기 유발성분을 탐지하는 성분 감지기

· 백신과 생물의약품

· 영유아가 음식 단백질을 조기에 접할 수 있도록 만든 간식용 식품

3부

알레르기가 개인과
세상에 미치는 영향

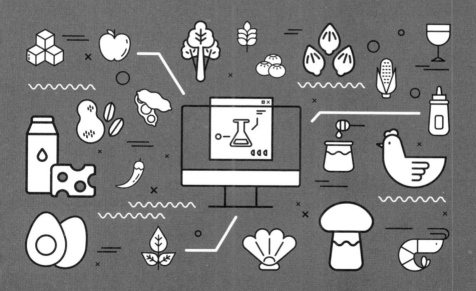

음식 알레르기의
정서적 피해

두려움, 불안감, 당혹감, 좌절감을
이겨내기 위한 통찰과 도구

간호사로 일하는 제이미 삭세나는 뭔가 이상하다고 생각했다. 검진을 받으러 온 열한 살 남자아이가 평생 땅콩을 피했다고 하는데, 아무래도 땅콩 알레르기가 아닌 것 같았다. 제대로 확인할 수 있는 방법은 경구 유발시험뿐이었다. 땅콩을 극소량부터 시작해서 양을 점차 늘리면서 노출시킨 후 몸에 반응이 나타나는지 지켜보는 것이다.

처음에 제공한 양은 극미량이었고 나중에는 땅콩 가루를 푸딩에 섞어 먹이는 정도로 용량이 늘었지만 알레르기 증상은 나타나지 않았다. 땅콩을 그냥 먹어도 되는 수준까지 노출 농도가 올라가도 아무 이상이 없자 삭세나는 M&M's 땅콩 초콜릿 하나를 건넸다. 하지만 아이는 앞서 경구 유발시험을 받을 때처럼 바로 먹지 못하고 그 자리에서 얼어붙었다. "입에 넣지를 못하더라고요." 스탠퍼드에서 우리 연구진과 함께 일하는 삭세나는 이렇게 전했다. 아이 곁에 서서 지켜보니, 입을 벌리고 손을 입까지 가져가고도 겁에 질려서 그 상태로 굳는 상황이 반복됐다. 아이는 결국 신경질적으로 울기 시작했다. "우리가 하라는 대로 했다가 죽을지도 모른다고 잔뜩 겁먹었어요." 삭세나의 설명이다.

여러 명의 임상의사가 아이 곁에서 달래고 진정시키기 위해 최선을 다했다. 삭세나는 자신이 알레르기 반응을 관리할 수 있도록 엄격한 훈련을 받은 사람이고, 약도 준비되어 있다고 거듭 설득했다. 만에 하나 알레르기 반응이 나타나더라도 목숨을 잃을 일은 없다고 말했다.

마침내 아이는 M&M's 땅콩 초콜릿 한 알을 먹었고, 알레르기 반응은 나타나지 않았다. 땅콩 알레르기는 없었다. 몇 년 전에 혈액검사를 받았을 때 의사가 땅콩 알레르기라고 하는 말을 들은 후로 아이는 지금까지 한 번도 땅콩을 먹은 적이 없었다. 11년 동안 실제로는 없는 알레르기가 있다고 생각하며 살아온 것이다. 삭세나에게는 생생한 기억으로 남은 일이 되었지만, 시간이 흐르자 그리 이례적인 일이 아니었다는 사실을 깨달았다. 음식 알레르기 검사와 치료를 받는 환자들과 더 많이 만날수록 이렇게 옴짝달싹 못 할 정도로 두려움에 사로잡히는 사람들이 계속 나타났다.

음식 알레르기가 큰 스트레스라는 것은 명확한 사실이다. 아이가 처음 입술이 잔뜩 부풀거나 피부에 두드러기가 퍼지는 일을 겪고 나

음식 알레르기의 종말

면, 알레르기 반응이 또 일어날지 모른다는 두려움이 평범한 일상생활의 표면 아래에 항상 깔린다. 생일파티에 초대받거나 학교에서 소풍을 간다는 통지를 받으면 이 두려움은 한층 짙어진다. 친구들과 놀기로 약속할 때, 청소년이 되어 영화관에 놀러 갈 때, 첫 키스를 할 때조차 영향을 준다. 부모는 과잉보호를 하게 되고 아이는 두려움 때문에 극심한 혼란에 빠지기도 한다. 어릴 때부터 음식 알레르기에 시달린 사람은 극심한 편집증부터 반항심에서 나온 무모한 행동까지 정서적으로 수많은 과정을 거치는 경우가 많다.

게다가 음식 알레르기 환자와 함께 살아가는 가족들은 남들이 이런 상황을 잘 이해하지 못한다는 점 때문에 큰 혼란을 겪는다. 몇 가지 음식에 알레르기가 있는 니키 고드윈의 큰아이는(앞서 5장에서 소개했다) 초등학교에 다닐 때 공황장애를 겪었다. 니키는 음식 알레르기를 앓는 아이 중에 자신의 아이와 같은 문제를 겪는 경우가 얼마나 되는지 알 수 없었고, 이런 답답함 때문에 더 힘든 시간을 보냈다. 그러다 비슷한 경험을 하는 아이들이 많다는 사실을 알게 되었고, "왜 지금까지 이런 이야기를 한 번도 들은 적이 없을까 하는 생각에 큰 충격을 받았다"고 말했다.

음식 알레르기를 안고 사느라 그러지 않아도 애쓰고 고생하는 사람이 외로움까지 느끼는 일은 없어야 한다. 최근 몇 년간 알레르기 전문가와 소아과 전문의 모두 이러한 정서적 피해를 예전보다 훨씬 많이 인지하게 된 것으로 보인다. 음식 알레르기를 겪는 가족들이 겪는 문제를 도와주는 치료도 생겼다. 부분적으로는 음식 알레르기 진단을 받은 사람, 그리고 이들을 가장 아끼고 보살피는 사람들의 의사결정과 외모, 경험에 음식 알레르기가 큰 영향을 준다는 증거가 계속 축적된 결과다.

음식 알레르기는 가족의 삶에 방해가 된다고들 이야기한다. 정확히 어떤 영향을 줄까? 소아 알레르기 전문의와 심리학자로 구성된 메릴랜드대학의 연구진은 음식 알레르기가 있는 아이의 보호자 87명을 대상으로 아이의 음식 알레르기가 식사와 사회적 활동, 학교생활, 방과 후 활동, 그 밖에 가족의 생활에 어떤 영향을 주는지 조사했다.[1] 대부분 참가자가 장을 볼 때와 간식 선택, 식사 준비에 영향이 있다고 밝혔다. 그리고 응답자의 약 80퍼센트는 외식 장소가 바뀌었다고 답했다. 음식 알레르기 때문에 아예 외식을 가지 않는다고 밝힌 응답자도 16퍼센트였다. 약 60퍼센트는 친구 집에 놀러 가고 싶다는 아이에게 그러라고 허락할 것인지 결정할 때도 음식 알레르기가 영향을 준다고 밝혔다. 이러한 변화가 전부 스트레스 요인이라고 할 수는 없지만, 조사에 따르면 아이가 알레르기 반응을 보이는 음식이 많을수록 부모가 느끼는 스트레스도 더 컸다.

영국의 한 연구진은 땅콩 알레르기가 있는 아이들의 이야기를 직접 들어보기로 했다.[2] 연구진은 어린이 땅콩 알레르기 환자 20명과 소아당뇨 환자 20명(모두 나이는 7세에서 12세)을 대상으로 아이들이 느끼는 두려움과 걱정에 관한 설문조사를 실시했다. 그리고 아이들에게 일회용 카메라를 하나씩 주고, 주말의 일상이 자신이 앓는 병과 어떤 관련성이 있는지 사진으로 찍어 보여 달라고 했다. 설문조사에서 땅콩 알레르기가 있는 아이들이 의도치 않게 땅콩에 노출될 수 있다는 걱정 때문에 느끼는 두려움은 당뇨를 앓는 아이들이 저혈당

쇼크를 두려워하는 것보다 더 큰 것으로 나타났다. 땅콩 알레르기가 있는 일부 아이들은 그런 일이 벌어질까 봐 잔뜩 겁에 질린 채 살아가는 것으로 확인됐다. 땅콩 알레르기 환자인 아이들은 대부분 땅콩을 피하려고 계속 신경 써야 한다고 답한 반면 당뇨가 있는 아이 중에 먹는 음식을 끊임없이 신경 쓴다고 답한 아이들은 절반에 불과했다. 휴가, 생일이나 대중교통을 이용할 때 느끼는 불안감도 땅콩 알레르기가 있는 아이들이 더 큰 것으로 나타났다.

이 연구에서 아이들이 직접 촬영한 사진은 24시간, 단 하루 동안 찍은 것이라 다소 한정적이지만 흥미로운 정보가 담겨 있었다. 땅콩 알레르기가 있는 아이들이 찍은 사진에는 음식점이 아주 많이 등장한 반면 당뇨가 있는 아이들의 사진에는 음식점이 딱 두 차례 등장하고 별다른 감정이 담겨 있지 않았다. 연구에 참가한 모든 아이들이 음식 사진을 찍었는데, 땅콩 알레르기가 있는 아이들은 겁이 나서, 당뇨 환자인 아이들은 자신이 먹을 수 있는 음식이 한정적이라는 좌절감 때문에 남긴 사진이라고 밝혔다. 신체 활동과 관련된 사진의 경우, 땅콩 알레르기가 있는 아이들이 찍은 사진에는 해도 된다고 허락받은 활동이 몇 가지 없다는 아쉬움이 드러나 있었다. 다른 사람들을 찍은 사진도 모든 아이의 사진에 포함되어 있었다. 아이들은 같은 병을 앓는 사람들과 함께 있으면 공감할 수 있어서 마음이 편하다고 이야기했다. 땅콩 알레르기 환자인 아이들 중 일부는 다른 사람들에게 느끼는 부정적 감정을 밝혔다. "할머니가 오빠와 저에게 사탕을 사 주셨는데 제가 알레르기가 있다는 걸 깜빡하고 못 먹는 사탕을 사 주셨어요. 그래서 너무 짜증이 났어요." 한 아이의 이야기다. 아이들은 슈퍼마켓 등 땅콩이 있는 장소에 갈 때 걱정이 된다고도 전했다. "쇼핑을 하거나 외식을 하는 것 같은 간단한 일도 너무 겁이 나요. 죽을 수도 있다는 두려움마저 들 정도예요."

한 연구에서는 땅콩 알레르기가 있는 아이들이 이제 막 땅콩 알레르기라는 진단을 받은 성인 환자보다 이 병에 따르는 스트레스에 더 능숙하게 대처하는 것으로 나타났다. 성인 환자는 아이들만큼 에피네프린을 꼼꼼히 챙기지 않고, 이로 인해 자신의 병을 통제할 수 없다고 느끼는 경우가 많았다. 성인 환자는 갑자기 땅콩 알레르기와 함께 살아야 하는 상황에 놓이는 바람에 어떻게 이겨내야 하는지 익힐 시간이 부족했지만 아이들은 한 가지 이상 음식에 알레르기를 겪으면서 자라는 동안 더 능숙하게 대처할 수 있게 된다.

청소년 환자들은 부모나 다른 어른이 거의 끊임없이 감시하는 어린아이들과는 다른, 그들만의 문제를 겪는다. 청소년들은 사회적 활동의 일환으로 집이 아닌 다른 곳에서 음식을 먹을 일이 아주 많다. 남들의 시선에 민감한 아이들은 친구들과 음식점에 가면 주문할 때 자신의 알레르기에 관해 이야기하고 필요한 요청을 하지 않으려는 경우가 있다.[3] 실제로 오래전에 실시한 연구에서 아나필락시스로 사망한 청소년 대다수가 집이 아닌 다른 곳에서 알레르기 유발성분이 포함된 음식을 섭취한 것으로 나타났다.[4]

뉴질랜드의 한 연구진은 대학에 진학해 집을 떠날 예정인 청년들 중 음식 알레르기 환자를 대상으로 자신의 질병을 어떻게 인지하고 있는지, 어떤 인식을 갖고 있는지 조사했다.[5] 응답자 중 일부는 알레르기가 일반적인 생각처럼 삶에 그리 큰 영향을 주지 않는다고 답했

　　　　　　　　　　　　음식 알레르기의 종말

다. 전체적으로 이들은 음식 알레르기의 심각성은 잘 알지만 알레르기 유발성분에 노출될 수도 있다는 위험성을 항상 깊이 신경 쓰지는 않는 것으로 나타났다. 십대 아이를 키우는 부모들에게는 익숙한 특징일 것이다. 위험성은 잘 알고 이 병에 따르는 스트레스도 느끼지만 그 위험성을 없앨 수 있는 간단한 조치를 취하기보다는 그냥 위험을 감수하려고 한다. "엄마, 괜찮을 거예요. 걱정하지 마세요." 부모들에게는 너무나 익숙한 이 말에 그러한 패턴이 함축돼 있다. 흥미로운 사실은, 청소년 환자의 경우 자신이 않는 알레르기에 충분히 대비되어 있지 않다고 느낄 때 가장 큰 불안감을 나타냈다는 점이다. 가장 자신만만한 태도를 보인 아이들이 실제로 느끼는 불안감은 음식 알레르기가 없는 또래 아이들과 같은 수준이었다.

음식 알레르기의 심리적 영향을 알 수 있는 데이터는 이제 충분히 축적됐다. 처음 진단을 받고 적응하는 일도 걱정거리지만 환자들이 일상적으로 느끼는 스트레스는 대부분 자신도 모르게 알레르기 유발성분에 노출될 수 있다는 두려움에서 비롯된다. 2016년에 여러 명의 소아과 전문의가 밝힌 의견처럼, 아이들에게 각별한 주의를 당부하는 말과 이유 없이 겁먹지 말라는 말을 할 때, 어느 쪽에 더 무게를 두어야 하는지는 쉽게 결정하기가 어렵다.[6] 이런 의견을 밝힌 의사들은 특정 음식에 알레르기가 있으면 어쩌나 하는 의구심을 해소할 수 있다는 점에서 식품 경구 유발시험이 도움이 될 수 있다고 밝혔다. 다른 알레르기 검사로는 알레르기 여부를 정확히 확인할 수 없다. 더불어 의사들은 같은 어린이라도 어린아이들과 어느 정도 큰 아이들이 겪는 심리학적 문제는 다르다고 밝혔다.

아이가 생애 첫 몇 년 사이에 음식 알레르기가 발생한 경우 가장 중요한 것은 균형이다. 부모는 함께 노는 친구부터 놀이터로 놀러 나가는 것을 비롯해 아이가 집 바깥에서 하는 모든 활동에 당연히 불안감을 느낀다. 가족 행사를 아이의 상황에 맞게 준비하자니 스트레스가 너무 심해서 그런 행사를 아예 전부 포기하는 부모들도 많다. 외식도 하지 않고, 여행도 가지 않는다. 음식 알레르기가 있는 아이를 돌보려고 직장에서 일하는 시간을 줄이기로 결심하는 부모들도 있다.

하지만 자율성은 아동 발달에 반드시 필요한 요소다. 아이는 크면서 부모가 곁에 없어도 잘 지내는 법을 익혀야 하고, 천천히 조금씩 무엇이든 혼자 하는 법을 터득해야 한다. 아이가 음식 알레르기를 앓는 경우 부모가 이 점을 인정하기가 어려울 수 있다. "내가 꿈꾸었던 부모상과는 정반대의 생각을 하게 됩니다." 멜라니 선스트롬의 설명이다. 일반적으로 대부분의 부모는 어린 자녀가 세상과 만나는 즐거움을 느끼도록 이끌고, 탐험을 해 보도록 격려한다. "음식 알레르기가 있는 아이를 둔 부모는 그렇지 않아요. 더 통제하고 집착하게 되죠. 내 아이를 제대로 돌봐 줄 사람은 나밖에 없다는 교훈만 반복해서 얻게 됩니다." 멜라니는 이렇게 전했다. 그리고 이 불안감이 아이에게도 전염될 수 있다고 이야기했다. 한번은 주말에 놀러 온 손님들이 달걀과 견과류가 들어 있는 음식을 가지고 온 적이 있었다. 그 이후부터 멜라니와 남편은 현관문에 '달걀이나 견과류 반입

금지'라고 써 붙였다. (멜라니는 동네 걸스카우트 대원들이 쿠키를 팔러 돌아다니다가 이 문구를 보고 자신의 집에는 찾아오지도 않았다는 사실을 떠올리며 웃음을 터뜨렸다.) 음식 알레르기가 있는 아이를 키우는 부모는 다른 부모들은 더 이상 아이를 졸졸 쫓아다니지 않는 나이가 되어도 계속 아이와 함께 다니곤 한다. 학교를 비롯해 아이를 데려다주기만 하는 장소에서도 아이를 혼자 두고 가지 못하고 계속 머무른다. 부모의 이러한 행동은 자녀가 일시적인 분리 불안을 겪는 원인이 될 수 있다. 부모는 어린 자녀가 어떻게 하면 안전하게 세상을 살아갈 수 있는지 가르쳐 주고, 아이가 그러한 정보를 충분히 잘 익히고 흡수할 수 있다는 확신을 가질 필요가 있다.

초등학생

음식 알레르기를 앓는 아이들이 초등학교 저학년이 되면 어떤 변화가 일어나는지 역학적 면에서 조사한 결과도 발표됐다. 아이가 8, 9세가 되면 음식 알레르기 환자로 살아가는 현실을 더 명확히 인지하게 된다. 이전과 달리 죽음에 더 큰 두려움을 느끼기도 한다. 사회적 상황도 한층 어려워질 수 있다. 음식 알레르기가 있는 아이가 겪는 큰 문제 중 하나가 괴롭힘이다. 딸아이 테사가 여러 가지 음식 알레르기를 앓다가 면역요법으로 치료받은 킴 예이츠는 테사가 겪은 일을 전했다. 어느 날 같은 반 친구가 점심시간에 테사가 식사하던 곳 근처에서 발이 걸려 넘어지는 척하는 장난을 쳤는데, 그 순간 테사

는 음식에 우유가 조금이라도 튄 건 아닌지 덜컥 겁부터 났다고 말
했다. 두 살도 되지 않았을 때 실제로 그런 일이 있어서 응급실에 간
적이 있었다. 자신이 방금 땅콩버터를 먹고 왔으니 조심하는 편이
좋을 거라며 놀리는 같은 반 친구들도 있었다. "그런 식의 농담은 정
말 무서웠어요. 제 상황을 이해하지 못한다고 해서 비난하고 싶지는
않지만, 괴롭힘을 당한 건 사실이에요." 테사는 말했다. 2017년 영국
에서는 유제품 알레르기를 앓던 청소년이 반 친구가 치즈 조각으로
짓궂게 괴롭히는 바람에 목숨을 잃었다.[7]

　　마운트 시나이 의과대학의 알레르기 전문의들이 어린이 251명을
대상으로 조사한 결과, 80명이 음식 알레르기 때문에 최소 한 번 이
상 괴롭힘을 당한 적이 있다고 밝혔다.[8] 1년 뒤 이 조사에 응한 아이
들을 추적 조사해 보니 앞서 괴롭힘을 당한 적 있다고 밝힌 아이 중
4분의 3은 1년이 지난 뒤에도 여전히 같은 상황을 겪고 있는 것으로
나타났다.[9] 3분의 1은 한 달에 두 번 이상 괴롭힘을 당한다고 밝혔
다. 음식 알레르기가 있는 아이들은 반 친구들에게 따돌림을 당하거
나, 테사가 겪은 것처럼 놀리고 비웃는 대상이 될 수 있다. 부모들은
또래 아이들이 자녀의 코앞에서 위험한 음식으로 장난을 쳤다는 이
야기를 많이 접한다. 이러한 경험은 아이들에게 큰 절망을 안겨 줄
수 있다.

위에서 소개한 연구에서도 지적했듯이, 음식 알레르기에 동반되는 환자의 고생과 시련은 청소년기에 이르면 양상이 또다시 바뀐다. 이 시기가 되면 아이가 음식 알레르기를 직접 책임지고 관리하기 시작하므로 부모는 이 변화가 원활하게 이루어질 수 있는 방법을 찾아야 한다. 부모와 십대 자녀는 그렇지 않아도 독립성과 책임감을 두고 부딪치는 일이 많은 만큼 음식 알레르기 문제까지 가중되면 더 힘들어질 수 있다. 청소년기에는 에피네프린을 깜빡 잊고 챙기지 않고, 성분을 정확히 확인하지 않고 포장 식품을 그냥 먹어 버리는 위험을 감수하고, 친구들과 어울려 외식하는 일도 많아서 알레르기 반응이 일어날 위험성이 높아진다.

음식 알레르기가 있는 청소년 174명을 조사한 연구에서는 3분의 2가 지난 5년간 알레르기 반응을 겪은 적이 있다고 답했다.[10] 응답자 대부분이 여행을 갈 때는 에피네프린을 챙긴다고 밝혔지만, 스포츠 활동을 할 때 에피네프린을 챙긴다고 답한 응답자는 절반도 되지 않았다. 몸에 달라붙는 옷도 약을 갖고 다니지 않는 이유로 꼽혔다. 연구진은 친구 집에 놀러 가거나 다른 사회적 활동을 할 때도 이들이 에피네프린을 가져가지 않으려고 한다는 사실을 확인했다. 예상대로, 최근에 알레르기 반응이 발생한 적이 있다고 밝힌 아이 대부분은 위험을 가장 크게 감수한 것으로 나타났다. 십대 알레르기 환자 대부분은 음식 알레르기 환자로 살아가는 것이 어떤 일인지 친구들이 좀 더 이해해 준다면 삶이 수월해질 것 같다고 밝혔다. 청소년 환자들도 물론 알레르기 유발성분에 무심코 노출될 수 있다는 불안감을 느낀다. 음식 알레르기 유발성분 때문에 목숨을 잃을 수도 있다고 생각하는 아이들은 스트레스 지수도 가장 높은 것으로 나타났다.

캐나다 맥매스터대학에서 실시한 연구 결과에서 음식 알레르기가 있는 십대 환자들의 힘든 상황을 생생히 확인할 수 있다. 이러한 자녀를 둔 엄마들은 십대 자녀가 스스로 느끼는 것보다 아이가 정서적으로 힘들어 하고 행동에 문제가 있다고 생각하는 경우가 훨씬 많은 것으로 나타났다.[11] 연구진은 아동 환자 1300이 참여한 호주의 대규모 연구에서 도출된 데이터를 토대로 음식 알레르기가 있는 십대 청소년들 사이에서 정서적, 행동학적 문제가 어느 정도로 흔한지 분석했고 환자의 엄마들이 보는 관점과 얼마나 차이가 있는지 비교했다. 이와 함께 연구진은 청소년 환자가 성인이 되면 이 같은 문제가 어떻게 달라지는지도 조사했다. 2016년에 발표된 연구 결과에 따르면 음식 알레르기가 있는 14세 환자 중 자신이 정서적, 행동학적 문제가 있다고 답한 응답자는 3분의 1이었지만 이들의 어머니들은 거의 절반이 자녀가 우울증, 불안감, 주의력결핍과잉행동장애 같은 문제를 겪고 있다고 답했다. 연구진은 청소년 환자가 자신의 상황을 과소평가한 것인지, 어머니가 자녀의 상황을 과대평가한 것인지는 정확히 알 수 없었다고 설명했다.[12] 그런데 이 연구에서 7년 후 다시 조사했을 때 음식 알레르기 환자의 44퍼센트가 자신이 정서적, 행동학적 문제를 겪고 있다고 답했다. 알레르기가 없는 사람들과 비교하면 약 2배 높은 비율이다. 음식 알레르기와 관련 있는 정서적 문제는 청소년기에 전반적으로 겪는 혼란스러운 정서 변화와 달리 성인이 되어서도 지속될 가능성이 높다는 것을 분명히 보여 준 결과였다. "한때 지나가는 문제가 아니다." 연구를 이끈 마크 페로Mark Ferro는 논문에서 이런 견해를 밝혔다. 이 연구 결과는 다른 사람들이 나를 보는 시각과 스스로 자신을 보는 시각이 얼마나 다를 수 있는지, 그리고 때로는 타인의 시선이 더 정확할 수 있다는 사실을 보여 준다.

성격과 음식 알레르기

이번 장에서도 분명하게 드러나듯이 사람마다 스트레스에 대처하는 방식에는 차이가 있다. 어린이도 유아인지 더 자란 아이인지에 따라 다르고, 부모와 청소년 자녀의 대처 방식도 다르다. 성격은 겹겹이 다른 차이에 또 한 겹을 보태는 요소다. 개인의 기질은 세상을 보는 관점, 그리고 살면서 겪는 모든 일에 반응하는 방식에 큰 영향을 준다. 음식 알레르기에 대한 반응도 마찬가지다.

심리학자들이 성격 특성을 구분하는 방법 중 '5요인'으로 불리는 분류 방식이 있다.[13] 5요인이란 신경성, 외향성, 개방성, 우호성, 성실성이다. 이 분류에 따른 성격 유형과 질병에 대처하는 방식의 연관성을 밝힌 연구 결과가 많다. 예를 들어 신경성이 강한 성격은 부정적 감정을 느낄 때가 많고 자신이 앓는 병에 잘 적응하지 못하는 것으로 나타났다. 이들은 같은 병을 앓는 다른 환자보다 증상이 몇 가지 더 많이 나타날 수 있다는 내용도 있다.

심리학자들로 구성된 뉴질랜드 연구진은 이러한 연관성이 음식 알레르기로 인해 일상적으로 겪는 일들에도 확대 적용되는지 조사했다. 외향성이 높은 사람들은 의사를 잘 밝히는 편이므로 음식점을 이용할 때 스트레스를 덜 느끼지 않을까? 성실한 성격은 위험을 감수하는 경향은 적지만 의도치 않게 위험 요소에 노출될 수 있다는 불안감은 더 크게 느끼지 않을까? 연구진은 일반적인 음식 알레르기를 한 가지 이상 앓는 환자 108명(18세 이상, 평균 연령 40세)을 대상으로 2주간 하루에 5회 이상 설문에 응답하도록 했다. 이들이 마련한 설문지는 기분과 스트레스 지수, 음식 알레르기와 관련된 모든 문제에 관한 정보를 수집할 수 있도록 고안되었다.

표본은 비교적 적은 편이었지만 이 연구에서 몇 가지 인상적인 연관성이 발견됐다. 연구에 참여한 알레르기 환자들 중에는 다른 성격에 비해 개방성이 높은 성격이 많았다. 두 가지 평가 요소가 일치한다고 해서 반드시 관련성이 있다고 할 수는 없지만(과학 연구에서는 이를 상관관계가 꼭 인과관계를 의미하지는 않는다고 표현한다) 재미있는 결과다. 성격 유형과 음식 알레르기로 겪는 문제의 횟수에는 연관성이 없었다. 신경성이 큰 환자라고 해서 다른 성격의 환자보다 알레르기 반응에 불만이 더 많은 것은 아니라는 의미다. 오히려 개방성이 강한 성격일수록 자신이 겪는 문제에 관해 더 빈번히 이야기하는 것으로 나타났다. 이들은 안심하고 먹을 음식이 없어서 굶어야 한다는 말이나 슈퍼마켓에서 겪은 실망스러운 일들, 음식 알레르기로 발생하는 비용(경제적 비용과 사회적 비용)에 관해 더 많이 이야기했다. 외향적인 성격은 배려가 없는 사람들이 자신의 알레르기와 관련하여 보이는 태도를 한탄하긴 했지만 음식 알레르기 때문에 받는 스트레스는 크지 않은 것으로 나타났다. 우호적 성격의 환자들은 음식이 포함된 사회적 행사에서 스트레스를 받는다고 밝혔다. 또한 알레르기 반응이 발생하면 성실성이 높을수록 정서적으로 더 큰 영향을 받는 것으로 나타났다. 이러한 결과를 음식 알레르기에 개개인이 어떻게 반응하는지 보여 주는 확실한 증거라고 할 수는 없다. 하지만 음식 알레르기라는 부담스러운 문제에 사람마다 대처하는 방식이 다르다는 사실을 인지할 필요가 있음을 보여 준다. 음식 알레르기 환자는 음식이 포함된 사회적 행사에 참석할 때나 학교 식당에서, 슈퍼마켓에서 장을 볼 때조차 매번 해결해야 할 문제들과 맞닥뜨린다. 중요한 것은 이러한 대처가 환자에게 악영향이 아닌 생산적인 영향을 주도록 만드는 것이다.

음식 알레르기와 불안감

환자가 음식 알레르기로 느끼는 심리학적 부담은 다양한 방식으로 나타난다. 위스콘신에서 심리학자로 일하면서 음식 알레르기 환자와 가족 들을 자주 접하는 진 헤르조그Jeanne Herzog는 불안감이 전부 나쁜 것만은 아니라고 말한다. 약간의 불안감은 위험을 경계하고 내적으로나 외적으로 뭔가 이상한 조짐을 느끼는 바탕이 된다. 음식 알레르기로 느끼는 불안감은 환자가 알레르기 유발성분에 노출되지 않으려면 꼭 지켜야 하는 규칙을 성실히 따르는 데 도움이 된다.

하지만 불안이 과도할 때 어떤 징후가 나타나는지도 알아두는 것이 좋다.14 예를 들어 어린아이들은 불안감 때문에 알레르기 증상이 나타나는 정신신체의학적 반응을 보일 수 있다. 울거나 이유 없이 피곤해하기도 하고, 내향적으로 행동하거나 까다롭고 예민하게 행동하기도 한다. 헤르조그는 먼저 싸움을 걸거나 바람직하지 않은 방식으로 사람들의 관심을 얻으려고 애쓸 수도 있다고 설명했다.

물론 나이가 들면 행동도 바뀐다. 헤르조그는 여섯 살 정도까지는 부모의 감정을 아이가 그대로 함께 느끼는 경우가 많으며 자신만의 감정은 거의 일곱 살이 되어서야 생긴다고 전했다. 이 시기부터 가족 외에 다른 세상도 아이에게 중요한 의미를 가진다. 십대가 되면 자신의 감정을 어느 정도 성숙하게 표현할 수 있게 되지만 그러기까지 많은 시간이 걸리고 아이마다 변화가 일어나는 속도도 제각각이다. 헤르조그는 아이의 정서와 사회성, 인지 능력은 개별적으로 발달하므로 자녀를 이해하려면 이러한 요소를 구분해 지켜보는 것이 좋다고 권한다.

스탠퍼드대학의 상담 치료사인 마르테 매튜스Marté Matthews는 면역요법 임상시험에 참여하거나 자신의 개인 병원에 찾아오는 음식 알레르기 환자와 가족과 수시로 만난다. 매튜스는 음식 알레르기가 있는 아이들 중에 복합적이고 꽤 심각한 식습관이 생기는 경우가 있다고 경고한다. 그리고 급식장애와 섭식장애를 구분해야 한다고 설명했다. 거식증, 폭식증 같은 흔히 접할 수 있는 식생활 문제는 섭식장애에 해당한다. 섭식장애는 보통 자신의 외모에 대한 잘못된 인식에서 비롯된다. 반면 급식장애는 외모와 아무 상관이 없다. 매튜스의 설명에 따르면 "음식을 위험 요소나 혐오스러운 대상으로 잘못 인식하는 것"이 급식장애의 원인이다. 음식 알레르기로 인한 불안감은 이러한 급식장애로 나타날 수 있다. 매튜스는 실제로 그러한 환자를 상당수 목격했다고 밝혔다. 가장 빈번하게 본 사례는 먹는 음식을 필요 이상으로 제한하는 것이다. 매튜스는 아이가 이러한 행동을 보이면 부모는 "과하다 또는 호들갑을 떤다고 느끼므로" 당연히 짜증을 낼 수 있다고 설명했다. 부모와 자녀 사이에 이러한 역학관계가 형성되면 양쪽 모두가 스트레스를 느낀다.

음식 알레르기 환자와 함께 지내는 가족은 늘 경계심을 늦추지 말아야 하고 강인해져야 한다. 또한 필요한 정보를 잘 확보해야 한다. 음식 알레르기는 힘들고 고생스럽지만 그만큼 사람을 용기 있고 투지 넘치게 만든다. 어떤 시련이든 잘 이겨내면 다음에 같은 일을 겪을 때 훨씬 수월하게 이겨 낼 수 있다.

음식 알레르기 환자가 느끼는 불안감 모니터링하기: 유념해서 살필 점

· 지나치게 제한적인 식생활
· 사회적 활동에 참여하지 않으려는 태도
· 내향적이고 겁이 많은 것, 다른 사람과 붙어 있으려고 하는 것, 슬퍼하는 것
· 취미활동이나 친구에게 관심 없는 것
· 화를 내고 버릇없이 구는 것, 공격적인 행동을 하거나 못되게 구는 것
· 수면 문제: 너무 많이 자거나 충분히 수면하지 못하는 것, 한밤중에 깨거나 자주 악몽을 꾸는 것

면역요법과 불안감

음식 알레르기에 따르는 위험 요소가 사라지면 여러 면에서 유익하다. "제 인생을 완전히 바꿔 놨어요." 8학년 때 스탠퍼드에서 면역요법을 받고 노스웨스턴대학의 신입생이 된 열여덟 살 앤디 하트먼의 이야기다. 앤디의 가족은 이제 휴가지로 앤디가 안전하게 지낼 수 있는 곳만 뱅뱅 돌 필요가 없다. 음식점에 갈 때마다 어떤 재료를 쓰는지 물어보지 않아도 되고, 기숙사에서도 거리낌 없이 지낼 수 있게 되었다. 하지만 이런 결과를 얻기까지 예기치 못했던 몇 가지 장애물을 넘어야 했다.

예상치 못했던 문제도 있었다. 정체성 혼란이라는 정서적인 과제였다. 어릴 때부터 음식 알레르기를 안고 자란 아이들은 이 질병이 자신의 일부가 되는 경우가 많다. 알레르기가 심각할수록 환자의 정체성에 더 중요한 핵심이 된다. 면역요법을 받기로 결심한 환자와 가족에게 이러한 특징은 걸림돌이 될 때가 많다. 어머니인 킴도 앤디가 면역요법을 처음 시작했을 때 바로 이 문제를 이야기했던 것을 기억한다. "알레르기가 사라지면서 정체성도 함께 사라지는 아이들에 관해 이야기를 나누었습니다." 상담 치료사가 앤디가 그 덫에 빠지지 않도록 도와주었다. 열 살 때 알레르기 유발성분에 더 이상 민감 반응을 보이지 않게 된 테사의 경우 처음에는 면역요법을 받지 않으려고 했다. 테사는 그 거부감의 일부가 알레르기 환자라는 꼬리표를 떼고 싶지 않았기 때문이라고 했다. 하지만 그때는 부모님에게 이런 사실을 인정하지 않으려고 했다. "음식 알레르기가 저의 본질

　　음식 알레르기의 종말

이었어요. 그래서 이 병을 없애면 저만의 개성, 또는 다른 사람과는 다른 저만의 특징이 전부 사라질 것 같았어요."

매튜스는 아이들이 음식 알레르기 환자라는 현실을 자신의 정체성으로 받아들이게 되더라도 그 자리를 다른 것으로 대체할 수 있다고 설명한다. 축구하는 사람이라는 정체성이 대신할 수도 있고, 음식 알레르기를 이겨낸 사람이라는 새로운 정체성이 자리할 수도 있다. 하지만 매튜스는 이렇게 경고했다. "단시간에 해결되는 일이 아닙니다. 오랜 시간에 걸쳐 한 단계씩 점진적으로 나아가는 과정입니다." 테사의 경우도 음식 알레르기를 이겨낸 것이 새로운 정체성 확립에 도움이 되었다. "면역요법이 제 인생의 가장 중요한 본질이 되었어요." 지금 테사가 느끼는 자신감과 자유로움, 안전하다는 느낌은 한때 자신을 세상과 고립시키고 걱정만 안고 살도록 만들었던 다중 음식 알레르기를 이겨낸 경험과 직결되어 있다.

하지만 면역요법으로 알레르기를 치료하다가 다른 불안감이 추가로 생겨날 수도 있다. 지금까지 평생 특정 음식은 피해야 한다는 말을 듣고 자란 아이들은 치료가 시작되고 항상 피해 왔던 바로 그 음식을 먹어야 하는 상황이 되면 극소량일지라도 쉽게 삼키지 못한다. "먹으면 목숨을 잃을 수 있다는 이야기를 계속 들었던 음식을 어느 날부터 이제 매일 먹어야 한다고 한다면, 게다가 앞으로 얼마나 오랫동안 먹어야 하는지 아무도 알지 못한다면 겁먹지 않을 수가 없습니다." 앤디는 그런 음식을 아주 적은 양이었지만 매일 먹어야 했던 일이 평생 겪은 모든 일을 통틀어 가장 힘들었다고 전했다. "그렇다고 누가 도와줄 수 있는 일도 아니었어요." 부모님은 도울 수 있는 일이라면 뭐든 나섰다. 앤디가 가까스로 용기를 내어 견과류 가루가 포함된 애플소스나 푸딩, 그 밖의 다른 음식을 먹을 때마다 터뜨린 짜증과 투정을 가족 모두가 감내했다. ("그렇게까지 사람들의 관심을 끌려고 했다니, 지금 생각하면 너무 부끄러워요." 앤디의 이야기다.) 그래도 결국 그 음식을 먹는 것 자체는 누구도 도와줄 수 없는 일이었다. "그건 반드시 혼자 해내야 하는 일이었죠."

내(카리)가 일하는 스탠퍼드에서는 환자가 느끼는 불안감을 덜어주기 위해 면역요법이 이루어지는 과정을 상세히 설명하려고 노력한다. 매튜스는 면역요법을 시작하기로 결심한 환자들에게 이 치료는 음식점에서 무심코 땅콩을 먹거나 음식에 우유가 몇 방울 섞이는 상황과는 전혀 다르다고 이야기한다. 환자에게 위험천만한 결과가 따를 수 있는 무의식적인 노출은 노출되는 음식의 양도 더 많고 에피네프린과 응급약이 완비된 병원이나 진료실에서 일어나지도 않는다. 매튜스는 어린아이와 청소년 환자에게 지금까지 무조건 피하라는 이야기를 들었던 음식을, 태어나서 지금까지 한 번도 맛본 적 없는 음식을 먹는 건 극히 어려운 일이 될 수 있다고 설명했다.

우리 중 한 명인 슬론의 딸 바이올렛도 면역요법을 받는 동안 엄청나게 힘들어 했다. 모든 종류의 견과류에 알레르기가 있는 아이였던 바이올렛은 5학년 때 내(카리)가 처음 시작한 다중 알레르기 임상시험에 참여했다. 치료는 먼저 오말리주맙을 투여하고 1년여에 걸쳐 몇 가지 다양한 견과류를 조금씩 늘려 섭취하도록 하는 방식으로 진행됐다. 바이올렛은 정해진 양을 섭취한 후 알레르기 반응이 나오는지 지켜보면서 기다리는 그 시간이 가장 힘들었다고 말한다. "내

음식 알레르기의 종말

가 견과류를 먹었다는 사실을 아는 상태로 한두 시간을 기다려야 했으니까요." 가끔 토할 것 같은 기분이 들 때도 있었다. 하지만 가만히 기다려 보는 수밖에 없었다. 견과류를 먹었으니 어쩌면 몸에서 극심한 복통, 가려움증, 두드러기, 피부가 부어오르는 증상이 발생하거나 목구멍이 막혀 버릴지도 모른다는 생각이 들었다. "열 살 아이에게는 감당하기 힘든 걱정이었어요." 정해진 음식을 집에서 섭취할 때도 힘든 건 마찬가지였다. 바이올렛은 매일 오후 5시에 견과류를 섭취했다. "매일 5시만 되면 울음을 터뜨렸어요. 너무 무서웠거든요."

하지만 꾸준히 치료를 받았다. "빠져나갈 구멍은 없고, 견디는 수밖에 없었어요." 이제 고등학교 졸업반이 된 바이올렛은 말했다. 치료는 효과가 있었다. 이제 바이올렛은 의도치 않게 견과류에 노출돼 생사가 오가는 알레르기 반응이 나타날지도 모른다는 걱정을 제쳐두고 주말이면 운동을 즐기러 나가곤 한다. 바이올렛은 집과 멀리 떨어진 대학에 진학하더라도 견과류 때문에 목숨을 잃을 일은 없다는 확신을 갖게 되었다. 한때 그토록 두려워했던 치료가 이제는 고마운 기억이 되었다. "조금 더 크니까 그 치료가 얼마나 놀라운 일이었는지 깨닫게 되더라고요."

매튜스는 면역요법을 두고 가족들 사이에 의견이 엇갈리면 더욱 힘들 수 있다고 설명했다. 부모가 아이에게 면역요법에 관한 이야기를 꺼냈다가 여러 사람이 큰 혼란을 겪을 수도 있다. 인생에서 찾아오는 다른 중요한 순간들과 마찬가지로, 치료가 시작된 후에 오래전부터 존재했지만 보이지 않는 곳에 묵혀 있던 가족들의 감정이 드러나는 경우도 있다. "병원에서 음식 알레르기 치료를 받던 일, 또는 의도치 않게 알레르기 유발성분에 노출되어 응급실을 드나들어야 했던 일들이 도마 위에 오르고 이 모든 일과 관련된 역학적인 관계도 모두 드러나게 됩니다." 매튜스의 설명이다.

음식 알레르기로 불안감에 시달리는 환자를 어떻게 도와야 할까?

불안감에 관한 정보가 많이 밝혀질수록 대처하는 방법도 발전했다. 문제를 이겨내는 메커니즘과 초등학생을 포함하여 불안감을 느끼는 사람들을 돕는 방법도 더욱 상세히 밝혀졌다. 학교에서는 학생들이 자신의 감정을 지켜보고 잘 관리할 수 있도록 마음챙김 명상이나 호흡법, 그 밖에 불안감을 가라앉히는 방법을 가르치는 경우가 많다. 진 헤르조그의 설명을 빌리자면 어린이를 가르치는 교사들과 정신건강 분야의 전문가들은 "불안하거나 우울할 때 몸에 어떤 느낌이 드는지, 그리고 생각이 어떻게 흘러가는지" 인지하도록 독려한다.

하지만 음식 알레르기로 인한 정서적 부담감에는 다소 특별한 해결책이 필요하다. 위에서도 설명했듯이 어린아이들은 음식 알레르기 때문에 사회적으로 배척당하는 경우가 있고 학교 식당에서 견과류 안심 테이블에 앉는다는 이유만으로 놀림감이 되기도 한다. 나이가 더 들면 알레르기 유발성분에 모르고 노출되었다가 목숨을 잃을 수도 있다는 사실을 알게 된다. 음식 알레르기 환자는 모두 자신의 안전을 완벽하게 통제하지 못한다는 기분으로 살아간다. 헤르조그는 음식 알레르기와 관련된 괴롭힘과 환자가 느끼는 소외감, 취약성을 비롯해 이 질병의 고유한 문제는 또 다른 문제를 낳을 수 있다고 설명했다. 그리고 음식 알레르기가 있는 아이들은 이러한 문제 때문에 또래보다 빨리 철이 드는 경우가 많다고 이야기했다. "이겨내는 법을 배워야 하니까요. 그러지 않으면 잔뜩 웅크린 채로 제대로 살아가지 못합니다."

헤르조그는 자신을 찾아오는 환자와 가족들과 함께 '정서적 안전 계획'을 수립한다. 이 계획에는 심신 수련이나 인지행동 치료 등 불안감에 시달리는 사람들에게 많이 권장되는 것과 비슷한 대처법이 음식 알레르기로 느끼는 압박감에 맞게 조정되어 포함된다. 무엇보다 환자와 가족이 음식 알레르기로 생기는 문제를 용감하게 받아들이고 아동 환자가 필요한 지식을 충분히 갖추도록 돕는다. 또한 필요할 때 도움을 구하고 생활에 균형을 찾도록 도와준다. 어린이와 청소년을 위한 헤르조그의 안전 계획에는 다음과 같은 권고 사항이 포함된다.

- 비상 보호 계획을 세우고 따른다.
- 다른 사람들에게 음식 알레르기가 어떤 의미인지 이야기한다.
- 사람들이 괴롭히지 않고 보호해 줄 수 있도록 자신의 감정을 스스로 잘 인지한다.
- 생각을 차분히 가라앉힌다.
- 전략에 따라 몸을 차분히 가라앉힌다.

- 자기 자신에 관해 가능한 한 모든 것을 터득한다. 알레르기는 당신의 한 부분일 뿐이다.

음식 알레르기가 있는 성인 환자에게도 비슷한 권고와 함께 아래와 같은 사항을 덧붙여 제시한다.

- 평범한 생활방식을 유지한다.
- 내 편이 되어 줄 사람들을 찾는다.
- 필요하면 도움을 요청한다.

불안감을 가라앉히는 전형적인 방법도 단순해 보이지만 효과가 있다. 아이에게 가르치기 쉬워서 필요할 때 아이가 직접 활용하도록 도울 수 있다. 헤르조그는 음식 알레르기가 있는 아이가 스스로 진정시키는 법을 꼭 터득해야 한다고 말한다. 이에 따라 다음과 같은 방법을 권한다.

- 물 한 잔 마시기
- 신선한 공기 마시기
- 음악 듣기
- 놀자!
- 고양이나 개를 반려동물로 키우고 있다면 쓰다듬어 주기
- 믿을 수 있는 사람에게 안아 달라고 하기

자녀가 불안해할 때 부모가 그리 어렵지 않은 방법으로 진정하도록 도울 수 있다. 흉강과 복강 사이에 있는 횡격막을 수축시키는 심호흡인 복식호흡도 유용하다. 횡격막 호흡이라고도 불리는 복식호흡은 심장박동과 혈압을 낮춘다.

이와 함께 헤르조그는 일상생활에서 실천할 수 있는 몇 가지 아이디어를 제시한다.

- 잘 해낸 일들을 기록해 두기
- 겁내거나 거부감을 느끼는 아이가 새로운 음식을 시도하면 보상해 주기
- 집이 아닌 곳에서 식사할 때 아이가 먹을 음식을 안심하고 선택할 수 있도록 식사 전 확인할 사항을 체크리스트로 만들기
- 불안감을 덜 수 있는 가족 활동 마련하기

도와줄 사람들이 있으면 아이들에게 엄청난 도움이 될 수 있다. 알 수 없는 것들이 너무나 많은 상황에서, 자신의 음식 알레르기를 진지하게 함께 고민해 줄 확실한 사람이 있으면 큰 힘이 된다. 헤르조그는 일부 연구에서 음식 알레르기가 있는 아이들이 알레르기 유발성분보다 자신의 알레르기를 크게 신경 쓰지 않는 사람들을 더 두려워하는 것으로 나타났다고 전했다. 주변 사람들이 무심하거나 개의치 않으면 알레르기 유발성분에 노출될지 모른다는 위험성이 더 크게 느껴지고 불안감은 증폭될 수밖에 없다. 앤디 하트먼과 가장 친한 친구의 가족들은 앤디가 어릴 때 집에 자주 놀러 오자 자신들

> ## 음식 알레르기 환자를 위한 외식 안전 체크리스트
>
> · 내가 주문한 음식에 알레르기 유발성분이 들어 있으면 안 된다는 사실을 직원이 확실하게 확인할 수 있는가?
> · 주문한 음식에 포장 식품이 재료로 사용되어 그 식품의 성분이 포함되어 있지는 않은가?
> · 예전에 이 음식을 먹어 본 적이 있는가?
> · 이 식당에서 식사를 한 적이 있는가?
> · 함께 식사하는 어른이 있는 경우, 내 음식 알레르기를 인지하고 있는가?
> · 에피네프린을 가지고 있는가? 응급 상황 발생 시 에피네프린을 투여할 줄 아는 사람이 있는가?
> · 메뉴에 음식 알레르기 유발성분을 정확히 표시하는 식당인가?

의 집에서도 견과류를 전부 없애기로 결정했다. "제 주변에는 기꺼이 도와주려는 사람들이 있었습니다." 앤디가 말했다. 사람들이 자신의 안전을 지켜 주려고 익숙한 생활을 포기하는 모습을 보면서 부담을 주고 있다는 기분도 들었지만, 주변 사람들의 그러한 노력이 어린 시절에 얼마나 큰 영향을 주었는지 잘 알고 있다. 헤르조그는 아이가 친구들에게도 음식 알레르기가 있다는 사실뿐만 아니라 이 병을 안고 살아가는 기분을 알리는 것이 좋다고 이야기한다. 더불어 지역사회에서 다른 음식 알레르기 환자를 찾아보는 것도 큰 안정감을 얻을 수 있는 방법이지만, 그보다 음식 알레르기와 무관한 사람들의 인식을 높이는 것이 중요하다고 강조한다. "알레르기 환자는 직접 나서서 자신의 상황을 적극적으로 알려야 합니다. 그래야 다른 사람들이 인지하고 신경을 써 줄 수 있어요."

멀리 내다보는 관점을 유지하는 것도 좋은 방법이다. 이제 스물한 살이 된 매튜 프랜드는 면역요법을 받고 탈감작 상태가 되었지만 지금도 음식 알레르기는 삶의 일부로 남아 있다. 코미디언 지망생인 매튜는 밀 알레르기로 고생했던 어린 시절의 경험을 개그 소재로 활용한다. 어릴 때 치즈를 하도 싫어해서, 알레르기 때문에 먹으면 안 되는 음식을 먹으려고 할 때마다 어머니가 거기 치즈가 들어 있다고 말했던 일화도 그중 하나다. 여자 친구와 키스를 하려다가 양치질을 하고 와 달라고 부탁한 적도 있다. "상대의 아름다운 숨결을 확실하게 느낄 수 있는 최고의 방법이죠." 매튜는 이렇게 설명했다.

우리 병원에서 땅콩 알레르기 치료를 받은 열일곱 살 환자 아리엘라 넬슨Ariella Nelson은 음식 알레르기를 치료하면서 자신의 생각을 표출하는 법을 배웠다고 전했다. 음악 공부를 위해 여름 내내 집을 떠나 다른 곳에서 지내기로 했을 때, 아리엘라는 매일 정해진 견과류를 섭취해야 하는데 혹시 무슨 일이 생길 경우 누가 조치를 취해 주려면 늘 사람들 곁에 있어야 한다는 사실을 깨달았다. 처음 사귄 친구들 방에 놀러 갈 때도 매번 이런저런 부탁을 해야 했는데, 사소한 요청일지라도 어느 정도 배짱이 있어야 가능했다. "그런 면에서 저는 상당히 적극적인 사람인지도 몰라요. 저는 이런 면이 견과류 알레르기를 이겨내려고 노력하면서 나온 것이라 생각합니다." 자라면서 음식 알레르기를 겪은 사람들은 그 일로 경험한 일들이 어떤 식으로든 삶의 일부가 된다. 중요한 것은 그런 경험이 수동적으로 한 자리를 차지하도록 두지 않고 자신이 원하는 대로 자리할 수 있도록 주도하는 법을 찾는 것이다.

전문가의 도움은 언제 필요할까?

앞서 이야기한 것처럼 음식 알레르기로 고생하다 보면 경우에 따라 극단적인 행동으로 이어질 수 있다. 혹시라도 예상치 못하게 위험 물질에 노출될까 봐 겁이 나서 영양실조에 이를 정도로 음식 섭취량을 대폭 줄이는 아이들도 있다. 회피성 음식 섭취장애로도 불리는 문제다. 테사는 극심한 알레르기 반응이 나타난 직후에 친척들과 함께 주말을 보낸 적이 있는데, 또 알레르기가 일어날까 봐 너무 겁이 나서 아무것도 먹을 수가 없었고 결국 주말 내내 흰쌀만 먹었다고 전했다. 생사가 오가는 경험을 하고 나면 외상후스트레스장애가 발생할 수도 있다. 이는 알레르기와 별개로 심각한 질병이다. 복식호흡이나 일기 쓰기를 아무리 열심히 해도 음식 알레르기라는 높은 산을 넘는 데 도움이 되기는커녕 스트레스만 가중되기도 한다.

이럴 때 정신건강 전문가가 필요하다. 전문 치료사는 먼저 환자와 유대를 형성한 후에 현재 환자가 씨름하는 문제를 최대한 파악한다. 그리고 환자가 느끼는 감정이 충분히 힘든 일이라는 사실을 확인해 준다. 대처에 도움이 되는 도구와 활용법을 배울 수 있다는 것도 전문 치료사로부터 얻을 수 있는 소중한 도움이다. 마음을 진정시키는 법, 부정적인 생각을 이겨내는 법, 자율성을 키우는 것 등 치료사가 가르쳐 주는 것들은 헤르조그가 권장하는 전략과 동일한 부분이 많지만 전문가의 도움을 직접 받으면서 실천하면 더 나은 결과를 얻을 수 있다.

회피성 음식 섭취장애는 정신건강 분야가 아닌 다른 전문가의 도움도 필요하다. 마르테 매튜스는 이 경우 식이요법 전문가, 작업치료사와도 상담해야 한다고 전했다. 상당히 심각한 문제이므로 여러 명의 전문가가 함께 해결해야 한다.

매튜스는 환자와 가족의 일상생활 중에서 이들이 느끼는 취약성이나 두려움에 영향을 줄 수 있는 요인을 정확히 집어내도록 돕는다. 아이가 에피네프린을 직접 가지고 다닐 수 있는 나이인가? 그런데도 갖고 다니지 않는다면 무슨 문제 때문인가? 어떻게 하면 그 문제를 해결할 수 있을까? 아이들이 필요한 것을 이야기하는가? 안전을 보장할 수 없는 음식이 앞에 있을 때 아이들이 그 음식에 관해 질문하거나 먹지 않겠다고 거절할 것이라 확신할 수 있는가? 예의에 어긋난다는 생각으로 안전한지 알 수 없는 음식을 그냥 먹을 가능성이 더 높은가? 매튜스는 음식 알레르기 환자, 가족과 수시로 이런 질문을 하고 이야기를 나눈다.

음식 알레르기가 있는 청소년 환자와 부모 간에 권력 다툼이 벌어진 경우에도 전문가의 도움이 필요할 수 있다. 음식 알레르기에 대처하다가 가족 내에서 다른 문제가 불거지면 심리학자의 도움을 받아 갈등의 고리를 원만히 풀 수 있다. 그래야 감정이 날카로워지거나 원한이나 분노 때문에 음식 알레르기 환자를 제대로 돌보려면 꼭 지켜야 할 일들이 영향을 받을 가능성을 없앨 수 있다.

아동 환자를 둔 부모도 상담 치료를 받으면 마음을 진정시키는 데 효과가 있다. 아이가 힘들어 하는 모습을 지켜보다 못해 어른이 문제를 직접 해결해 주려고 아이의 삶에 뛰어드는 경우가 많다. 매튜스는 그것이 반드시 좋은 방법은 아니라고 말한다. 아이가 생일파티에 초대받지 못했다면 그걸로 끝이다. 엄마 아빠가 당장 내일 학교 식당에서 아이가 놀림을 당하지 않도록 일일이 막아 줄 수는 없다. 다음 주, 내년에 일어날 일들은 더욱 그렇다. "저는 부모들이 아이의 이야기에 적극적으로, 신중하게 귀를 기울일 수 있도록 돕습니다." 매튜스는 음식 알레르기 환자와 가족들을 돕는 방식에 관해 이렇게 설명했다. 아이가 소외당했다는 사실을 알고 마음이 너무 아프더라도 감정에 날이 서 있을 때는 어떠한 반응도 하지 말라고 부모들에게 권한다. "자녀를 위하고 지켜 주는 건 좋아요. 하지만 당장 보내고 싶은 이메일을 일단 보관해 두었다가 화가 좀 가라앉고 나서 보내도 늦지 않습니다." 이와 함께 매튜스는 가족마다 각자 잘 맞는 대처 방법을 마련하도록 도와준다. 공원에서 농구 한 게임 하기, 산책하기, 찬물로 세수하기 등 간단한 방법도 많다. 심상 치료, 심호흡도 도움이 된다. "우리가 활용할 수 있는 도구는 전부 정신을 다른 곳으로 돌리는 방법과 마음을 안정시키는 방법으로 나눌 수 있습니다." 매튜스의 설명이다. 인지행동 치료는 한 걸음 뒤로 물러나서 자동으로 일어나는 자신의 사고 패턴을 살펴볼 수 있도록 해 준다. 이렇게 확인하고 나면 사고 패턴을 바꾸고 싶은지, 그냥 두어도 되는지 스스로 판단할 수 있다.

가족 상담을 받으면 형제자매 사이에 발생하는 복잡한 역학관계를 해결하는 데도 도움이 된다. 부모들은 음식 알레르기가 있는 아이에게 너무 집중하느라 다른 아이들에게 똑같이 관심을 주지 못한다는 사실에 죄책감을 느낀다. 음식 알레르기가 있는 형제자매를 지켜 주려고 노력하는 아이들도 많다. 또래 아이들에게서 보기 힘든

음식 알레르기의 종말

책임감이 나타나기도 한다. 하지만 외식, 휴가, 가족 여행에서 음식 알레르기가 있는 자녀의 안전을 최우선으로 고려하다 보면 점차 분노가 쌓일 수 있다. 이런 감정이 해소되지 않고 오랫동안 곪으면 가족 관계가 틀어질 수 있다. 어느 정도 나이가 들면 직접 나서서 이러한 갈등을 풀어 보려고 하는 경우도 많다. 하지만 전문가의 도움을 받으면 더 일찍 이 같은 문제를 해결하고 문제의 핵심에 접근해 완전하고 확실하게 대처할 수 있다.

면역요법에 느끼는 불안감

앞서도 설명했듯이 면역요법은 인체가 독이라고 여기는 음식을 섭취하는 방식으로 실시되는 만큼 환자가 불안감을 느낄 수 있다. 매튜스는 면역요법이 진행되는 과정은 그런 생각과 크게 다르다고 강조한다. 의료보건 전문가가 땅콩 알레르기 환자에게 갑자기 사탕을 내밀면서 어서 먹어 보라고 할 리가 없다. "신중하고 엄격히 계획된 식품 경구 유발시험은 의도치 않게 알레르기 유발물질에 노출되는 것과는 크게 다릅니다." 매튜스는 면역요법을 시작하기 전과 치료가 실시되는 기간, 치료 후에 환자와 환자 가족을 만나 본 경험을 토대로 이렇게 말했다. 면역요법에서는 환자가 땅콩 한 알의 100분의 1 정도에 해당하는 양을 섭취한다. 그리고 간호사나 의사가 바로 곁에서 지켜보고 있다. 또한 면역요법은 의료보건 시설에서 실시한다. 면역요법에 불안감을 느끼는 사람에게 이런 내용을 간단히 설명해 주는 것만으로도 두려움을 가라앉히는 데 도움이 될 수 있다.

특히 의료진이 큰 힘이 되는 경우가 많다. 킴은 아들 앤디가 면역요법 임상시험에 참여하는 동안 나(카리)를 포함한 의료진에게 고마운 마음이 들었다고 전했다. 앤디가 공연히 예민하게 굴어도 의사들이 곁에서 격려했다. "지금 네가 하고 있는 건 이런 거야." 킴은 한 의사가 앤디에게 어떤 이야기를 해 주었는지 지금도 기억한다. 아이가 원치 않는 것을 억지로 하도록 강요하는 것이 아니라 아이가 겁내는 일을 용기 있게 계속해 나갈 수 있도록 도와주었다. 부모 입장에서는 자녀를 이렇게 침착하게 대하지 못할 수 있다. 앤디 역시 의사가 손을 붙잡아 주고, 자신이 그만두고 싶다고 했을 때 그냥 가도록 내버려 두지 않은 덕분에 지금 면역요법을 받지 않았다면 알지도 못했을 인생을 살 수 있게 되었다고 말한다.

최근 우리 연구진은 알리아 크럼Alia Crum과 함께 스탠퍼드대학에서 환자가 면역요법을 긍정적으로 받아들이면 실제 치료 경험에도 좋은 영향을 주는지 확인하기 위한 연구를 실시했다. 연구진은 땅콩 면역요법을 받는 7세부터 17세 환자 50명과 이 아이들의 부모를 대상으로 일부에게는 경구 면역요법 시 운이 나쁘면 생명에는 지장이 없어도 알레르기 증상이 부작용으로 발생할 수 있다고 이야기했고(24명의 환자와 그 가족), 나머지 26명 환자와 그 가족에게는 이러한 증상이 나타나는 것은 탈감작이 효과를 발휘했다는 징후라고 말했다. 후자와 같은 설명을 들은 환자와 가족은 불안감을 덜 느꼈고 환자에게 나타난 증상에 관해 의료진에게 문의하는 경우도 적었다. 매일 알레르기 유발성분을 정해진 양만큼 섭취하는 치료를 건너뛰는 경우도 적었다. 흥미로운 사실은 이 그룹에서 경구 면역요법의 치료 용량이 늘어났을 때 경미한 증상이 나타난 경우는 오히려 더 적었고, 음식 단백질에 정상적으로 반응하는 면역세포인 IgG4의 혈중 농도도 더 높았다는 점이다.[15]

우리는 음식 알레르기를 앓는 아이들은 물론 환자의 가족 모두 영웅과 다름없다고 생각한다. 의학의 역사를 보면, 얼마나 많은 가족이 이 병의 영향을 받고 살아가는지 제대로 알려지지 않았다는 사실을 알 수 있다. 음식 알레르기와 함께하는 삶은 언제 불길에 휩싸일지 모르는 위험이 늘 존재하는 집에 살거나 드넓은 평원에서 사자가 맹렬히 쫓아오는 상황과 같다. 무엇보다 오랜 세월 동안 수많은 형태로 불쑥 찾아오는 정서적 고통이 이들이 느끼는 두려움의 큰 몫을 차지한다.

음식 알레르기 환자의 가족들은 도와줄 사람들, 친구들에게 적극적으로 도움을 요청할 필요가 있다. 무엇보다 가족끼리 서로 그렇게 해야 한다. 음식 알레르기 환자들을 위한 시민단체 '모카Mothers of Children Having Allergies, MOCHA'에서 공동 대표를 맡고 있는 데니스 버닝Denise Bunning은 1990년대 중반에 음식 알레르기가 있는 아이를 키울 때와 비교하면 정말 큰 변화가 일어났다고 강조한다. "인식도 높아졌고, 활용할 수 있는 방법도 많아졌어요." 버닝은 스스로 고생해서 얻은 지혜를 다른 사람들에게 전하는 것이 중요하다는 사실도 깨달았다고 전했다. "서로 도움을 주는 것, 그리고 창의적이고 효과적인 해결책에 관한 정보를 다른 가족들과 공유하는 것이 매우 중요합니다." 버닝의 남편 데이비드는 음식 알레르기 연구·교육원Food Allergy Research & Education, FARE의 공동 대표를 맡고 있다. 음식 알레르기로 인해 환자와 가족이 때때로 느끼는 고립감은 사실 가장 쉽게 극복할 수 있는 문제다. 마술사가 손수건을 쑥 잡아당기는 것만큼 아주 간단하지만 힘들어 하는 당사자에게는 큰 도움이 될 수 있다. 이 책의 부록에 미국을 기준으로 각 지역과 온라인에서 도움을 얻을 수 있는 네트워크 정보가 나와 있다. 단 도움을 받을 수 있는 곳을 찾아 나서기 전에 우선 이미 알고 지내는 사람 중에서 찾아보는 것이 좋다.

핵심 요약

- 음식 알레르기는 진단을 받은 당사자와 환자 가족 모두에게 스트레스와 불안을 줄 수 있다.
- 음식 알레르기 환자는 필요한 것을 터득해야 하며 도와줄 사람을 찾아야 한다.
- 해결하기 힘든 모든 일이 다 그렇듯 면역요법으로 환자의 가족 간에 묵은 갈등이나 각자 묻어 둔 스트레스가 드러날 수 있다. 그럴 때는 전문 치료사가 도움이 된다.

어느 길로 가야 할까?

음식 알레르기가 생기면 삶이 바뀐다. 태어난 직후에 생기든 성인이 된 후에 생기든, 그 사이에 생기든 마찬가지다. 음식 알레르기라는 진단을 받으면 주방이 달라지고 생활방식과 살면서 해결해야 하는 문제도 달라진다. 우리는 태어나 처음으로 음식 알레르기의 세계에 발을 들이게 된 사람, 그리고 이미 이 세계가 익숙해진 사람을 위해 이 책을 썼다. 앞으로 나아갈 방향을 찾을 때 꼭 필요한 정보를 얻을 수 있도록 노력했다. 영유아 환자의 식단과 음식 라벨에 담긴 정보, 음식 알레르기의 예방과 치료, 에피네프린과 항체에 관한 내용을 포함하여 이 책에 담긴 통찰과 연구 내용은 환자와 환자의 가족이 단순히 안전하게 살아가는 데 그치지 않고 행복하게 잘 살아갈 수 있는 바탕이 되리라 생각한다. 무엇보다 우리는 환자와 환자 가족 모두가 이 책에서 소개한 면역요법의 효과를 보여 주는 인상적인 연구 데이터와 이 치료법을 활용하는 구체적 방법을 알아야 한다고 생각한다. 음식 알레르기의 새로운 시대에서는 두려움과 어쩔 수 없는 타협을 넘어 모두가 자유롭게 살 수 있기를 바란다.

테사 그로소는 자신의 어린 시절을 잠식하고 응급실에 몇 번이나 실려 가게 만든 다중 음식 알레르기에서 이제 벗어났다. 면역요법으로 재훈련된 테사의 면역계는 과거에 적으로 여기던 음식을 이제는 잘 받아들인다. 현재 테사는 먹고 싶은 건 아무거나 먹을 수 있다. 하지만 피자를 먹을 수 있게 된 것으로 면역요법을 요약할 수는 없다고 이야기한다. "이 치료를 받는 모든 사람이 음식을 먹을 수 있게 되는 건 기분 좋은 보너스라고 말합니다. 진짜 효과는 걱정을 안 하고 살 수 있다는 거예요."

음식 알레르기에서 벗어난 경험은 테사의 인생에 더 깊은 변화를 가져왔다. 청소년이 된 테사는 자신의 경험을 바탕으로 사람들에게 삶의 지휘권을 스스로 거머쥐어야 한다는 사실을 알리기 위해 노력하고 있다. "제가 지금과 같은 삶을 살 수 있는 유일한 이유는, 엄마가 의사의 말을 곧이곧대로 받아들이지 않았기 때문이에요." 테사의 설명이다. 음식 알레르기 환자들에게 의사의 말을 듣지 말라고 주장하는 것이 아니라, 스스로 통제할 수 있는 부분이 무엇인지 알아야 한다는 의미다.

더불어 테사는 면역요법을 받고 깨달은 것이 하나 더 있다고 전했다. 음식 알레르기로 생긴 두려움과 불안에서 벗어난 새로운 삶을 어떻게 살면 좋을지 고민하던 중, 마침내 그 길을 찾아냈다. 바로 다른 사람들도 새로운 길을 찾을 수 있도록 돕는 것이다.

우리도 같은 마음이다. 이 책이 여러분에게 그런 도움이 되면 좋겠다.

음식 알레르기의 종말

음식 알레르기의 종말이
가져올 미래

지금까지 여러분에게 자세히 소개한 것처럼, 우리는 음식 알레르기에 아주 밝은 미래가 시작될 때가 되었다고 생각한다. 면역요법은 생명을 위협하는 알레르기 반응을 두려워하면서 살지 않아도 되는 강력한 치료법이고 이미 효과를 톡톡히 발휘하고 있다. 음식 알레르기가 생기는 과정에 대해서도 더 많은 사실이 밝혀져 애초에 이런 병이 생기지 않도록 막는 방법이 계속 발전하고 있다. 이와 같은 상황을 반영해서 이 책의 제목도 《음식 알레르기의 종말》이라고 정했다. 음식 알레르기가 생기면 할 수 있는 일이 아무것도 없다는 잘못된 생각이 굳게 뿌리내렸던 시대는 끝나고, 마침내 음식 알레르기의 종말이 시작되는 시대가 열렸다고 우리는 믿고 있다.

임상에서 이루어진 발전만 보고 밝은 미래를 전망할 수는 없다. 전 세계적으로 음식 알레르기 발생률이 증가 추세라는 점도 고려해야 한다. 역사적으로 음식 알레르기가 큰 문제가 된 적이 한 번도 없는 국가에서도 환자가 나타날 정도다. 전 세계가 빠르고 혼란스러운 환경 변화를 맞이하고 있다. 음식 알레르기의 악화는 인류가 지구를 망가뜨려서 생긴 결과 중 하나일 뿐이다.

그래서 음식 알레르기의 미래는 암울해 보일 수 있지만, 그래도 해결할 수 있는 방법은 매우 많다. 작은 변화가 모여 큰 변화를 만든다는, 다소 식상하게 들릴 수 있는 말에 진실이 담겨 있다. 이 책에도 그 큰 변화에 필요한 작은 변화의 일부가 담겨 있다. 지금 음식 알레르기를 겪는 사람들이 이 질병의 미래를 바꾸는 주체가 될 것이다.

음식 알레르기 환자가 맞이할 미래

음식 알레르기의 미래를 전망할 때는 어떤 관점을 적용하든 이 질병이 현재 전 세계에 유행병처럼 번져 있고 지금도 계속 증가 추세라는 점을 반드시 감안해야 한다. 대부분 서구 지역의 전형적인 현상이라고 생각하지만 그런 상황도 급속도로 바뀌고 있다. 아시아와 아프리카에서도 음식 알레르기 환자가 증가하자, 학계는 북미와 유럽 대륙이 아닌 곳에서 발생하는 환자는 "서구화된" 생활방식의 영향을 받았을 가능성이 있다는 추정을 내놓았다.[1] 정말로 그렇다고 확신할 만한 증거는 아직 충분히 확보되지 않았으나, 비서구권 국가에서 미국으로 이주한 사람들을 조사해 보면 음식 알레르기 발생률이 폭증하는 추세가 나타나 식생활과 음식 조리 방식과의 관련성에 무게가 실리고 있다.

아직까지는 데이터가 부족해서 정확한 추정이 힘들다. 음식 알레르기 진단법은 식품 경구 유발시험이 가장 우수하지만 비용이 많이 들어서 전 세계 의료보건 시스템 중에는 감당하기 힘든 곳들이 많다. 음식 알레르기가 확산된 89개국을 조사한 연구 결과에서도 식품 경구 유발시험 데이터가 있는 곳은 9개국에 불과했고 51개국은 관련 데이터가 전혀 없는 것으로 나타났다. 또 23개국은 자녀가 음식 알레르기 진단을 받았거나 그런 증상이 있다고 부모가 보고한 결과에 주로 의존해서 음식 알레르기 발생률이 실제보다 과대평가된 경우가 많았다. 중앙아메리카와 남아메리카, 아프리카, 동유럽 지역은 발생률을 알 수 있는 과학적 자료가 특히 부족하다. 하지만 음식 알레르기가 전 세계적 질병이라는 것은 너무나 명백한 사실이다.

유럽

음식 알레르기 환자가 증가하자 유럽 전역의 연구자들이 유럽 대륙에 문제가 어느 정도로 확산된 상황인지 조사했다.[2] 총 8개국(스위스, 스페인, 네덜란드, 폴란드, 불가리아, 그리스, 아이슬란드, 리투아니아)의 국가별 건강 기록을 활용하여 음식 알레르기 증상이 있다고 보고한 20세부터 54세까지 국민 240명을 조사한 연구에서는 의사에게 음식 알레르기라는 진단을 받은 환자가 약 4.4퍼센트인 것으로 나타났다.

리투아니아 수도 빌뉴스의 경우 이 비율이 1퍼센트에 그쳤고 스위스 취리히는 7.5퍼센트였다. 최소 한 가지 음식에 알레르기 반응이 나타난 적이 있다고 밝힌 사람 중 전체 조사 대상자의 약 19퍼센트가 스페인 마드리드에 사는 것으로 나타났으나 이들 모두가 정식으로 음식 알레르기 진단을 받은 것은 아니었다.

이 조사를 실시한 연구진은 잠재적인 알레르기 유발성분으로 미국의 일반적인 원인 성분과 함께 몇 가지 과일과 채소, 씨앗, 렌틸콩, 겨자, 메밀을 제시했다. 연구진은 일차적으로 이러한 성분에 대한 반응 여부를 조사한 후 동의한 환자에 한해 혈액 검체를 채취하고 참가자가 사는 집에 집먼지진드기와 꽃가루, 그 외 공기 중에 존재하는 알레르기 유발성분이 있는지도 조사했다. 분석 결과 취리히에 사는 응답자의 24퍼센트(가장 높은 비율)에서, 혈액 검체에 한 가지 이상 음식 알레르기 유발성분에 작용하는 IgE 항체가 검출됐다. 아이슬란드 수도 레이캬비크에서는 이 비율이 7퍼센트였다(가장 낮은 비율). 전체적으로 가장 흔한 알레르기 유발성분은 참깨, 새우, 헤이즐넛이었고 달걀, 우유, 생선 알레르기는 가장 드문 것으로 확인됐다. 연구진은 특정 성분에 반응하는 IgE 항체가 검출됐다고 해서 반드시 그 음식에 알레르기 반응을 보인다고 해석할 수는 없다고 설명했다. 이런 점을 감안하더라도 유럽 전역의 음식 알레르기 발생률을 어느 정도 파악할 수 있는 연구 결과다.

슬로베니아, 에스토니아, 스위스, 그리스, 벨기에에서 어린이와 부모가 직접 보고한 내용을 토대로 음식 알레르기를 조사한 결과에서는[3] 발생률이 5퍼센트 미만으로 집계됐다. 다른 나라에서 실시된 조사에서는 발생률이 이보다 높았다. 예를 들어 이탈리아에서 실시된 조사에서는 어린이의 음식 알레르기 발생률이 약 10퍼센트로 보고됐다. 스웨덴에서는 IgE 수치와 알레르기 반응이 나타난 병력에 관한 설문조사를 실시한 결과 1세 아기의 약 3퍼센트, 8세 아동의 약 7퍼센트 이상이 음식 알레르기가 있는 것으로 나타났다.[4] 독일의 경우 최대 연령이 17세인 아동 739명을 대상으로 식품 경구 유발시험을 실시한 결과 26명이 음식 알레르기로 확인됐다. 이 조사에서 알레르기 발생률은 나이가 많은 아이들보다 나이가 어린 아이들에서 더 높은 것으로 나타났다. 미국에서 가장 많이 발생하는 음식 알레르기 유발성분이 유럽에서도 가장 문제가 되지만 사과와 키위 알레르기 역시 흔한 것으로 확인됐다.

아프리카

가나[5]와 남아프리카공화국[6]에서 실시된 연구 결과, 청소년 인구의 약 5퍼센트가 음식 알레르기로 나타났다. 그러나 이 결과는 음식 알레르기와 반드시 직결되지 않는 IgE 수치와 피부 단자검사 결과를 토대로 한 것이므로 실제 상황과는 다를 가능성이 있다. 탄자니아에서 400가구를 대상으로 음식 알레르기 경험을 조사한 연구에서는[7] 음식 알레르기를 겪은 적이 있다고 밝힌 가구가 무려 17퍼센트였다(총 68가구). 2005년에 모잠비크에서 509명을 대상으로 생애 중 어느 때든 음식 알레르기를 경험한 적이 있는지 조사한 결과[8] 97명이 그렇다고 답했다. 특히 쇠고기에 알레르기가 있다고 밝힌 응답이 많았다.

아시아

중국은 음식 알레르기 발생률이 계속 증가하자 이 질병에 계속 관심을 기울이고 있다.[9] 2009년부터 식품 경구 유발시험 결과를 토대로 꾸준히 조사한 결과에 따르면 중국 남서부 지역의 음식 알레르기 발생률은 3.8퍼센트에서 7.7퍼센트 사이로 집계됐다. 유럽의 여러 국가와 비슷한 수준이다.

일본, 홍콩, 한국에서 어린이와 부모의 보고 내용을 토대로 음식 알레르기 발생률을 조사한 결과에서는 약 5퍼센트로 집계됐다. 대만에서 국민 3만 명 이상을 대상으로 실시한 설문 조사 결과[10] 음식 알레르기 발생률은 3세 미만 아동의 경우 3퍼센트 이상, 4세부터 18세까지 아동에서는 약 8퍼센트, 성인은 6퍼센트 이상으로 나타났다. 이 연구에서 가장 흔한 알레르기 유발식품은 해산물이었다. 인도 남부에서는 음식 민감 반응과 음식 알레르기를 구분한 조사가 실시됐다.[11] 총 10,904명의 성인을 대상으로 실시된 연구에서 189명이 일반적인 알레르기 유발성분에 반응이 나타난 적이 있다고 밝혔다(두드러기, 가려움, 구토, 그 외 음식 알레르기 증상). 연구진이 혈액 검체를 채취하여 보다 세부적인 조사를 추가로 실시한 결과, 588명의 참가자 중 실제로 음식 알레르기가 확인된 사람은 약 1.2퍼센트(7명)였다. 앞서 실시한 설문 조사에서 24가지 음식 중 최소 한 가지에 민감 반응이 나타난 적이 있다고 밝힌 사람은 26.5퍼센트였다. 이 책에서 여러 번 강조했듯이 음식에 대한 민감 반응은 음식 알레르기와는 다른 문제다.

음식 알레르기의 종말

남미

남미 지역의 음식 알레르기 발생률을 파악할 수 있는 데이터는 그리 많지 않다. 콜롬비아에서 어린이 3099명을 조사한 결과를 보면 8세 이하 어린이의 10퍼센트, 9세부터 16세까지는 12퍼센트가 최소 한 가지 음식에 알레르기가 있다고 답했다. 응답자가 자가 보고한 결과이므로 부풀려졌을 가능성이 있다. 콜롬비아에서는 과일, 채소, 육류 알레르기가 가장 많다.[12]

호주

최근 몇 년간 호주의 음식 알레르기 발생률은 대폭 증가했다. 2011년에 실시한 연구에서는 생후 12개월 아기 2848명 중 280명이 식품 경구 유발시험을 통해 음식 알레르기인 것으로 확인됐다.[13] 발생률이 약 10퍼센트라는 의미다. 중대한 연구 사례가 된 이 결과가 발표되자 일부 전문가들은 호주를 "세계 음식 알레르기의 수도"라고 칭했다.[14]

중동

중동 지역도 데이터가 많지 않다. 2012년에 이스라엘에서 유대인과 아랍 청소년을 대상으로 음식 알레르기를 경험한 적이 있는지 조사한 연구가 실시됐다. 설문에 응답한 11,171명 중 3.6퍼센트(402명)가 그렇다고 밝혔다. 아랍 청소년의 경우 땅콩, 달걀, 참깨 알레르기가 가장 많았고[15] 유대인 청소년은 우유 알레르기가 더 많았다. 이 연구에서 천식이 있는 아이들은 음식 알레르기 발생률이 더 높은 것으로 나타났다. 이러한 양상은 습진이 천식으로, 다시 알레르기로 진행되는 경우가 많다는 '아토피 행진' 이론과 일치한다.

요약

위에서 언급한 89개국 조사에서[16], 발전 속도가 빠른 지역일수록 음식 알레르기가 증가하는 추세라는 사실과 설득력 있는 근거가 확인됐다. 아시아 지역은 유럽보다 음식 알레르기 발생률이 낮다고 생각하던 시절은 지나갔다. 전 세계 여러 지역에서 더 확실한 데이터가 수집될 필요가 있지만, 현재까지 나온 결과로 볼 때 최신 연구로 검증된 치료법이 필요한 새로운 환자군이 존재한다는 사실을 충분히 파악할 수 있다. 새롭게 등장한 환자들을 위해서라도 음식 알레르기의 근본 원인을 찾기 위한 노력이 더욱 시급히 결실을 맺어야 할 것이다.

미래의 환경

해수면 상승, 작물이 자랄 수 없을 만큼 극심한 가뭄, 마을 전체를 휩쓸 정도로 강력한 태풍, 수백 년간 유지되었던 생태계의 기온 변화 등 기후 변화가 일으킬 것으로 예상되는 무수한 문제는 음식 알레르기와 별로 관련이 없어 보인다. 그러나 전 세계 인구 중 엄청난 비율에 영향을 줄 수 있는 문제라는 점에서 음식 알레르기와 기후 변화의 연관성은 과소평가됐다고 볼 수 있다. 미국에서만 음식 알레르기로 발생하는 비용이 연간 250억 달러로 추정되므로[17], 전염병처럼 번진 이 질병을 지구온난화가 얼마나 더 악화시킬 수 있는지 더 큰 관심을 기울일 필요가 있다.

지구 환경이 계속해서 파괴되면 음식 알레르기 발생률은 전 세계적으로 증가할 가능성이 크다. "기후 변화는 수많은 질병에 영향을 주고 있다." 음식 알레르기와 환경의 연관성을 연구하는 마리 프루니키Marie Prunicki 박사의 말이다. "모든 종류의 알레르기와 천식도 마찬가지다."

알레르기 유발 식품의 변화

기온이 상승하면 식물도 그에 맞게 적응해야 한다. 나무, 풀, 꽃 등 모든 초목이 지금까지 익숙하지 않았던 고온 환경을 견딜 수 있어야 하고 이를 위해 특별한 방어 기능이 발달하는 경우가 많다. 즉 높은 온도로부터 스스로를 보호할 수 있는 방법을 마련해야 한다. 우리가 겨울에는 옷을 껴입고 여름에는 선크림을 열심히 바르는 것과 마찬가지로 식물도 기온에 맞게 적응해야 하는데, 쓸 수 있는 도구라곤 세포 내부에 있는 각종 장치가 전부다. 실제로 식물이 기후 변화에 적응하는 데 도움이 되는 단백질 중 일부는 음식 알레르기를 촉발하는 것으로 밝혀졌다.[18] 마운트시나이 아이칸 의과대학교 연구진은 같은 식물 종이라도 알레르기를 유발하는 단백질이 매우 다양할 수 있다는 사실을 연구로 확인했다.[19] 가령 미국 앨라배마에서 자란 땅콩은 뉴멕시코에서 자란 땅콩과는 다른 환경 스트레스를 겪고, 그 결과 각기 다른 단백질이 만들어지고 그 양도 다양하다. 미국 농무부 과학자들이 이산화탄소 농도가 높은 환경에서 버지니아 점보 종 땅콩 식물을 재배한 결과 같은 환경에서 재배한 조지아 그린 종 땅콩보다 Ara h1의 농도가 더 높은 것으로 나타났다.[20] Ara h1은 땅콩 알레르기와 깊은 연관성이 있는 단백질로, 인체가 이 단백질의 함량이 높은 땅콩에 노출되면 면역계가 IgE 항체를 만들어 낼 가능성이 커진다고 추정된다.

기후 변화와 음식 알레르기 유발성분의 연관 가능성을 처음으로 밝힌 연구 논문 중에 호주의 환경과학자들이 쓴 자료를 보면 이산화탄소와 기온 상승은 식물을 변화시킬 수 있다는 설명이 나온다. 식물은 햇빛을 에너지원으로 바꾸는 광합성 과정에서 환경에 존재하는 기체를 흡수한다. 연구진은 대기에 이산화탄소 농도가 높아지면 식물은 그리 큰 에너지를 들이지 않아도 수월하게 광합성을 할 수 있으므로, 이렇게 남는 에너지가 생식이나 저장에 쓰일 수 있다고 설명했다. 식물 내부에서 씨앗을 보호하기 위해 생성되는 단백질이 인체에서 음식 알레르기를 일으키는 물질이 되는 경우가 많다. 따라서 이산화탄소와 기온 상승은 알레르기 유발 단백질의 농도가 높아지는 원인이 되고, 이는 곧 인체 알레르기 발생률을 높이는 원인이 될 수 있다.

꽃가루의 변화

꽃가루는 기후 변화와 음식 알레르기를 잇는 또 하나의 연결고리다. 기온이 상승하면 꽃가루가 날리는 기간이 길어진다. 12개국의 17곳에서 꽃가루 발생률을 조사한 결과를 보면[21], 꽃가루가 과거 26

음식 알레르기의 종말

꽃가루 종류	
꽃가루 종류	발생 가능한 음식 알레르기
자작나무	사과, 살구, 체리, 복숭아, 배, 자두, 키위, 당근, 셀러리, 파슬리, 땅콩, 대두, 아몬드, 헤이즐넛
돼지풀	캔탈로프 멜론, 허니듀 멜론, 수박, 호박, 오이, 바나나, 감자
큰조아재비, 오리새	복숭아, 수박, 오렌지, 토마토, 감자
쑥	피망, 브로콜리, 양배추, 콜리플라워, 근대, 마늘, 양파, 파슬리, 아니스 씨, 캐러웨이, 고수, 회향, 흑후추

년간 집계된 평균값보다 최근 몇 년간 늘어난 것으로 나타났다. 또한 기온 상승은 꽃가루가 더 오래 날리고 더 집약적으로 발생하는 것과도 관련 있다.

꽃가루와 음식 알레르기는 강력한 연관성이 있다. 꽃가루에 포함된 알레르기 유발성분으로 생과일과 채소, 일부 견과류 같은 음식 섭취 시 면역 반응이 일어나는 구강 알레르기 증후군이라는 질병도 있다. 특히 어린이 중에서도 상대적으로 나이가 더 많은 어린이에서 발생률이 높아지는 추세다. 어떤 꽃가루에 알레르기 반응이 나타나는지에 따라 면역 반응을 일으키는 음식의 종류에 차이가 있다. 예를 들어 자작나무의 꽃가루는 사과, 당근(그리고 그 외 식품) 알레르기와 관련 있고 돼지풀 꽃가루는 바나나, 오이(그리고 그 외 식품) 알레르기와 연관성이 있다. 음식을 익히면 단백질이 변형되므로 알레르기 반응을 피할 수 있다. 여러분도 충분히 예상할 수 있겠지만 환경에서 노출되는 꽃가루가 많아지면 거기에 포함된 알레르기 유발 단백질도 늘고 그만큼 음식 알레르기도 늘 수 있다. 꽃가루에 민감 반응이 나타나는 인구는 전 세계적으로 다양하므로 구강 알레르기 증후군으로 인한 음식 알레르기 발생률도 지역마다 다르게 나타날 것으로 전망된다.[22]

현재 우리가 맞닥뜨린 환경 문제는 기온 상승 하나만 있는 것이 아니다. 농약, 삼림 파괴, 작물 다양성 감소, 윤작 실패, 환경오염까지 모두 토양과 공기, 우리가 먹는 음식, 인체 면역계의 건강에 영향을 줄 수 있다. 또한 식물의 알레르기 유발 가능성도 높일 수 있다.[23] 현대인의 생활 방식은 자연에서 보내는 시간이 한정적이고 인체가 노출되는 미생물의 수가 줄어서 면역계가 약화될 수 있는 특징도 고려해야 한다. 청소 세제에 함유된 화학물질과 과도하게 살균된 집안 환경(2장에서 설명)도 같은 영향을 줄 수 있다.

음식 알레르기와 함께 살아가는 미래

저자가 이 책과 스탠퍼드의 병원에서 만나는 모든 음식 알레르기 환자들, 가족들과 나누는 대화를 통해서 반드시 전하고자 하는 메시지가 하나 있다. 음식 알레르기는 스스로 통제가 가능하다는 사실이다. 음식 알레르기는 환자에게 무력감을 주는 경우가 많다. 아무리 철저히 대비해도 가장 안심할 수 있다고 믿은 음식에 알레르기 유발성분이 슬쩍 묻어 있을 가능성은 늘 있다. 알레르기 증상은 얼마나 심하게 발생할 것인지 예측할 수 없다. 면역요법은 음식 알레르기의 판도를 뒤집을 수 있는 방법이다. 하지만 유일한 길은 아니다. 생활 방식을 간단히 바꾸는 것도 음식 알레르기가 생길 위험성을 줄이는 데 도움이 될 수 있다. 이미 음식 알레르기를 안고 사는 사람들이 보다 안전하게 지낼 세상을 만드는 데 도움이 될 다른 여러 방법도 있다.

6D

생활 방식을 바꿔서 건강과 함께 환경도 챙길 수 있는 방법이 있다. 인간이 환경에 부수적으로 발생시키는 영향을 줄이는 동시에 음식 알레르기가 발생할 위험성을 낮추는 방법이다. 환경 보호를 우선순위에 두고 음식 알레르기를 함께 줄일 수 있다면 훨씬 좋을 것이다. 바로 그런 방법에 해당하는 여섯 가지 요령을 아래와 같이 6D로 정리할 수 있다.

- **세제**Detergent: 세탁 세제에는 단백질 분자를 분해하는 단백질 분해효소가 포함된 제품이 많다. 얼룩 제거에 효과적인 성분이지만 건강에는 해로울 수 있다. 단백질 분해효소는 피부에 자극을 줄 수 있다. 건조한 피부와 습진에 영향을 준다는 보고도 있다.[24] 다만 이러한 연관성은 대부분 동물실험에서 확인되었으므로[25] 인체에 미치는 영향은 확실하게 말할 수 없다. 스탠퍼드 연구진과 스위스 체즈미 아크디스Cezmi Akdis 연구진의 합동 연구에서는 세제가 1ppb에 해당하는 극히 적은 양만 있어도 피부 세포가 분해

될 수 있는 것으로 나타났다.**26** 세제가 피부에 끼치는 영향, 알레르기 발생에 영향을 주는지 여부를 확인하기 위한 연구가 계속 진행 중이다.

독한 세제는 환경에도 악영향을 준다. 민물에 조류가 대량 증식하는 원인이 되고, 이로 인해 생태계의 산소가 고갈되어 식물과 어류에 모두 해로운 영향이 발생할 수 있다. 또한 세제에는 물고기를 기생충으로부터 보호해 주는 피부 점막을 파괴하고 내분비계를 교란해 생식 기능에 문제를 일으키는 화학물질도 들어 있다.

• **개**Dogs: 앞서와 같이 아직 연구가 진행되고 있는 이론이지만, 많은 과학자가 자연에 존재하는 다양한 미생물에 인체가 노출될 기회가 줄어든 것이 면역 기능을 약화시킨 원인이 될 수 있다고 추정한다. 반려동물은 이러한 결핍을 채울 수 있는 훌륭한 방법이다. 개는 자연을 집 안으로 갖고 들어오는 매개체 역할을 한다. 산책 후에 묻혀 오는 흙과 털 속에 형성된 미세 생태계에는 인간이 개를 키우지 않았다면 노출될 일이 거의 없는 건강한 세균이 존재할 가능성이 높다.

• **다양성**Diversity: "음식을 먹어라. 너무 많이는 말고, 주로 식물로." 저널리스트이자 환경운동가인 마이클 폴란Michael Pollan의 저서 《행복한 밥상In Defense of Food》에 나오는 유명한 첫 문장이다. 이 말에는 여러 가지 지혜가 담겨 있다. 자연이 우리에게 선사한, 먹을 수 있는 다양한 선물에 인체를 노출하는 것이 좋다는 사실을 알려준다

는 점도 그중 한 가지다. 인체가 더 많은 단백질과 안전한 세균에 노출될수록 면역계는 튼튼해진다. 스탠퍼드대학의 임상 연구부를 총괄하는 샤론 친트라자Sharon Chinthrajah 박사는 환자와 가족에게 먹는 음식이 다양하면 면역력이 높아지고 장내 세균군을 건강하게 유지할 수 있으며 그 결과로 여러 가지 혜택을 얻을 수 있다고 자주 말한다.

- **비타민D**: 연구 결과가 엇갈리는 상황이지만, 비타민D 결핍이 음식 알레르기와 관련 있다는 사실을 뒷받침하는 근거가 확인됐다 (2장에서 설명). 대부분 시간을 실내에서 보내는 현대인의 생활 방식이 음식 알레르기 발생률 증가에 적어도 부분적으로나마 영향을 주었다는 점을 재차 확인할 수 있는 내용이다. 피부가 햇볕에 노출되어야 비타민D 생산이 촉진되므로 실내에서만 지내면 그런 기능이 발휘될 수 없다. 밖으로 나가서 피부가 햇빛을 받을 수 있도록 하자. 기분도 좋아지고, 음식 알레르기가 발생할 위험성도 낮출 수 있다.

- **건조함**Dryness: 건조한 피부는 습진이 생길 가능성이 높고, 이로 인해 앞에서 설명한 것처럼 음식 알레르기가 발생할 위험성도 높다. 우리 병원에서는 이를 방지할 수 있도록 건조한 피부에는 수분크림을 꼭 바르라고 권한다. 피부에 수분을 공급하는 제품이라고 해서 효과가 다 같은 것은 아니다. 영국의 헬렌 브로우Helen Brough를 비롯한 여러 학자들이 어떤 제품이 가장 우수한지 연구

하고 있다. 왁스와 석유계 물질로 만든 제품은 지질 기반 제품보다 피부 건조를 치료하고 알레르기 위험성을 줄이는 효과가 떨어지는 것으로 밝혀졌다. 잘 낫지 않는 습진에는 염증을 줄이기 위해 사용되는 스테로이드제를 사용해도 된다. 알레르기 예방에도 도움이 된다. 영유아와 어린이의 경우 세라마이드 성분의 크림을 발라서 피부 보호막이 유지되면 음식 알레르기가 덜 발생하는 것으로 나타났다.[27]

- **먼지**Dirt: 앞서 여러 차례 지적했듯이 야외에서 보내는 시간이 줄고 몸이 더러워질 일도 별로 없으면 인체 면역계에는 악조건이 될 수 있다. 2장에서 설명한 위생 가설과 오랜 친구들 가설도 이러한 개념에서 나왔다. 확실한 근거로 뒷받침되는 주장은 아니고, 자연에서 보내는 시간이 줄면 음식 알레르기가 생길 확률이 높아진다고 확신할 명확한 근거는 없다. 위생 수칙을 잘 지킨 덕분에 많은 생명을 살릴 수 있고, 이러한 수칙을 평소에 반드시 잘 지켜야 한다는 것도 사실이다(손을 잘 씻자!). 그러나 바깥 환경에서 접하는 미생물의 범위가 집 안에서 접하는 미생물보다 훨씬 많다는 데이터는 충분히 확보됐다. 장내 미생물군이 면역력과 관련 있다는 사실도 밝혀졌다.

위와 같은 변화는 개인이 간단히 실천할 수 있다. 모두 확정적인 근거는 아직 밝혀지지 않았지만, 실천에 옮긴다고 해서 해가 되지는 않는다. "해롭지 않다면 도움이 될 수도 있다"는 말을 기억할 필요가 있다. 음식 알레르기를 줄이기 위한 노력은 집에서만 하는 걸로는 부족하다. 집은 시작일 뿐이다.

음식 알레르기 정책

마지막으로 식품 시스템을 관리하는 정책과 관례도 살펴볼 필요가 있다. 도시에서 신선한 농산물을 구하기가 극도로 어려운 지역을 일컫는 표현인 '식품 사막'은 경제적으로 취약한 사람들이 겪는 건강 문제와 관련이 있다. 식품 라벨 표시법은 포장 식품 생산업체의 책임을 묻지 않는다. 식당에서 심지어 손님이 주문 전 음식 재료에 관한 질문을 했고, 그럼에도 음식에 알레르기 유발성분이 들어간 경우에도 해당 식당은 책임지지 않아도 되는 사례가 많다. 지역 정책이나 국가 정책에 적극적으로 관심을 기울여야 음식 알레르기를 안고 살아가는 사람들이 더 안전하게 지낼 수 있는 세상을 만드는 강력한 힘이 형성될 수 있다.

미국의 일부 주에서는 음식 알레르기에 관한 인식을 높이기 위한 법을 마련했다. 일리노이 주에서 운영되는 음식점은 관리자가 음식 알레르기 안전성에 관한 교육을 의무적으로 받아야 한다. 매사추세츠 주 공중보건부는 알레르기 유발성분에 관한 인식 훈련 프로그램을 마련하고, 훈련을 마친 음식점에 인증서를 발부하여 매장에 게시하도록 관리한다. 미시건 주에서는 수백 명이 2년간 노력한 끝에 음식 안전을 관리하는 책임자가 음식 알레르기 인식 훈련을 받도록 의

무효하는 법률이 제정됐다. 버지니아 주에 사는 열네 살 음식 알레르기 환자인 클레어 트로이Claire Troy는 주 하원에 음식 알레르기 관리 규정에 관한 자신의 아이디어를 제시했다. 클레어의 의견을 시작으로, 주 보건위원회는 음식 알레르기를 표준 훈련 과정에서 다루도록 의무화한 법률을 마련했다. 이러한 변화는 음식 알레르기에 가장 크게 시달리던 개인의 노력에서 시작됐다.

공공장소에 에피네프린을 상비하기 위한 노력도 이어지고 있다. 미국의 여러 주에서 공원과 스포츠 경기장, 그 외 행사 시설에 비상 시 언제든 활용할 수 있는 에피네프린 자가 주사기를 마련하고 유지하도록 하는 법률을 시행 중이다. 또한 거의 모든 주에서 학교에 사용 대상이 따로 정해지지 않은 에피네프린을 비축할 수 있도록 허용하고 있다. 이러한 분위기는 대학 캠퍼스까지 확산되는 추세다.

음식 알레르기와 관련된 운동을 벌여 온 사람들은 식품 표기법을 개선하기 위한 노력에도 힘을 쏟고 있다. 킴과 데이브 프리드먼 부부는 장을 볼 때마다 견과류에 오염되지 않은 안전한 식품인지 확실하게 확인하려고 갖은 애를 써 온 끝에(4장에서 이들의 상황을 소개했다) 표시 규정 강화를 위한 노력에 동참했다. "제 인생에서 가장 열정적으로 싸운 일이 되었습니다. 아이의 목숨이 달린 일이니까요." 킴이 말했다.

음식 알레르기를 겪는 사람들은 이 질병에서 생겨나는 두려움과 일상생활 곳곳에 파고드는 각종 문제를 잘라 내고, 보다 나은 생활이 유지될 수 있도록 노력하고, 지금보다 나은 법과 인식을 위해 다양한 방식으로 싸울 수 있다. 과거에 비하면 음식 알레르기에 관한 사람들의 관심은 크게 높아졌다. 그래도 아직 심각한 문제로 여기지 않는 사람들이 있다. 연휴에 견과류를 넣은 음식을 무심히 내놓을지도 모른다. 부모가 누구보다 철두철미하게 조심해도 아이가 의도치 않게 유제품, 밀, 달걀에 노출되는 일을 완벽히 막지 못한다. 하지만 주변 사람들에게 음식 알레르기에 관해 이야기하고, 지역 정부가 더 철저히 관리하도록 먼저 나서서 요청하는 등 환자와 가족이 할 수 있는 일은 많다.

음식 알레르기의 새로운 시대는 주도권에 달려 있다. 이제는 두려움에 떨면서 고립되어 살아야 할 이유가 없다. 음식 알레르기의 종말은 이제 겨우 시작됐다.

카리가 전하는 인사

나를 믿어 주고, 가르침을 주고, 시간을 내어 내가 꼭 알아야 할 것들을 보여 준 멘토들께 감사드린다. 그리고 면역요법 연구에 참여한 모든 분의 헌신과 노력에 감사드린다. 음식 알레르기라는 무거운 짐을 용감하게 짊어지고 우리가 더 나은 해결책을 꾸준히 찾도록 이끌어 준 모든 환자에게도 감사 인사를 전한다. 숀 N. 파커 알레르기·천식 연구센터의 모든 직원에게, 우리 연구진과 같은 비전을 갖고 놀라울 만큼 세심하게 관리하고 관심을 기울여 준 점에 감사드

린다. 숀 파커를 비롯해 자선가들께도 지지해 주어 고맙다는 인사를
전하고 싶다.

미국 국립보건원과 FDA, 비영리단체들, 스탠퍼드대학, 루실 패
커드 아동병원, 루실 패커드 아동보건재단, 여러 연구 기관, 의학계
협회, 규제 기관, 그 외 음식 알레르기 연구, 안전성 개선, 제품 개발
에 참여한 다양한 업체 등 음식 알레르기의 치료와 예방에 혁신을
일으킨 모든 곳에 감사드린다.

음식 알레르기 연구가 이토록 발전할 수 있었던 것은 연구에 참
여한 모든 기관과 더불어 그 첫발을 내디딘 분들 덕분이다. 자녀에
게 알레르기 없는 삶을 선사하고 싶다는 목표를 세운 수많은 가족,
자신의 자녀뿐만 아니라 모든 아이가 그렇게 살면 좋겠다는 이들의
희망이 발전의 동력이 되었다. 많은 개척자에게 진심 어린 감사를
드린다.

여기까지 올 수 있도록 매 순간 응원해 준 내 가족과 친구들에게
도 고맙다는 인사를 전한다. 지금껏 거둔 모든 성취는 나 혼자만의
성취가 아니다. 우리 모두 함께 이룬 성취다.

슬론이 전하는 인사

몇 년 전에 어느 결혼식에서 만난 매리와 마크 와이저 부부에게
가장 깊은 감사를 드린다. 두 사람 덕에 카리 네이도라는 멋진 의사
를 알게 되었다. 그때부터 나는 내가 가야 할 길을 찾고, 더 많은 지

식과 치유가 기다리는 길로 가족을 이끌 수 있었다. 이 책의 집필을 시작한 초기에 도와주고 응원해 준 섀넌 웰치Shannon Welch와 J. R. 모 링거J. R. Moehringer에게도 감사드린다. 우리 세 아이, 특히 음식 알레르 기 때문에 임상시험에 참여하고 잘 견딘 두 아이에게 너무나 고맙 다는 인사를 전한다. 처음 시작할 때는 아이가 기니피그처럼 다루 어지는 건 아닐까 염려했지만 이제는 우리가 선구자였음을 확신한 다! 음식 알레르기의 세계에 발을 들인 초창기에 느낀 두려움과 숨 가쁘게 이어지던 의문을 함께 헤치고 나간 남편 로저에게도 말할 수 없이 큰 감사를 전한다. 남편의 용기와 인내심, 현명한 조언은 내 삶 에, 이 책에 귀중한 도움이 되었다.

두 저자가 함께 전하는 인사

저명한 저널리스트인 제시카 와프너Jessica Wapner가 우리의 훌륭 한 협력자가 되었다. 멋진 글솜씨와 능숙한 인터뷰, 연구로 큰 도움 을 주었다. 펭귄 랜덤하우스의 비상한 편집자 캐롤라인 수튼Caroline Sutton, 그리고 같은 팀인 한나 스테인마이어Hannah Steigmeyer와 재니스 쿠르지우스Janice Kurzius, 린다 로젠버그Linda Rosenberg, 교열 담당자 낸시 잉글리스Nancy Inglis를 비롯해 케이시 말로니Casey Maloney, 앤 코스모스 키Anne Kosmoski, 린지 고든Lindsay Gordon, 패린 슈리셀Farin Schlussel 등 펭귄 랜덤하우스의 유능한 홍보, 마케팅 직원, 파크 앤 파인 리터러리 앤 미디어의 선견지명이 뛰어난 에이전트 존 마스John Maas와 셀레스테

파인Celeste Fine, 훌륭한 변호사 킴 셰플러Kim Schefler에게도 감사 인사를 전한다. 멜라니 선스트롬Melanie Thernstrom은 신중한 통찰력과 인터뷰로 우리에게 도움을 주었고, 두 유능한 전문가 배니타 샘패스Vanitha Sampath 박사와 크리스토퍼 댄트Christopher Dant 박사는 이 책에 담긴 정보를 꼼꼼히 확인하고 표와 그림 자료에 귀중한 조언을 제공했다.

이 책의 판매로 발생하는 수익은 비영리단체 그리고 학계에 속하지 않은 단체가 실시하는 음식 알레르기 연구에 기부할 예정이다.

음식 알레르기 관련 정보

환자를 돕는 시민단체와 지원 단체

알레르기와 천식 네트워크 Allergy & Asthma Network
환자, 환자 가족, 의료보건 전문가에 지원 제공.
www.aanma.org

알레르기홈AllergyHome
음식 알레르기에 관한 인식 개선과 관리에 매진하는 단체.
www.allergyhome.org

알레르기 레디 Allergy Ready

가족, 교육자, 그 외 음식 알레르기 관리에 관한 정보가 필요한 모든 사람을 위한 온라인 교육 제공.

www.allergyready.com

미국 천식·알레르기 재단 Asthma and Allergy Foundation of America

천식, 알레르기 환자와 그 가족을 위한 단체.

www.aafa.org

음식 알레르기·아나필락시스 연계 팀 Food Allergy & Anaphylaxis Connection Team, FAACT

교육과 지원 활동에 필요한 풍성한 자료 제공. 미국 내 세 지역에서 주간 일일 캠프 운영.

www.foodallergyawareness.org

음식 알레르기가 있는 아이들 Kids with Food Allergies

음식 알레르기와 함께 살아가는 아이들을 돕는 단체의 웹사이트.

www.kidswithfoodallergies.org

알레르기 자녀가 있는 어머니 모임 Mothers of Children Having Allergies, MOCHA

치명적인 음식 알레르기 환자와 함께 살아가는 가족들을 돕는 시카고의 비영리단체.

www. mochallergies.org

서포트그룹닷컴: 음식 알레르기 SupportGroups.com: Food Allergy

음식 알레르기에 대한 지원을 제공하는 온라인 포럼.

https://food-allergy.supportgroups.com

주요 정부기관

미국 질병예방통제센터CDC
www.cdc.gov

임상시험 관리국
미국 연방정부 기금으로 실시되는 임상시험 정보 데이터베이스.
www.clinicaltrials.gov

면역관용 네트워크Immune Tolerance Network, ITN
미국 국립보건원 지원금으로 공동 실시되는 면역관용성 발달을 위한 치료 연구.
www.immunetolerance.org

미국 국립 알레르기·감염질환 연구소NIAID
www.niaid.nih.gov/diseases-conditions/food-allergy

미국 식품의약국FDA
www.fda.gov

안전한 식생활 정보

글루텐 프리 패스포트Gluten Free Passport
문구 해석, 여행 시 체크리스트, 그 밖에 여행에 참고할 만한 팁을 제공하는 웹사이트.
https://glutenfreepassport.com

세계보건기구/국제면역학회WHO/IUIS 알레르기 유발성분 명명법
다양한 알레르기 유발성분을 나타내는 과학 용어를 목록으로 제공.
www.allergen.org

비정부기관

알레르기 종결을 위한 공동 노력End Allergies Together, EAT
미국 전역의 일부 연구 기관에서 실시하는 연구를 지원하고 걷기 대회 등 다양한 행사 주최.
www.endallergiestogether.com

음식 알레르기 연구·교육원Food Allergy Research & Education, FARE
음식 알레르기 연구비를 지원하고 환자에게 필요한 자료를 제공하는 시민단체.
www.foodallergy.org

의학계 전문 기관

미국 알레르기·천식·면역학 아카데미 American Academy of Allergy, Asthma & Immunology, AAAAI
www.aaaai.org

미국 소아과학회 American Academy of Pediatrics, AAP
www.aap.org

미국 알레르기·천식·면역학회 American College of Allergy, Asthma, & Immunology, ACAAI
https://acaai.org

유럽 알레르기·임상면역학회 European Academy of Allergy and Clinical Immunology, EAACI
www.eaaci.org

세계 알레르기 협회 World Allergy Organization, WAO
www.worldallergy.org

잡지, 아동서

· *Allergic Living* magazine, www.allergicliving.com
· Johansen, Alison Grace. *HumFree the Bee Has a Food Allergy*. Mascot Books, 2015.

· Nelson, Ariella. *What's in this Cookie?* Hedgehog Graphics, 2019.
· Recob, Amy. *The Bugabees: Friends with Food Allergies*, 2nd ed. Beaver's Pond Press, 2009.
· Roderick, Christina. *No Peanuts for Pete*. Archway Publishing, 2016.
· Santomero, Angela C. *Daniel Has an Allergy* (part of the Daniel Tiger's Neighborhood series). Simon Spotlight, 2017.
· Skinner, Juniper. *Food Allergies and Me: A Children's Book*. CreateSpace Independent Publishing Platform, 2010.

어린이용 음식 알레르기 관련 제품

유용한 제품 중 몇 가지는 온라인으로도 구입 가능하다.

알러메이트AllerMates

환자를 식별할 수 있는 액세서리, 의료용 가방, 에피네프린 휴대용 케이스 등 음식 알레르기 아동 환자를 위한 제품을 판매한다.

https://allermates.com

플랫박스FlatBox

펼치면 돗자리가 되는 도시락 가방 제품.

www.flatbox.com

세이프티 탯Safety Tat

알레르기 경고 스티커.

https://new.safetytat.com/product-category/medical-and-allergy/

스티키제이 메디컬 StickyJ Medical

환자 식별용 팔찌 제품(아동용).

https://www.stickyj.com/category/medical-alert-id-bracelets-for-kids

미국 외 지역의 관련 단체

스위스 알레르기·천식 연구소 Swiss Institute of Allergy and Asthma Research, SIAF

www.siaf.uzh.ch

호주 알레르기·아나필락시스 Allergy & Anaphylaxis Australia

알레르기 환자를 지원하는 비영리단체.

www.allergyfacts.org.au

알레르기 뉴질랜드 Allergy New Zealand

어린이 알레르기 환자와 가족에게 교육, 지원, 정보를 제공하는 전국 규모의 자선단체.

www.allergy.org.nz

푸드 알레르기 캐나다 Food Allergy Canada

음식 알레르기 환자와 가족을 위한 정보 제공.

www.foodallergycanada.ca

알레르기 UK Allergy UK

알레르기 환자를 지원하는 영국 단체.

www.allergyuk.org

아나필락시스 캠페인 Anaphylaxis Campaign

알레르기 환자에게 지원 그룹, 교육, 새 소식을 제공하고 중증 알레르기 관련 교육을 실시하는 영국 단체.

www.anaphylaxis.org.uk

알레르기 SOS 재단 Fundación S.O.S. Alergia

아르헨티나의 환자 지원 단체.

www.sosalergia.org

알레르기 케어 인디아 Allergy Care India

어린이, 성인 알레르기 환자와 가족을 대상으로 회원제로 운영하는 비영리단체.

www.allergycareindia.org

에피네프린

환자 교육자료: 에피네프린 자가 주사기 사용법(기초 레벨 이상)

www.uptodate.com/contents/use-of-an-epinephrine-autoinjector-beyond-the-basics

경제적 지원 정보

www.epipen.com/paying-for-epipen-and-generic

오비큐AUVI-Q **가정 배달 서비스**

www.auvi-q.com/pdf/Direct-Delivery-Service-Enrollment-Form.pdf

기타 정보

스탠퍼드대학 숀 N. 파커 알레르기·천식 연구센터

센터장, 의학박사 카리 네이도

www.med.stanford.edu/allergyandasthma/about-us.html

흔히 접하는 오해와 진실

오해: 달걀 알레르기가 있는 사람이라면 독감 백신은 위험하다.

진실: 달걀 알레르기가 있는 사람도 독감 백신을 안심하고 맞아도 된다. 독감 백신은 달걀 단백질로 인한 면역 반응을 일으키지 않는다.

오해: 셀리악병은 밀 알레르기다.

진실: 셀리악병은 알레르기가 아니다. 알레르기의 대표적 특징은 IgE 항체가 생성되는 것이다. 셀리악병은 이 항체와 무관한 만성 면역질환이다.

오해: 글루텐에 민감하게 반응하는 사람은 밀에도 알레르기 반응이 나타난다.

진실: 글루텐 민감성은 음식 알레르기가 아니다. 또한 셀리악병과도 다르

다. 이 세 가지 중에 구체적으로 어떤 문제인지는 진단 검사로 확인할 수 있다.

오해: 알레르기 검사는 다 똑같다.

진실: 더 효과적인 알레르기 검사법이 몇 가지 있다. 그리고 경우에 따라 다른 검사법보다 효과가 훨씬 우수한 종류도 있다. 보험 보장범위에 포함되지 않는 검사, 검사비를 환자가 전액 부담해야 하는 검사는 주의해야 한다.

오해: 개인 병원에서 실시하는 알레르기 면역요법도 안전하다.

진실: 그러한 병원이 전부 다 같지는 않다. 신중하게 판단해야 하며, 치료 시작 전에 반드시 핵심적인 부분을 문의해야 한다(8장에 질문 예시가 있다).

오해: 아기가 어느 정도 자랄 때까지 기다렸다가 땅콩이나 다른 일반적인 알레르기 유발성분을 먹이는 것이 최선이다.

진실: 음식을 아기의 식단에 천천히 도입한다고 해서 음식 알레르기가 예방되는 것은 아니다. 오히려 음식 알레르기 발생 위험이 높아질 수 있다.

오해: 알레르기는 절대 해결할 수 없다.

진실: 알레르기 반응은 시간이 지나면 반드시 달라진다. 경미한 수준으로 나타난 적이 있다고 해서 다음번에도 그 정도에 그칠 것이라고 장담할 수 없다. 알레르기 증상은 경미한 수준에서 중증으로 변할 수 있으므로 음식 알레르기가 있는 사람은 에피네프린을 항상 소지해야 한다.

음식 알레르기의 종말

이해관계에 관한 정보 공개

음식 알레르기 공동체는 구성원 간의 유대가 끈끈하다. 환자에게 조금이라도 더 나은 방법을 찾아 주고 싶다는 공통 목표가 이 분야의 연구자들이 계속 연구하는 동력이 된다. 다들 도움이 필요한 환자와 가족에게 해 줄 수 있는 것이 있다면 무엇이든 해 주려고 한다. 새로운 치료법이 개발될 가능성이 있으면 제약회사나 다른 업체와 협업하는 경우도 많다. 시민단체와도 많이 협력한다. 저자는 이러한 유대가 꼭 필요하다고 생각하며, 따라서 이 책에서도 투명하게 밝힐 필요가 있다고 생각한다. 독자 여러분이 두 저자의 이해관계를 확인할 수 있도록 아래 정보를 공개한다.

카리 네이도

카리는 미국 국립 알레르기·감염질환 연구소NIAID와 음식 알레르기 연구·교육FARE, 알레르기 종결을 위한 공동 노력EAT, 업체 알러제니스AllerGenis와 유코 파마Ukko Pharma, 국립 환경보건과학연구소NIEHS, 국립 심장·폐·혈액 연구소NHLBI, 환경보호청EPA으로부터 연구비를 지원 받았다. 또한 업체 리제네론Regeneron과 제넨텍Genentech, 에이뮨 테라퓨틱스Aimmune Therapeutics, DBV 테크놀로지DBV Technologies, 어냅티스바이오AnaptysBio, 어데어 파마슈티컬 Adare Pharmaceuticals, 스텔라진스 그리어Stallergenes Greer가 연구비를 일부 또는 전액 지원한 임상시험에 참여했다. 업체 노바티스Novartis와 사노피Sanofi, 아스텔라스 제약Astellas Pharma, 네슬레Nestlé로부터 연구비를 지원 받았다. 현재 카리는 업체 노바티스와 국립 심장·폐·혈액 연구소NHLBI의 데이터·안전성 모니터링 위원회 소속 위원으로 활동 중이다. 업체 비포 브랜즈(9장에서 언급한 영유아용 멀티비타민 스낵 제품 생산업체)와 앨러댑트Alladapt, 래티튜드Latitude(민간 알레르기 클리닉), 아이지제닉스IgGenix의 공동 창립자이기도 하다. 더불어 FARE의 지식재산 최고책임자, 세계 알레르기 협회WAO가 스탠퍼드에 마련한 우수성 센터 대표를 맡고 있다. 업체 리제네론, 아스트라제네카 AstraZeneca, 이뮨웍스ImmuneWorks, 쿠어 파마슈티컬COUR Pharmaceuticals로부터 개별 보수를 받은 적이 있다. 업체 유코 파마와 비포 브랜즈, 앨러댑트, 아이지제닉스, 프로바이오Probio, 베단타Vedanta, 센토코어Centocor, 시드Seed, 노바티스, NHLBI, EPA, 면역관용 네트워크ITN의 전국 과학위원회, NIH가 실시하는 여러 프로그램에 컨설턴트, 자문위원회 위원으로 참여하고 있다. 카리는 음식 알레르기와 관련하여 몇 가지 미국 특허를 보유하고 있다(특허 번호 62/647,389; 62/119,014; 12/610,940; 12/686,121; 10/064,936; 62/767,444; 신청 번호 S10-392).

슬론 바넷

캘리포니아 퍼시픽 메디컬 센터 재단 이사회 의장을 맡고 있다. 슬론의 남편 로저 바넷은 유명 건강 제품 업체 샤클리 사Shaklee Corporation의 회장 겸 CEO다.

킴 예이츠

업체 래티튜드의 CEO이며 음식 알레르기 연구·교육원FARE에서 환자 연락 담당자로 일하고 있다.

킴 하트먼과 앨런 하트먼

FARE 환자 위원회의 공동 대표이며 업체 래티튜드의 이사회 일원이다.

데이비드 버닝과 데니스 버닝

데이비드 버닝은 FARE의 공동 대표를 맡고 있다. 데니스 버닝은 환자 지원 단체인 '알레르기 자녀가 있는 어머니 모임'의 공동 대표다.

견과류: 견과류 알레르기는 흔히 볼 수 있다. 견과류에는 호두, 아몬드, 헤이즐넛, 캐슈, 피스타치오, 브라질너트 등이 포함된다. 땅콩(콩과 식물)과 씨앗(해바라기씨, 참깨)은 견과류 알레르기 유발성분에 포함되지 않는다.

경구 알레르기 증후군: 음식과 꽃가루에 들어 있는 단백질의 교차 반응으로 발생하며 증상은 대체로 경미한 수준에 그친다. 꽃가루 노출 시 반응을 일으키는 단백질이 특정 생과일이나 채소에 노출됐을 때도 반응을 촉발하는 것이 경구 알레르기 증후군의 특징이다.

관용성: 일반적인 식품에 아무런 면역 반응을 보이지 않는 것을 의미한다.

대다수는 선천적으로 식품 대부분에 면역 관용성을 갖게 되며 그것이 평생 유지된다. 특정 식품을 정기적으로 섭취하지 않아도 그 음식에 반응이 나타나지 않는 상태가 유지되면 관용성이 생겼다고 본다.

글루텐: 글루텐은 밀과 호밀, 보리, 그 외 곡류에서 발견되는 여러 단백질의 혼합물이다.

내독소: 내독소는 대장균 등 특정 세균의 외부 세포막을 구성하는 물질 중 하나다.

단일염기 다형성: DNA 기초 단위(즉 뉴클레오티드) 한 개가 다른 것으로 바뀐 것.

두드러기: 피부가 붉게 변하고 부풀어 오르는 발진으로, 알레르기가 있는 사람은 알레르기 유발성분에 노출되면 두드러기가 발생한다.

메타 분석: 각기 다른 다수의 연구 결과에서 나온 데이터를 평가하는 것을 메타 분석이라고 한다. 통계학적 검증력이 높아서 단일 연구보다 더 확실한 결론을 내릴 수 있다.

면역계: 면역계는 몸 전체에 분포하는 여러 종류의 세포, 기관, 단백질, 조직으로 구성된다. 세균과 그 밖의 외인성 침입체로부터 몸을 보호하는 것이 면역계의 기능이다. 음식 알레르기는 면역계가 일부 식품의 단백질을 외인성 침입체로 오인하여 공격할 때 발생한다.

면역글로불린 E_{IgE}: 알레르기 환자에서 높은 농도로 발견되는 항체. 알레르기 반응을 매개한다.

면역글로불린 G4$_{\text{IgG4}}$: 음식 알레르기 환자가 면역요법으로 치료를 받으면 체내 IgG4 수치가 증가한다. IgE의 작용을 막고 탈감작을 돕는 기능을 하는 것으로 추정된다.

면역요법: 면역요법은 음식 알레르기 환자를 위한 새로운 치료법이다. 인체가 노출되는 알레르기 유발성분의 양을 점진적으로 늘려서 탈감작을 유도하는 방식이다. 현재 표준화된 치료 절차는 없으며, 대부분 연구 기관이나 전문적인 알레르기 치료 센터에서 실시된다. 음식 알레르기 치료를 위한 면역요법은 경구, 설하, 경피(피부를 통한) 경로로 실시될 수 있다.

보조 T세포 1$_{\text{Th1}}$: T세포의 주요 하위유형 중 하나다. 보조 T세포 1은 면역계의 알레르기 반응을 억제한다.

보조 T세포 2$_{\text{Th2}}$: T세포의 주요 하위유형 중 하나다. 보조 T세포 2는 알레르기로 인한 염증 반응을 증가시킨다.

비만세포: 지방세포는 다양한 화학물질이 저장되는 면역세포다. 알레르기 유발성분과 IgE가 상호작용할 때 그러한 물질 중 하나인 히스타민이 분비되어 즉각 알레르기성 염증 반응이 일어난다.

사이토카인: 사이토카인은 여러 종류의 면역세포에서 생산된다. 세포 수용체를 통해 작용하며, 알레르기 유발성분으로 나타나는 면역 반응에서 중요한 역할을 담당한다. 특정 세포군의 성숙과 성장, 반응성을 조절하기도 한다. 복잡한 방식으로 알레르기 반응을 강화하거나 감소시킬 수 있다.

생물제제: 생물제제는 미생물, 식물, 동물의 세포와 같은 생체에서 만들어진다. 재조합 DNA 기술로 생산되는 경우가 많다.

수지상 세포: 수지상 세포는 피부와 같은 인체 방어막의 표면에서 다량 발견된다. 면역계에서 감시병과 같은 역할을 하는 세포다. 알레르기 유발성분을 가장 먼저 인식하고 적절한 면역 반응을 유도한다.

아나필락시스: 아나필락시스는 알레르기 유발성분에 노출된 후 수 초에서 수 분 내에 발생할 수 있고 치명적인 결과를 초래할 가능성이 있는 중증 알레르기 반응이다. 아나필락시스 반응이 일어나면 체내 여러 장기가 동시에 영향을 받는다.

아드레날린: 에피네프린으로도 불린다.

아토피 피부염: 습진의 다른 명칭이다.

아토피 행진: 알레르기 행진 참고.

아토피성: 알레르기 유발성분에 노출되었을 때 IgE가 만들어지는 성질.

알레르기 행진: 생애 초기부터 알레르기 질환이 점차 발전하는 양상이 나타나는 경우가 많다. (항상 그런 것은 아니나) 일반적으로 영유아기에 처음 습진 진단을 받고 이어 음식 알레르기가 나타난 후 알레르기 비염과 천식으로 이어진다. 이처럼 알레르기 질환이 자연적으로 진행되는 것을 알레르기 행진이라고 한다.

알레르기성 결막염: 건초열의 다른 명칭이다.

알부민: 알부민은 단백질의 일종이다. 달걀흰자에 알부민이 함유되어 있으므로, 달걀 알레르기 환자는 알부민이 들어 있는 제품을 피해야 한다.

알파갈 알레르기: 육류에서 발견되는 탄수화물(갈락토스-알파-1,3-갈락토스)과 직접적인 관계가 있는 알레르기다. 알파 갈 알레르기 환자는 특정 육류에 노출되면 알레르기 반응이 나타난다.

에피네프린: 에피네프린은 호흡 개선과 혈압 상승, 염증 감소 효과를 발생시켜 극심한 알레르기 반응의 영향을 단시간에 없앤다.

위생 가설: 위생 가설에서는 미생물에 인체가 노출되는 것, 특히 아동기 초기에 노출되는 것이 면역 기능의 발달에 영향을 주고 자가면역 질환과 알레르기 질환을 낮출 수 있다고 본다.

유청: 유청은 우유에서 발견되는 단백질이다. 우유 알레르기가 있는 사람은 유청이 포함된 제품을 피해야 한다.

음식 단백질 유발성 장염 증후군: 영유아에서 발생하는 음식 알레르기의 한 종류다. 그러나 IgE 수치를 측정하는 방식으로는 진단할 수 없다. 알레르기 유발 식품으로 인해 구토, 설사, 탈수 증상이 나타날 수 있다. 일반적으로 5세 이전에 사라진다.

음식 민감성: 음식을 섭취한 후 체내 IgE 수치는 높아지지만(면역 반응이 일어났다는 의미다) 인체에 악영향이 나타나지 않는 사람들이 있다. 이 경우 음식

민감성으로 불린다.

음식 불내성: 음식 불내성은 알레르기 반응이 아니며 면역계가 관여하지도 않는다. 또한 치명적인 신체 반응이 즉각 나타나지도 않는다. 음식에 포함된 독소나 효소 결핍 등이 음식 불내성의 원인일 수 있다.

이중 맹검, 위약 대조군 포함 식품 경구 유발시험: 식품 경구 유발시험은 음식 알레르기를 가장 확실하게 진단할 수 있는 검사법이다. 이중 맹검 방식에 위약 대조군이 포함된 시험에서는 환자가 섭취하는 것이 알레르기 유발성 분인지 위약인지를 의사와 환자 중 누구도 모른 채로 시험이 진행된다. 따라서 환자가 알레르기 유발성분을 섭취하고 나타나는 증상을 기록할 때 생길 수 있는 편향을 없앨 수 있다.

이중 항원 노출 가설: 음식 알레르기 유발성분에 피부가 노출되어도 알레르기 반응이 나타날 수 있고, 문제가 되는 식품을 생애 초기에 섭취하면 관용성이 생길 수 있다고 보는 이론이다.

인체 미생물군: 인체 안팎에 살고 인체 미생물군을 구성하는 세균, 바이러스, 진균류로 이루어진 공동체.

젖당: 젖당은 우유에서 발견되는 당 분자다. 젖산 분해효소가 있어야 젖당을 소화할 수 있다. 이 효소가 결핍된 경우 젖당 불내성으로 불린다. 젖당 불내성은 복통과 복부 팽만 등의 증상이 나타난다. 음식 알레르기는 아니다.

조절 T세포: T세포의 주요 하위유형 중 하나다. 면역계의 알레르기 반응을 억제한다.

지속적인 무반응성: 치료를 받고 탈감작이 성공적으로 완료된 후 그 상태가 얼마나 오래 지속되는지를 나타낸다(알레르기 유발 식품을 규칙적으로 섭취하지 않아도). 남은 생애 동안 계속 지속되는 것이 가장 이상적이며 이 경우 '관용성'이 생겼다고 본다. 그러나 장기적으로 추적 조사를 실시하기는 어려우므로 지속적인 무반응성으로 특정 음식을 먹지 않고 탈감작 상태가 얼마나 오래 유지되는지 평가한다.

카제인과 카제인염: 포유류의 젖에서 발견되는 단백질이다. 음식 알레르기가 있는 사람은 카제인과 카제인염이 들어 있는 제품을 피해야 한다.

코크란 리뷰: 코크란 리뷰의 체계적인 검토 결과는 전 세계 의료보건 분야에서 가장 수준 높은 대표적이고 확증된 견해로 인정받고 있다.

탈감작: 알레르기 반응 없이 섭취할 수 있는 알레르기 유발성분의 양을 점차 늘려 가는 치료 방식을 가리킨다. 현시점에서는 알레르기 유발성분을 정기적으로(매일 또는 며칠 간격으로) 섭취하지 않을 경우 치료가 끝나고 시간이 흐르면 탈감작 상태가 사라지는 것으로 보인다.

프리바이오틱스: 프리바이오틱스는 장에 서식하는 인체에 유익한 균에 먹이가 되는 음식(주로 섬유소 함량이 높은 식품)을 의미한다. 장 건강을 강화한다.

필라그린: 피부 세포에서 발견되는 단백질로, 건강한 방어막을 유지하고 인체가 피부를 통해 알레르기 유발물질에 노출되지 않도록 막는 중요한 기능을 한다.

항원: 음식 알레르기에서 항원은 알레르기 반응을 일으키는 음식 성분이다

(보통 음식에 함유된 단백질).

항체: 항체는 외인성 물질에 대응하기 위해 세포가 만드는 단백질의 일종이다. 알레르기는 인체가 특정 식품을 해로운 물질로 오인하고 침입한 물질을 없애기 위해 IgE라는 항체를 만들 때 발생한다.

항히스타민제: 히스타민이 일으키는 염증 반응을 차단하는 약이다.

호산구성 식도염: 호산구성 식도염은 면역세포인 호산구가 식도에서 발견되고 식도가 좁아지는 특징이 나타난다. 음식 알레르기의 한 종류이지만 IgE 수치를 측정하는 방식으로는 진단할 수 없다. 알레르기 유발 식품을 없애면 해결되는 경우가 많다.

호염기구: 호염기구는 다양한 화학물질이 저장된 면역세포다. 알레르기 유발성분과 IgE의 상호작용이 일어나면 그러한 물질 중 하나인 히스타민이 분비되어 즉각 알레르기성 염증 반응이 일어난다.

히스타민: 히스타민은 면역세포(비만세포와 호염기구)에서 분비되는 물질이다. 알레르기 반응으로 나타나는 몇 가지 증상을 일으킨다.

주

01 음식 알레르기의 종말을 맞이하며

1 Gupta RS, Warren CM, Smith BM, et al. Prevalence and severity of food allergies among US adults. *JAMA Netw Open*. 2019;2(1):e185630.

02 유행병이 된 음식 알레르기: 현황과 원인

1 Dunlop JH, Keet CA. Epidemiology of food allergy. *Immunol Allergy Clin North Am*. 2018;38(1):13–25.

2 Lack G. Update on risk factors for food allergy. *J Allergy Clin Immunol*.

2012;129(5):1187–97.

3   McGowan EC, Keet CA. Prevalence of self-reported food allergy in the
     National Health and Nutrition Examination Survey (NHANES) 2007–2010.
     J Allergy Clin Immunol. 2013;132(5):1216–19.e1215.

4   Gupta RS, Warren CM, Smith BM, et al. The public health impact of
     parentreported childhood food allergies in the United States. *Pediatrics.*
     2018;142(6).

5   Sicherer SH, Sampson HA. Food allergy: Epidemiology, pathogenesis,
     diagnosis, and treatment. *J Allergy Clin Immunol.* 2014;133(2):291–307;
     quiz 308.

6   Gupta RS, Warren CM, Smith BM, et al. Prevalence and severity of food
     allergies among US adults. *JAMA Netw Open.* 2019;2(1):e185630.

7   Prescott SL, Pawankar R, Allen KJ, et al. A global survey of changing
     patterns of food allergy burden in children. *World Allergy Org J.*
     2013;6(1):21.

8   Lack G. Update on risk factors for food allergy. *J Allergy Clin Immunol.*
     2012;129(5):1187–97.

9   Centers for Disease Control and Prevention. *Trends in Allergic Conditions
     Among Children: United States, 1997–2011.* https:// www.cdc.gov/nchs/
     products/databriefs/db121.htm.

10   Lack G. Update on risk factors for food allergy. *J Allergy Clin Immunol.*
     2012;129(5):1187–97.

11   Sicherer SH, Sampson HA. Food allergy: A review and update on
     epidemiology, pathogenesis, diagnosis, prevention, and management. *J
     Allergy Clin Immunol.* 2018;141(1):41–58.

12   Lack G. Update on risk factors for food allergy. *J Allergy Clin Immunol.*
     2012;129(5):1187–97.

13   Sicherer SH, Munoz-Furlong A, Godbold JH, Sampson HA. US prevalence

of self-reported peanut, tree nut, and sesame allergy: 11-year follow-up. *J Allergy Clin Immunol*. 2010;125(6):1322–26.

14   Gupta RS, Warren CM, Smith BM, et al. The public health impact of parent-reported childhood food allergies in the United States. *Pediatrics*. 2018;142(6).

15   Rona RJ, Keil T, Summers C, et al. The prevalence of food allergy: A meta-analysis. *J Allergy Clin Immunol*. 2007;120(3):638–46.

16   Mahdavinia M, Fox SR, Smith BM, et al. Racial differences in food allergy phenotype and health care utilization among US children. *J Allergy Clin Immunol Pract*. 2017;5(2):352–57.e351.

17   Centers for Disease Control and Prevention. *Trends in Allergic Conditions Among Children: United States, 1997–2011*. https://www.cdc.gov/nchs/products/databriefs/db121.htm.

18   Lack G. Update on risk factors for food allergy. *J Allergy Clin Immunol*. 2012;129(5):1187–97.

19   Ibid.

20   Ibid.

21   U.S. Food and Drug Administration. Asthma: The Hygiene Hypothesis. https://www.fda.gov/vaccines-blood-biologics/consumers-biologics/asthma-hygiene-hypothesis.

22   Scudellari M. News Feature: Cleaning up the hygiene hypothesis. *Proc Natl Acad Sci USA*. 2017;114(7):1433–36.

23   Karmaus W, Botezan C. Does a higher number of siblings protect against the development of allergy and asthma? A review. *J Epidemiol Community Health*. 2002;56(3):209–17.

24   Strachan DP. Hay fever, hygiene, and household size. *BMJ*. 1989;299(6710):1259–60.

25   Ball TM, Castro-Rodriguez JA, Griffith KA, et al. Siblings, day-care

attendance, and the risk of asthma and wheezing during childhood. *N Engl J Med*. 2000;343(8):538–43.

26   Karmaus W, Botezan C. Does a higher number of siblings protect against the development of allergy and asthma? A review. *J Epidemiol Community Health*. 2002;56(3):209–17.

27   Matricardi PM, Bonini S. High microbial turnover rate preventing atopy: a solution to inconsistencies impinging on the hygiene hypothesis? *Clin Exp Allergy*. 2000;30(11):1506–10.

28   Scudellari M. News Feature: Cleaning up the hygiene hypothesis. *Proc Natl Acad Sci USA*. 2017;114(7):1433–36.

29   Wjst M. Another explanation for the low allergy rate in the rural Alpine foothills. *Clin Mol Allergy*. 2005;3:7; Wjst M, Reitmeir P, Dold S, et al. Road traffic and adverse effects on respiratory health in children. *BMJ*. 1993;307(6904):596–600.

30   U.S. Food and Drug Administration. Asthma: The hygiene hypothesis. https://www.fda.gov/vaccines-blood-biologics/consumers-biologics/asthma-hygiene-hypothesis.

31   Williams LK, Ownby DR, Maliarik MJ, Johnson CC. The role of endotoxin and its receptors in allergic disease. *Ann Allergy Asthma Immunol*. 2005;94(3)323-32; U.S. Food and Drug Administration. Asthma: The hygiene hypothesis. https://www.fda.gov/vaccines-blood-biologics/consumers-biologics/asthma-hygiene-hypothesis.

32   Riedler J, Eder W, Oberfeld G, Schreuer M. Austrian children living on a farm have less hay fever, asthma and allergic sensitization. *Clin Exp Allergy*. 2000;30(2):194-200.

33   von Mutius E, Braun-Fahrlander C, Schierl R, et al. Exposure to endotoxin or other bacterial components might protect against the development of atopy. *Clin Exp Allergy*. 2000;30(9):1230–34.

34 Gereda JE, Leung DY, Thatayatikom A, et al. Relation between house-dust endotoxin exposure, type 1 T-cell development, and allergen sensitisation in infants at high risk of asthma. *Lancet*. 2000;355(9216):1680–83.

35 van den Biggelaar AH, van Ree R, Rodrigues LC, et al. Decreased atopy in children infected with Schistosoma haematobium: a role for parasite-induced interleukin-10. *Lancet*. 2000;356(9243):1723–27.

36 Jolien S. Hello microbe my old friend: How a diverse microbiome trains the immune system against allergies. https://thedishonscience.stanford.edu/posts/microbe-old-friends-allergies/.

37 Williams LK, Ownby DR, Maliarik MJ, Johnson CC. The role of endotoxin and its receptors in allergic disease. *Ann Allergy Asthma Immunol*. 2005;94(3):323–32.

38 Mohajeri MH, Brummer RJM, Rastall RA, et al. The role of the microbiome for human health: from basic science to clinical applications. *Eur J Nutr*. 2018;57(Suppl 1):1–14.

39 Rook GA, Martinelli R, Brunet LR. Innate immune responses to mycobacteria and the downregulation of atopic responses. *Curr Opin Allergy Clin Immunol*. 2003;3(5):337–42.

40 Jolien S. Hello microbe my old friend: How a diverse microbiome trains the immune system against allergies. https://thedishonscience.stanford.edu/posts/microbe-old-friends-allergies/.

41 Ibid.

42 Tsuang AJ, Nowak-Węgrzyn AH. Increased food diversity in the first year of life is inversely associated with allergic diseases. *Pediatrics*. 2014;134:S139-S140.

43 Jolien S. Hello microbe my old friend: How a diverse microbiome trains the immune system against allergies. http://thedishonscience.stanford.edu/posts/microbe-old-friends-allergies/.

44 Feehley T, Plunkett CH, Bao R, et al. Healthy infants harbor intestinal bacteria that protect against food allergy. *Nat Med.* 2019;25(3):448-53.

45 ABdel-Gadir A, Stephen-Victor E, Gerber GK, et al. Microbiota therapy acts via a regulatory T cell MyD88/RORgammat pathway to suppress food allergy. *Nat Med.* 2019;25(7):1164–74.

46 DIABIMMUNE. Welcome to the DIABIMMUNE Microbiome Project. https://pubs.broadinstitute.org/diabimmune.

47 Bloomfield SF, Rook GA, Scott EA, et al. Time to abandon the hygiene hypothesis: new perspectives on allergic disease, the human microbiome, infectious disease prevention and the role of targeted hygiene. *Perspect Public Health.* 2016;136(4):213-24.

48 Mayo Clinic. Atopic dermatitis (eczema). https://www.mayoclinic.org/diseases-conditions/atopic-dermatitis-eczema/symptoms-causes/syc-20353273.

49 Lack G. Update on risk factors for food allergy. *J Allergy Clin Immunol.* 2012;129(5):1187– 97.

50 Leyva-Castillo JM, Galand C, Kam C, et al. Mechanical skin injury promotes food anaphylaxis by driving intestinal mast cell expansion. *Immunity.* 2019;50(5):1262–75.e1264.

51 van Reijsen FC, Felius A, Wauters EA, et al. T-cell reactivity for a peanut-derived epitope in the skin of a young infant with atopic dermatitis. *J Allergy Clin Immunol.* 1998;101(2 Pt 1):207–209.

52 Lack G, Fox D, Northstone K, Golding J. Factors associated with the development of peanut allergy in childhood. *N Engl J Med.* 2003;348(11):977–85.

53 Boussault P, Leaute-Labreze C, Saubusse E, et al. Oat sensitization in children with atopic dermatitis: prevalence, risks and associated factors. *Allergy.* 2007;62(11):1251–56.

54 Fox AT, Sasieni P, du Toit G, et al. Household peanut consumption as a risk factor for the development of peanut allergy. *J Allergy Clin Immunol.* 2009;123(2):417–23.

55 Camargo CA, Jr., Clark S, Kaplan MS, et al. Regional differences in EpiPen prescriptions in the United States: the potential role of vitamin D. *J Allergy Clin Immunol.* 2007;120(1): 131–36; Poole A, Song Y, Brown H, et al. Cellular and molecular mechanisms of vitamin D in food allergy. *J Cell Mol Med.* 2018;22(7):3270–77.

56 Ibid.

57 Mullins RJ, Clark S, Katelaris C, et al. Season of birth and childhood food allergy in Australia. *Pediatr Allergy Immunol.* 2011;22(6):583–89.

58 Allen KJ, Koplin JJ, Ponsonby AL, et al. Vitamin D insufficiency is associated with challenge-proven food allergy in infants. *J Allergy Clin Immunol.* 2013;131(4):1109–16, 1116.e1101–1106.

59 Poole A, Song Y, Brown H, et al. Cellular and molecular mechanisms of vitamin D in food allergy. *J Cell Mol Med.* 2018;22(7):3270–77.

60 Nwaru BI, Ahonen S, Kaila M, et al. Maternal diet during pregnancy and allergic sensitization in the offspring by 5 yrs of age: a prospective cohort study. *Pediatr Allergy Immunol.* 2010;21(1 Pt 1):29–37.

61 Centers for Disease Control and Prevention. Vitamin D. https://www.cdc.gov/breastfeeding/breastfeeding-special-circumstances/diet-and-micronutrients/vitamin-d.html.

62 Poole A, Song Y, Brown H, et al. Cellular and molecular mechanisms of vitamin D in food allergy. *J Cell Mol Med.* 2018;22(7):3270–77.

63 Junge KM, Bauer T, Geissler S, et al. Increased vitamin D levels at birth and in early infancy increase offspring allergy risk—evidence for involvement of epigenetic mechanisms. *J Allergy Clin Immunol.* 2016;137(2):610–13.

64   Weisse K, Winkler S, Hirche F, et al. Maternal and newborn vitamin D status and its impact on food allergy development in the German LINA cohort study. *Allergy*. 2013;68(2):220–28.

65   Poole A, Song Y, Brown H, et al. Cellular and molecular mechanisms of vitamin D in food allergy. *J Cell Mol Med*. 2018;22(7):3270–77.

66   World Allergy Organization. IgE in Clinical Allergy and Allergy Diagnosis. https://www.worldallergy.org/education-and-programs/education/allergic-disease-resource-center/professionals/ige-in-clinical-allergy-and-allergy-diagnosis.

67   Ribatti D. The discovery of immunoglobulin E. *Immunol Lett*. 2016;171:1–4.

68   Platts-Mills TA, Heymann PW, Commins SP, Woodfolk JA. The discovery of IgE 50 years later. *Ann Allergy Asthma Immunol*. 2016;116(3):179–82.

69   Galli SJ, Tsai M. IgE and mast cells in allergic disease. *Nat Med*. 2012;18(5):693–704; British Society for Immunology. Mast Cells. https://www.immunology.org/public-information/bitesized-immunology/cells/mast-cells.

70   Janeway CJ, Travers P, Walport M. *The Production of IgE*. New York: Garland Science, 2001.

71   Ibid.

72   American Academy of Allergy, Asthma, and Immunology. Allergy Statistics. http://www.aaaai.org/about-aaaai/newsroom/allergy-statistics.

73   Hong X, Tsai HJ, Wang X. Genetics of food allergy. *Curr Opin Pediatr*. 2009;21(6):770–76.

74   Crowe SE, Perdue MH. Gastrointestinal food hypersensitivity: basic mechanisms of pathophysiology. *Gastroenterology*. 1992;103(3):1075–95.

75   Zopf Y, Baenkler HW, Silbermann A, et al. The differential diagnosis of food intolerance. *Dtsch Arztebl Int*. 2009;106(21):359–69.

76 Crowe SE, Perdue MH. Gastrointestinal food hypersensitivity: basic mechanisms of pathophysiology. *Gastroenterology*. 1992;103(3):1075–95.

77 Zopf Y, Baenkler HW, Silbermann A, et al. The differential diagnosis of food intolerance. *Dtsch Arztebl Int*. 2009;106(21):359– 69; quiz 369–70.

03 내 잘못인가? 책임 전가는 이제 그만

1 Koplin JJ, Allen KJ, Gurrin LC, et al. The impact of family history of allergy on risk of food allergy: a population-based study of infants. *Int J Environ Res Public Health*. 2013;10(11):5364–77.

2 Gupta RS, Singh AM, Walkner M, et al. Hygiene factors associated with childhood food allergy and asthma. *Allergy Asthma Proc*. 2016;37(6):e140—e146.

3 Sicherer SH Furlong TJ, Maes HH, et al. Genetics of peanut allergy: a twin study. *J Allergy Clin Immunol*. 2000;106(1 Pt 1):53–56.

4 Ullemar V, Magnusson PK, Lundholm C, et al. Heritability and confirmation of genetic association studies for childhood asthma in twins. *Allergy*. 2016;71(2):230–38.

5 Koplin JJ, Allen KJ, Gurrin LC, et al. The impact of family history of allergy in risk of food allergy: a population-based study of infants. *Int J Environ Res Public Health*. 2013;10(11):5364–77.

6 Tariq SM, Stevens M, Matthews S, et al. Cohort study of peanut and tree nut sensitisation by age of 4 years. *BMJ*. 1996;313(7056):514–17.

7 Tsai HJ, Kumar R, Pongracic J, et al. Familial aggregation of food allergy and sensitization to food allergens: a family-based study. *Clin Exp Allergy*. 2009;39(1):101–109.

8 Liu X, Zhang S, Tsai HJ, et al. Genetic and environmental contributions

to allergen sensitization in a Chinese twin study. *Clin Exp Allergy.* 2009;39(7):991–98.

9   Carter CA, Frischmeyer-Guerrerio PA. The genetics of food allergy. *Curr Allergy Asthma Rep.* 2018;18(1):2.

10   Gupta RS, Walkner MM, Greenhawt M, et al. Food allergy sensitization and presentation in siblings of food allergic children. *J Allergy Clin Immunol Pract.* 2016;4(5):956–62.

11   Brown SJ, Asai Y, Cordell HJ, et al. Loss-of-function variants in the filaggrin gene are a significant risk factor for peanut allergy. *J Allergy Clin Immunol.* 2011;127(3):661–67.

12   Howell WM, Turner SJ, Hourihane JO, et al. HLA class II DRB1, DQB1 and DPB1 genotypic associations with peanut allergy: evidence from a family-based and case-control study. *Clin Exp Allergy.* 1998;28(2):156–62.

13   ScienceDaily. Genetic causes of children's food allergies. https://www.sciencedaily.com/releases/2017/10/171024110707.htm; Marenholz I, Grosche S, Kalb B, et al. Genome-wide association study identifies the SERPINB gene cluster as a susceptibility locus for food allergy. *Nat Commun.* 2017;8(1):1056.

14   Marenholz I, Grosche S, Kalb B, et al. Genome-wide association study identifies the SERPINB gene cluster as a susceptibility locus for food allergy. *Nat Commun.* 2017;8(1):1056.

15   American Academy of Pediatrics. Committee on Nutrition. Hypoallergenic infant formulas. *Pediatrics.* 2000;106(2 Pt 1):346–49.

16   Falth-Magnusson K, Kjellman NI. Development of atopic disease in babies whose mothers were receiving exclusion diet during pregnancy— a randomized study. *J Allergy Clin Immunol.* 1987;80(6):868–75.

17   Ibid.

18   Ibid.

19   Frank L, Marian A, Visser M, et al. Exposure to peanuts in utero and in infancy and the development of sensitization to peanut allergens in young children. *Pediatr Allergy Immunol.* 1999;10(1):27–32.

20   Hourihane JO, Dean TP, Warner JO. Peanut allergy in relation to heredity, maternal diet, and other atopic diseases: results of a questionnaire survey, skin prick testing, and food challenges. *BMJ.* 1996;313(7056):518–21.

21   Lack G, Fox D, Northstone K, Golding J. Factors associated with the development of peanut allergy in childhood. *N Engl J Med.* 2003;348(11):977–85.

22   Greer FR, Sicherer SH, Burks AW; American Academy of Pediatrics Committee on Nutrition; American Academy of Pediatrics Section on Allergy and Immunology. Effects of early nutritional interventions on the development of atopic disease in infants and children: The role of maternal dietary restriction, breastfeeding, timing of introduction of complementary foods, and hydrolyzed formulas. *Pediatrics.* 2008;121(1):183–91.

23   Sicherer SH, Wood RA, Stablein D, et al. Maternal consumption of peanut during pregnancy is associated with peanut sensitization in atopic infants. *J Allergy Clin Immunol.* 2010;126(6):1191–97.

24   Kramer MS, Kakuma R. Maternal dietary antigen avoidance during pregnancy or lactation, or both, for preventing or treating atopic disease in the child. *Cochrane Database Syst Rev.* 2012(9):Cd000133.

25   World Health Organization. https://www.who.int/topics/breastfeeding/en/.

26   Greer FR, Sicherer SH, Burks AW. The effects of early nutritional interventions on the development of atopic disease in infants and children: The role of maternal dietary restriction, breastfeeding, hydrolyzed formulas, and timing of introduction of allergenic

complementary foods. *Pediatrics*. 2019;143(4).

27   Muraro A, Dreborg S, Halken S, et al. Dietary prevention of allergic diseases in infants and small children. Part III: Critical review of published peer-reviewed observational and interventional studies and final recommendations. *Pediatr Allergy Immunol*. 2004;15(4):291–307.

28   Kramer MS, Kakuma R. Maternal dietary antigen avoidance during pregnancy or lactation, or both, for preventing or treating atopic disease in the child. *Cochrane Database Syst Rev*. 2012(9):Cd000133.

29   Greer FR, Sicherer SH, Burks AW. The effects of early nutritional interventions on the development of atopic disease in infants and children: The role of maternal dietary restriction, breastfeeding, hydrolyzed formulas, and timing of introduction of allergenic complementary foods. *Pediatrics*. 2019;143(4).

30   Ibid.

31   Australasian Society of Clinical Immunology and Allergy. Infant feeding and allergy prevention guidelines. https://www.allergy.org.au/images/pca/ASCIA_Guidelines_infant_feeding_and_allergy_ prevention.pdf.

32   Greer FR, Sicherer SH, Burks AW. The effects of early nutritional interventions on the development of atopic disease in infants and children: The role of maternal dietary restriction, breastfeeding, hydrolyzed formulas, and timing of introduction of allergenic complementary foods. *Pediatrics*. 2019;143(4).

33   Koplin J, Dharmage SC, Gurrin L, et al. Soy consumption is not a risk factor for peanut sensitization. *J Allergy Clin Immunol*. 2008;121(6):1455–59.

34   Goldsmith AJ, Koplin JJ, Lowe AJ, et al. Formula and breast feeding in infant food allergy: A population-based study. *J Paediatr Child Health*. 2016;52(4):377–84.

35   American Academy of Allergy, Asthma, and Immunology. New study examines effects of breast feeding, pumping and formula food on early childhood food allergy. https://www.aaaai.org/about-aaaai/newsroom/news-releases/breast-feeding-food-allergy.

36   Boerma T, Ronsmans C, Melesse DY, et al. Global epidemiology of use of and disparities in caesarean sections. *Lancet*. 2018;392(10155):1341–48.

37   Renz-Polster H, David MR, Buist AS, et al. Caesarean section delivery and the risk of allergic disorders in childhood. *Clin Exp Allergy*. 2005;35(11):1466–72.

38   Thavagnanam S, Fleming J, Bromley A, et al. A meta-analysis of the association between Caesarean section and childhood asthma. *Clin Exp Allergy*. 2008;38(4):629–33.

39   Bager P, Wohlfahrt J, Westergaard T. Caesarean delivery and risk of atopy and allergic disease: meta-analyses. *Clin Exp Allergy*. 2008;38(4):634-42.

40   Koplin J, Allen K, Gurrin L, et al. Is caesarean delivery associated with sensitization to food allergens and IgE-mediated food allergy: a systematic review. *Pediatr Allergy Immunol*. 2008;19(8):682–87.

41   Kvenshagen B, Halvorsen R, Jacobsen M. Is there an increased frequency of food allergy in children delivered by caesarean section compared to those delivered vaginally? *Acta Paediatr*. 2009;98(2):324-27.

42   Bjorksten B, Sepp E, Julge K, et al. Allergy development and the intestinal microflora during the first year of life. *J Allergy Clin Immunol*. 2001;108(4):516–20.

43   Sepp E, Julge K, Vasar M, et al. Intestinal microflora of Estonian and Swedish infants. *Acta Paediatr*. 1997;86(9):956–61.

44   Bjorksten B, Naaber P, Sepp E, Mikelsaar M. The intestinal microflora in allergic Estonian and Swedish 2-year-old children. *Clin Exp Allergy*. 1999;29(3):342–46.

45   Bottcher MF, Nordin EK, Sandin A, et al. Microflora-associated characteristics in faeces from allergic and nonallergic infants. *Clin Exp Allergy*. 2000;30(11):1590–96.

46   Kalliomaki M, Kirjavainen P, Eerola E, et al. Distinct patterns of neonatal gut microflora in infants in whom atopy was and was not developing. *J Allergy Clin Immunol*. 2001;107(1):129–134.

47   Penders J, Thijs C, van den Brandt PA, et al. Gut microbiota composition and development of atopic manifestations in infancy: the KOALA Birth Cohort Study. *Gut*. 2007;56(5):661–67.

48   Stinson LF, Payne MS, Keelan JA. A critical review of the bacterial baptism hypothesis and the impact of cesarean delivery on the infant microbiome. *Front Med (Lausanne)*. 2018;5:135.

49   Ardissone AN, de la Cruz DM, Davis-Richardson AG, et al. Meconium microbiome analysis identifies bacteria correlated with premature birth. *PLOS One*. 2014;9(3):e90784.

50   Shi YC, Guo H, Chen J, et al. Initial meconium microbiome in Chinese neonates delivered naturally or by cesarean section. *Sci Rep*. 2018;8(1):3255.

51   Backhed F, Roswall J, Peng Y, et al. Dynamics and stabilization of the human gut microbiome during the first year of life. *Cell Host Microbe*. 2015;17(5):690–703; Stinson LF, Payne MS, Keelan JA. A critical review of the bacterial baptism hypothesis and the impact of cesarean delivery on the infant microbiome. *Front Med (Lausanne)*. 2018;5:135.

52   Sakwinska O, Foata F, Berger B, et al. Does the maternal vaginal microbiota play a role in seeding the microbiota of neonatal gut and nose? *Benef Microbes*. 2017;8(5):763–78.

53   O'Callaghan A, van Sinderen D. Bifidobacteria and their role as members of the human gut microbiota. *Front Microbiol*. 2016;7:925.

54   Azad MB, Konya T, Maughan H, et al. Gut microbiota of healthy Canadian infants: profiles by mode of delivery and infant diet at 4 months. *CMAJ*. 2013;185(5):385–94.

55   Committee Opinion No. 725: Vaginal Seeding. *Obstet Gynecol*. 2017;130(5):e274—e278.

56   A 2001 Finnish study of 72 premature babies and 65 full-term babies: Siltanen M, Kajosaari M, Pohjavuori M, Savilahti E. Prematurity at birth reduces the long-term risk of atopy. *J Allergy Clin Immunol*. 2001;107(2):229–34.

57   Liem JJ, Kozyrskyj AL, Huq SI, Becker AB. The risk of developing food allergy in premature or low-birth-weight children. *J Allergy Clin Immunol*. 2007;119(5):1203–209.

58   Fleischer DM, Conover-Walker MK, Christie L, et al. The natural progression of peanut allergy: Resolution and the possibility of recurrence. *J Allergy Clin Immunol*. 2003;112(1):183–89.

59   Dhar M. Can you outgrow your allergies? https://www.livescience.com/39257-outgrow-allergies-go-away.html.

60   Ibid.

04 무슨 일이 벌어지고 있을까? 식품 라벨, 주방, 학교, 그 외 꼭 살필 것

1   Food Allergy Research and Education FARE). Creating a food allergy safety zone at home. https://www.foodallergy.org/sites/default/files/migrated-files/file/home-food-safety.pdf.

2   Schlosser E. The man who pioneered food safety. https:// www.nytimes.com/2018/10/16/books/review/poison-squad-deborah-blum.html.

3   U.S. Food and Drug Administration. When and why was FDA formed? https://www.fda.gov/about-fda/fda-basics/when-and-why-was-fda-formed.

4   Federal Trade Commission. Fair Packaging and Labeling Act. https://www.ftc.gov/enforcement/rules/rulemaking-regulatory-reform-proceedings/fair-packaging-labeling-act.

5   Nutrition Labeling and Education Act of 1990. Amendment. https://www.govinfo.gov/content/pkg/STATUTE-104/pdf/STATUTE-104-Pg2353.pdf.

6   Besnoff S. May contain: Allergen labeling regulations. https://scholarship.law.upenn.edu/cgi/viewcontent.cgi?article=9446&context=penn_law_review.

7   U.S. Food and Drug Administration. Food allergies: When food becomes the enemy. http://lobby.la.psu.edu/_107th/108_Food_Allergen_Act/Agency_Activities/FDA/FDA_Consumer_July-August_2001.htm.

8   Josefson D. FDA targets snack foods industry over allergens. *BMJ.* 2001;322:883.

9   Kellymom.com. Hidden Dairy "Cheat Sheet." https://kellymom.com/store/freehandouts/hidden-dairy01.pdf.

10   Gombas K, Anderson E. The challenge of food allergens: An update. *Food Safety Magazine*, October/November 2001. https://www.foodsafetymagazine.com/magazine-archive1/octobernovember-2001/the-challenge-of-food-allergens-an-update/.

11   U.S. Food and Drug Administration. Food Allergies: When Food Becomes the Enemy. http://lobby.la.psu.edu/_107th/108_Food_Allergen_Act/Agency_Activities/FDA/FDA_Consumer_July-August_2001.htm.

12   U.S. Food and Drug Administration. Food Allergen Labeling and Consumer Protection Act of 2004 Questions and Answers. https://www.fda.gov/food/food-allergensgluten-free-guidance-documents-regulatory-

information/food-allergen-labeling-and-consumer-protection-act-2004-questions-and-answers.

13   Gupta RS, Warren CM, Smith BM, et al. Prevalence and severity of food allergies among US adults. *JAMA Netw Open*. 2019;2(1):e185630.

14   Food Allergy Research & Education (FARE). Other food allergens. https://www.foodallergy.org/common-allergens/other-food-allergens.

15   Holistic Perspectives. The problem with food allergen labeling. https://holistic-perspectives.com/2018/01/28/the-problem-with-food-allergen-labeling/.

16   Besnoff S. May contain: Allergen labeling regulations. ttps://scholarship.law.upenn.edu/cgi/ viewcontent.cgi?article=9446&context=penn_law_review.

17   Ibid.

18   Ibid.

19   U.S. Food and Drug Administration. Have food allergies? Read the label. https:// www.fda.gov/consumers/consumer-updates/have-food-allergies-read-label.

20   Carabin IG. Food allergies and FALCPA (1) 2004. tp://burdockgroup.com/food-allergies-and-falcpa-1-2004/.

21   Luccioli S, Fasano J. Evaluating labeling exemptions for food allergens. *Food Safety Magazine*, October/November 2008, https://www.foodsafetymagazine.com/magazine-archive1/octobernovember-2008/evaluating-labeling-exemptions-for-food-allergens/.

22   U.S. Food and Drug Admistration. Inventory of Notifications Received under 21 U.S.C. 343(w)(7) for Exemptions from Food Allergen Labeling. https://www.fda.gov/food/food-labeling-nutrition/inventory-notifications-received-under-21-usc-343w7-exemptions-food-allergen-labeling.

23   Besnoff S. May contain: Allergen labeling regulations. https://scholarship.

law.upenn.edu/cgi/viewcontent.cgi?article=9446&context=penn_law_review.

24 European Commission. Food information to consumers—legislation. https://ec.europa.eu/food/safety/labelling_nutrition/labelling_legislation_en.

25 Food Standards Australia New Zealand. Plain English Allergen Labelling (PEAL). http://www.foodstandards.gov.au/code/proposals/Documents/P1044%20CFS.pdf.

26 Food Allergy Research & Education (FARE). Egg Allergy and Vaccines. https://www.foodallergy.org/life-with-food-allergies/living-well-everyday/egg-allergy-and-vaccines.

27 Land MH, Piehl MD, Burks AW. Near fatal anaphylaxis from orally administered gelatin capsule. *Allergy Clin Immunol Pract.* 2013;1(1):99–100.

28 Healthline. The long, strange history of the EpiPen. ttps://www.healthline.com/health-news/ strange-history-of-epipen#1.

29 Arthur G. Epinephrine: a short history. *Lancet Respir Med.* 2015;3(5):350–51.

30 Pearce JMS. Links between nerves and glands: The story of adrenaline. https://pdfs.semanticscholar.org/8a42/dca930f51adae916568014b3abe4d4b5c81e.pdf.

31 Ibid.

32 Ramsey L. The strange history of the EpiPen, the device developed by the military that turned into a billiondollar business and now faces generic competition between Mylan and Teva. https://www.businessinsider.com/the-history-of-the-epipen-and-epinephrine-2016-8; Healthline. The long, strange history of the EpiPen. https://www.healthline.com/health-news/strange-history-of-epipen#1; Yamashima T. Jokichi Takamine (1854–

1922), the samurai chemist, and his work on adrenaline. *J Med Biogr.* 2003;11(2):95–102.

33 Healthline. The long, strange history of the EpiPen. https://www. healthline.com/health-news/strange-history-of-epipen#1; Pearce JMS. Links between nerves and glands: The story of adrenaline. https://pdfs. semanticscholar.org/8a42/dca930f51adae916568014b3abe4d4b5c81e.pdf.

34 Wikipedia. Adrenergic receptor. https://en.wikipedia.org/wiki/Adrenergic_ receptor.

35 Kemp SF, Lockey RF, Simons FE. Epinephrine: the drug of choice for anaphylaxis—a statement of the World Allergy Organization. *World Allergy Org J.* 2008;1(7 Suppl):S18—S26.

36 Ibid.

37 Bowden ME. A Mighty Pen. https://www.sciencehistory.org/distillations/ a-mighty-pen.

38 Ramsey L. The strange history of the EpiPen, the device developed by the military that turned into a billion-dollar business and now faces generic competition between Mylan and Teva. https://www.businessinsider.com/ the-history-of-the-epipen-and-epinephrine-2016-8.

39 Kemp SF, Lockey RF, Simons EF. Epinephrine: the drug of choice for anaphylaxis—a statement of the World Allergy Organization. *World Allergy Org J.* 2008;1(7 Suppl):S18—S26.

40 Ibid.

41 Pumphrey R. Anaphylaxis: can we tell who is at risk if a fatal reaction? *Curr Opin Allergy Clin Immunol.* 2004;4(4):285–90.

42 Kemp SF, Lockey RF, Simons FE. Epinephrine: the drug of choice for anaphylaxis—a statement of the World Allergy Organization. *World Allergy Org J.* 2008;1(7 Suppl):S18—S26.

43 Ibid.

44   Barnett CW. Need for community pharmacist-provided food-allergy education and auto-injectable epinephrine training. *J Am Pharm Assoc (2003)*. 2005;45(4):479–85.

45   Arkwright PD, Farragher AJ. Factors determining the ability of parents to effectively administer intramuscular adrenaline to food allergic children. *Pediatr Allergy Immunol*. 2006;17(3):227–29.

46   Webb LM, Lieberman P. Anaphylaxis: a review of 601 cases. *Ann Allergy Asthma Immunol*. 2006;97(1):39–43.

47   Kemp SF, Lockey RF, Wolf BL, Lieberman P. Anaphylaxis. A review of 266 cases. *Arch Intern Med*. 1995;155(16):1749–54.

48   Arkwright PD, Farragher AJ. Factors determining the ability of parents to effectively administer intramuscular adrenaline to food allergic children. *Pediatr Allergy Immunol*. 2006;17(3):227–29.

49   Wood RA, Camargo CA, Jr., Lieberman P, et al. Anaphylaxis in America: the prevalence and characteristics of anaphylaxis in the United States. *J Allergy Clin Immunol*. 2014;133(2):461–67.

50   Pumphrey R. When should self-injectible epinephrine be prescribed for food allergy and when should it be used? *Curr Opin Allergy Clin Immunol*. 2008;8(3):254–60.

51   Arkwright PD, Farragher AJ. Factors determining the ability of parents to effectively administer intramuscular adrenaline to food allergic children. *Pediatr Allergy Immunol*. 2006;17(3):227–29.

52   Fedele DA, McQuaid EL, Faino A, et al. Patterns of adaptation to children's food allergies. *Allergy*. 2016;71(4):505–13.

53   Altman A, Wood RA. A majority of parents of children with peanut allergy fear using the epinephrine auto-injector. *Pediatrics*. 2014;134(Suppl 3):S148.

54   Pumphrey R. When should selfinjectible epinephrine be prescribed

for food allergy and when should it be used? *Curr Opin Allergy Clin Immunol.* 2008;8(3):254–60.

55 Anagnostou K, Turner PJ. Myths, facts and controversies in the diagnosis and management of anaphylaxis. *Arch Dis Child.* 2019;104(1):83–90.

56 Food Allergy Research & Education (FARE). Managing food allergies in the school setting: Guidance for parents. https://www.foodallergy.org/sites/default/files/migrated-files/file/school-parent-guide.pdf.

57 Beard D. Drugmaker wants billions from Mylan related to EpiPen rival. http://wvmetronews.com/2019/08/14/drugmaker-wants-billions-from-mylan-related-to-epipen-rival/.

58 Bakewell S. The troubled history of Mylan, founded by two U.S. Army buddies. https://www.bloomberg.com/news/articles/2019-07-27/the-troubled-history-of-mylan-founded-by-two-u-s-army-buddies; Mole B. Years after Mylan's epic EpiPen price hikes, it finally gets a generic rival. https://arstechnica.com/science/2018/08/fda-approves-generic-version-of-mylans-600-epipens-but-the-price-is-tbd/.

59 Healio. Epinephrine cost, education remain crucial obstacles in school health. https://www.healio.com/pediatrics/allergy-asthma-immunology/news/print/infectious-diseases-in-children/%7B97c4b55e-bff8-4684-b72f-faa24e86fbea%7D/epinephrine-cost-education-remain-crucial-obstacles-in-school-health; U.S. Federal Drug Administration. FDA approves first generic version of EpiPen. https://www.fda.gov/news-events/press-announcements/fda-approves-first-generic-version-epipen.

60 Kokosky G. Newly approved generic version of EpiPen is not cheaper than available option. https://www.pharmacytimes.com/publications/issue/2019/january2019/newly-approved-generic-version-of-epipen-is-not-cheaper-than-available-option.

61 Slachta A. Illinois becomes 1st state to mandate EpiPen coverage for kids.

https://www.cardiovascularbusiness.com/topics/healthcare-economics/
illinois-1st-state-mandate-epipen-coverage-kids.

62 Rubenfire A. EpiPen rival AUVI-Q to return to market; company promises
affordability. https://www.modernhealthcare.com/article/20161026/
NEWS/161029942/epipen-rival-auvi-q-to-return-to-market-company-
promises-affordability.

63 Kodjak A. An alternative to the EpiPen is coming back to drugstores.
https://www.npr.org/sections/health-shots/2016/10/26/499425541/-
alternative-to-the-epipen-is-coming-back-to-drugstores.

64 Fleischer DM, Perry TT, Atkins D, et al. Allergic reactions to foods in
preschoolaged children in a prospective observational food allergy study.
Pediatrics. 2012;130(1):e25–e32.

65 Allergy & Anaphylaxis Australia. School Resources. https://allergyfacts.
org.au/allergy-management/schooling-childcare/school-resources; Food
Allergy Canada. National school policies. https://foodallergycanada.
ca/professional-resources/educators/school-k-to-12/national-school-
policies/.

66 Wang J, Jones SM, Pongracic JA, et al. Safety, clinical, and immunologic
efficacy of a Chinese herbal medicine (Food Allergy Herbal Formula-2)
for food allergy. *J Allergy Clin Immunol*. 2015;136(4):962–970.e961.

67 Gagné C. Dr. Li and her chinese herbal remedies. https://www.
allergicliving.com/2015/12/15/dr-li-and-her-chinese-herbal-remedies/.

05 헛소문에 주의하라: 과거의 생각

1   Gospel Hall, Biography 89. Dr. Alfred T. Schofield. http://gospelhall.
org/index.php/bible-teaching/138-history/brethren-biographies/3058-

biography-89-dr-alfred-t-schofield.

2   Wikipedia. Harley Street. https://en.wikipedia.org/wiki/Harley_Street.

3   Schofield AT. A case of egg poisonong. *Lancet.* 1908;1908:716.

4   Smith M. Another person's poison. *Lancet.* 2014;384(9959):2019–20.

5   Cohen SG. The allergy archives: pioneers and milestones. https://www.jacionline.org/article/S0091-6749(08)00777-X/pdf.

6   Ibid.

7   Thiara G, Goldman RD. Milk consumption and mucus production in children with asthma. *Can Fam Physician.* 2012;58(2):165–66.

8   Rosner F. Moses Maimonides' treatise on asthma. *Thorax.* 1981;36(4):245–51.

9   Licence A. Was the downfall of Richard III caused by a strawberry? https://www.newstatesman.com/ideas/2013/08/was-downfall-richard-iii-caused-strawberry; Rosenkek J. Gesundheit. http://www.doctorsreview.com/history/mar06-history/.

10   Cohen SG. The allergy archives: pioneers and milestones. https:// www.jacionline./S0091-6749(08)00777-X/pdf.

11   Igea JM. The history of the idea of allergy. *Allergy.* 2013;68(8):966–73.

12   Smith M. Another person's poison. *Lancet.* 2014;384(9959):2019–20.

13   Turk JL. Von Pirquet, allergy and infectious diseases: a review. *J R Soc Med.* 1987;80(1):31–33.

14   Ibid.

15   Lal A, Sunaina Waghray S, Nand Kishore NN. Skin prick testing and immunotherapy in nasobronchial allergy: our experience. *Indian J Otolaryngol Head Neck Surg.* 2011;63(2):132–35.

16   Turk JL. Von Pirquet, allergy and infectious diseases: a review. *J R Soc Med.* 1987;80(1):31–33.

17   Wuthrich B. History of food allergy. *Chem Immunol Allergy.* 2014;100:109–

음식 알레르기의 종말

19.

18   Food Allergy Research & Education (FARE). Skin Prick Tests. https://
      www.foodallergy.org/life-with-food-allergies/food-allergy-101/diagnosis-
      testing/skin-prick-tests.

19   Smith M. Another person's poison. *Lancet*. 2014;384(9959):2019–20.

20   Ibid.

21   Nigg JT, Holton K. Restriction and elimination diets in ADHD treatment.
      Child Adolesc Psychiatr Clin N Am. 2014;23(4):937–53; Rowe AH.
      Elimination diets and the patient's allergies; A handbook of allergy. *J
      Allergy Clin Immunol*. 1944;13(1):104.

22   Fagen H. Elimination diets: Medical & dietary detective work. https://
      nursingclio.org/2017/04/12/elimination-diets-medical-dietary-detective-
      work/#footnoteref3; Smith M. Another person's poison. *Lancet*.
      2014;384(9959):2019–20.

23   Smith M. Another person's poison. *Lancet*. 2014;384(9959):2019–20.

24   Ibid.

25   Settipane GA. Anaphylactic deaths in asthmatic patients. *Allergy Proc*.
      1989;10(4):271–74; Waggoner MR. Parsing the peanut panic: the social life
      contested food allergy epidemic. *Soc Sci Med*. 2013;90:49–55.

26   Schwartz RH. Allergy, intolerance, and other adverse reactions to
      foods. https://www.healio.com/pediatrics/journals/pedann/1992-10-21-
      10/%7B0c5b78db-f463-4260-a4ca-2d2917149911%7D/allergy-intolerance-
      and-other-adverse-reactions-to-foods.

27   Sicherer SH, Munoz-Furlong A, Burks AW, Sampson HA. Prevalence of
      peanut and tree nut allergy in the US determined by a random digit dial
      telephone survey. *J Allergy Clin Immunol*. 1999;103(4):559–62.

28   Waggoner MR. Parsing the peanut panic: the social life of a contested
      food allergy epidemic. *Soc Sci Med*. 2013;90:49– 55; Speer F. Food allergy:

the 10 common offenders. *Am Fam Physician*. 1976;13(2):106–12.

29 Grulee CG, Sanford HN. The influence of breast and artificial feeding on infantile eczema. *J Pediatrics*. 1936;9:223–25.

30 Strobel S, Ferguson A. Immune responses to fed protein antigens in mice. 3. Systemic tolerance or priming is related to age at which antigen is first encountered. *Pediatr Res*. 1984;18(7):588–94.

31 Zeiger RS, Heller S, Mellon MH, et al. Effect of combined maternal and infant food-allergen avoidance on development of atopy in early infancy: a randomized study. *J Allergy Clin Immunol*. 1989;84(1):72–89.

32 Hattevig G, Kjellman B, Sigurs N, et al. Effect of maternal avoidance of eggs, milk, and fish during lactation upon allergic manifestations in infants. *Clin Exp Allergy*. 1989;19(1):27–32.

33 von Berg A, Koletzko S, Grubl A, et al. The effect of hydrolyzed milk formula for allergy prevention in the first year of life: the German Infant Nutritional Intervention Study, a randomized double-blind trial. *J Allergy Clin Immunol*. 2003;111(3):533–40.

34 Committee on Toxicity of Chemicals in Food, Consumer Products and the Environment: Peanut Allergy. https://webarchive.nationalarchives.gov. uk/20120403140904/http://cot.food.gov.uk/pdfs/cotpeanutall.pdf.

35 American Academy of Pediatrics. Committee on Nutrition. Hypoallergenic infant formulas. *Pediatrics*. 2000;106(2 Pt 1):346–49; Perkin MR, Logan K, Tseng A, et al. Randomized trial of introduction of allergenic foods in breast-fed infants. *N Engl J Med*. 2016;374(18):1733–43.

36 Zeiger RS. Food allergen avoidance in the prevention of food allergy in infants and children. *Pediatrics*. 2003;111(6 Pt 3):1662–71.

37 Agostoni C, Decsi T, Fewtrell M, et al. Complementary feeding: a commentary by the ESPGHAN Committee on Nutrition. *J Pediatr Gastroenterol Nutr*. 2008;46(1):99–110.

음식 알레르기의 종말

38   Maloney JM, Sampson HA, Sicherer SH, Burks WA. Food allergy and the introduction of solid foods to infants: a consensus document. *Ann Allergy Asthma Immunol*. 2006;97(4):559–60; author reply 561–52.

39   Agostoni C, Decsi T, Fewtrell M, et al. Complementary feeding: a commentary by the ESPGHAN Committee on Nutrition. *J Pediatr Gastroenterol Nutr*. 2008;46(1):99-110.

40   Agostoni C, Decsi T, Fewtrell M, et al. Complementary feeding: a commentary by the ESPGHAN Committee on Nutrition. *J Pediatr Gastroenterol Nutr*. 2008;46(1):99–110.

41   Ibid.

42   Du Toit G, Foong RX, Lack G. Prevention of food allergy—Early dietary interventions. *Allergol Int*. 2016;65(4):370–77.

43   de Silva D, Geromi M, Halken S, et al. Primary prevention of food allergy in children and adults: Systematic review. *Allergy*. 2014;69(5):581–89.

44   Halmerbauer G, Gartner C, Schier M, et al. Study on the prevention of allergy in Children in Europe (SPACE): allergic sensitization in children at 1 year of age in a controlled trial of allergen avoidance from birth. *Pediatr Allergy Immunol*. 2002;13(s15):47–54.

45   Arshad SH, Bateman B, Sadeghnejad A, et al. Prevention of allergic disease during childhood by allergen avoidance: the Isle of Wight prevention study. *J Allergy Clin Immunol*. 2007;119(2):307–13.

46   Halken S, Host A, Hansen LG, Osterballe O. Effect of an allergy prevention programme on incidence of atopic symptoms in infancy. A prospective study of 159 "high-risk" infants. *Allergy*. 1992;47(5):545–53; Bardare M, Vaccari A, Allievi E, et al. Influence of dietary manipulation on incidence of atopic disease in infants at risk. *Ann Allergy*. 1993;71(4):366–71; Marini A, Agosti M, Motta G, Mosca F. Effects of a dietary and environmental prevention programme on the incidence

of allergic symptoms in high atopic risk infants: three years' follow-up. *Acta Paediatr Suppl.* 1996;414:1–21; Bruno G, Milita O, Ferrara M, et al. Prevention of atopic diseases in high risk babies (long-term follow-up). *Allergy Proc.* 1993;14(3):181–86; discussion 186–87; de Silca D, Geromi M, Halken S, et al. Primary prevention of food allergy in children and adults: Systematic review. *Allergy.* 2014;69(5):581–89.

47   Boyce JA, Assa'ad A, Burks AW, et al. Guidelines for the Diagnosis and Management of Food Allergy in the United States: Summary of the NIAID-Sponsored Expert Panel Report. *J Allergy Clin Immunol.* 2010;126(6):1105–18.

48   Fleischer DM, Spergel JM, Assa'ad AH, Pongracic JA. Primary prevention of allergic disease through nutritional interventions. *J Allergy Clin Immunol Pract.* 2013;1(1):29–36.

49   Boyce JA, Assa'ad A, Burks AW, et al. Guidelines for the Diagnosis and Management of Food Allergy in the United States: Summary of the NIAID-Sponsored Expert Panel Report. *J Allergy Clin Immunol.* 2010;126(6):1105–18.

50   Brough HA, Santos AF, Makinson K, et al. Peanut protein in household dust is related to household peanut consumption and is biologically active. *J Allergy Clin Immunol.* 2013;132(3):630–38.

51   Brough HA, Makinson K, Penagos M, et al. Distribution of peanut protein in the home environment. *J Allergy Clin Immunol.* 2013;132(3):623–29.

52   Brough HA, Liu AH, Sicherer S, et al. Atopic dermatitis increases the effect of exposure to peanut antigen in dust on peanut sensitization and likely peanut allergy. *J Allergy Clin Immunol.* 2015;135(1):164–70.

53   May CD. Are confusion and controversy about food hypersensitivity really necessary? *J Allergy Clin Immunol.* 1985;75(3):329–33.

54   Waggoner MR. Parsing the peanut panic: the social life of a contested

food allergy epidemic. *Soc Sci Med*. 2013;90:49–55.

55   Sampson HA. Food allergy. Part 2: diagnosis and management. *J Allergy Clin Immunol*. 1999;103(6):981–89.

56   Ibid.

57   Pitsios C, Dimitriou A, Stefanaki EC, Kontou-Fili K. Anaphylaxis during skin testing with food allergens in children. *Eur J Pediatr*. 2010;169(5):613–15.

58   Boyce JA, Assa'ad A, Burks AW, et al. Guidelines for the Diagnosis and Management of Food Allergy in the United States: Summary of the NIAID-Sponsored Expert Panel Report. *J Allergy Clin Immunol*. 2010;126(6):1105–18.

59   Sampsom HA. Food allergy. Part 2: diagnosis and management. *J Allergy Clin Immunol*. 1999;103(6):981–89.

60   Ibid.

61   Ibid.

62   Food Allergy Research and Education (FARE). Blood Tests. https://www.foodallergy.org/life-with-food-allergies/food-allergy-101/diagnosis-testing/blood-tests.

63   Sicherer SH, Wood RA. Allergy testing in childhood: using allergen-specific lgE tests. *Pediatrics*. 2012;129(1):193–97.

64   Food Allergy Research & Education (FARE). Blood Tests. https://www.foodallergy.org/life-with-food-allergies/food-allergy-101/diagnosis-testing/blood-tests.

65   Sampson HA. Immunologically mediated food allergy: the importance of food challenge procedures. *Ann Allergy*. 1988;60(3):262–69.

66   Bernstein M, Day JH, Welsh A. Double-blind food challenge in the diagnosis of food sensitivity in the adult. *J Allergy Clin Immunol*. 1982;70(3):205–10.

67 Nowak-Wegrzyn A, Assa'ad AH, Bahna SL, et al. Work Group report: oral food challenge testing. *J Allergy Clin Immunol*. 2009;123(6 Suppl):S365–S383.

68 MacGlashan DW, Jr. Basophil activation testing. *J Allergy Clin Immunol*. 2013;132(4):777–87; McGowan EC, Saini S. Update on the performance and application of basophil activation tests. *Curr Allergy Asthma Rep*. 2013;13(1):101–109.

69 McGowan EC, Saini S. Update on the performance and application of basophil activation tests. *Curr Allergy Asthma Rep*. 2013;13(1):101–109.

06 형세 역전: 음식 조기 도입의 과학적 원리와 활용 방법

1 Hourihane JO, Aiken R, Briggs R, et al. The impact of government advice to pregnant mothers regarding peanut avoidance on the prevalence of peanut allergy in United Kingdom children at school entry. *J Allergy Clin Immunol*. 2007;119(5):1197–202.

2 Van Hoogstraten IM, Andersen KE, Von Blomberg BM, et al. Reduced frequency of nickel allergy upon oral nickel contact at an early age. *Clin Exp Immunol*. 1991;85(3):441–45.

3 Kerosuo H, Kullaa A, Kerosuo E, et al. Nickel allergy in adolescents in relation to orthodontic treatment and piercing of ears. *Am J Orthod Dentofacial Orthop*. 1996;109(2):148–54.

4 Du Toit G, Katz Y, Sasieni P, et al. Early consumption of peanuts in infancy is associated with a low prevalence of peanut allergy. *J Allergy Clin Immunol*. 2008;122(5):984–91.

5 Lack G, Fox D, Northstone K, Golding J. Factors associated with the development of peanut allergy in childhood. *N Engl J Med*.

음식 알레르기의 종말

2003;348(11):977–85.

6   Ibid.

7   Fox AT, Lack G. High environmental exposure to peanut in infancy as a risk factor for peanut allergy. *J Allergy Clin Immunol.* 2005;115(2):S34.

8   Du Toit G, Katz Y, Sasieni P, et al. Early consumption of peanuts in infancy is associated with a low prevalence of peanut allergy. *J Allergy Clin Immunol.* 2008;122(5):984–91.

9   Poole JA, Barriga K, Leung DY, et al. Timing of initial exposure to cereal grains and the risk of wheat allergy. *Pediatrics.* 2006;117(6):2175–82.

10   Asher MI, Montefort S, Bjorksten B, et al. Worldwide time trends in the prevalence of symptoms of asthma, allergic rhinoconjunctivitis, and eczema in childhood: ISAAC Phases One and Three repeat multicountry cross-sectional surveys. *Lancet.* 2006;368(9537):733–43.

11   Du Toit G, Katz Y, Sasieni P, et al. Early consumption of peanuts in infancy is associated with a low prevalence of peanut allergy. *J Allergy Clin Immunol.* 2008;122(5):984–91.

12   Ibid.

13   Du Toit G, Roberts G, Sayre PH, et al. Randomized trial of peanut consumption in infants at risk for peanut allergy. *N Engl J Med.* 2015;372(9):803–13.

14   Fleischer DM, Sicherer S, Greenhawt M, et al. Consensus communication on early peanut introduction and the prevention of peanut allergy in high-risk infants. *Pediatrics.* 2015;136(3):600–604.

15   Kim M. The new wisdom on nut allergies and infants: Pediatricians endorse early exposure. https://www.washingtonpost.com/news/to-your-health/wp/2015/10/01/the-new-wisdom-on-nut-allergies-and-infants-pediatricians-endorse-early-exposure/.

16   Du Toit G, Sayre PH, Roberts G, et al. Effect of avoidance on peanut

allergy after early peanut consumption. *N Engl J Med*. 2016;374(15):1435–43.

17　Perkin MR, Logan K, Marrs T, et al. Enquiring About Tolerance (EAT) study: Feasibility of an early allergenic food introduction regimen. *J Allergy Clin Immunol*. 2016;137(5):1477–86.e1478.

18　Togias A, Cooper SF, Acebal ML, et al. Addendum guidelines for the prevention of peanut allergy in the United States: Report of the NIAID-Sponsored Expert Panel. https://www.niaid.nih.gov/sites/default/files/addendum-peanut-allergy-prevention-guidelines.pdf; Togias A, Cooper SF, Acebal ML, et al. Addendum guidelines for the prevention of peanut allergy in the United States: Report of the National Institute of Allergy and Infectious Diseases-sponsored expert panel. *Ann Allergy Asthma Immunol*. 2017;118(2):166–73.e167.

19　Natsume O, Kabashima S, Nakazato J, et al. Two-step egg introduction for prevention of egg allergy in high-risk infants with eczema (PETIT): a randomised, double-blind, placebo-controlled trial. *Lancet*. 2017;389(10066):276–86.

20　Palmer DJ, Metcalfe J, Makrides M, et al. Early regular egg exposure in infants with eczema: A randomized controlled trial. *J Allergy Clin Immunol*. 2013;132(2): 387–92.e381.

21　Wei-Liang Tan J, Valerio C, Barnes EH, et al. A randomized trial of egg introduction from 4 months of age in infants at risk for egg allergy. *J Allergy Clin Immunol*. 2017;139(5):1621–28.e1628.

22　Bellach J, Schwarz V, Ahrens B, et al. Randomized placebo-controlled trial of egg consumption for primary prevention in infants. *J Allergy Clin Immunol*. 2017;139(5):1591–99.e1592.

23　Ierodiakonou D, Garcia-Larsen V, Logan A, et al. Timing of allergenic food introduction to the infant diet and risk of allergic or autoimmune disease: A systematic review and meta-analysis. *JAMA*. 2016;316(11):1181–92.

24   Australasian Society of Clinical Immunology and Allergy. Infant feeding and allergy prevention guidelines. https://www.allergy.org.au/images/pcs/ ASCIA_Guidelines_infant_feeding_and_allergy_prevention.pdf.

25   Roduit C, Frei R, Depner M, et al. Increased food diversity in the first year of life is inversely associated with allergic diseases. *J Allergy Clin Immunol*. 2014;133(4):1056–64.

07   회피 전략을 넘어서: 면역요법의 신세계

1   Food Allergy Research and Education (FARE). Facts and Statistics. https:// www.foodallergy.org/life-with-food-allergies/food-allergy-101/facts-and-statistics.

2   Hyden M. Mithridates' poison elixir: Fact or fiction? https://www.ancient. eu/article/906/mithridates-poison-elixir-fact-or-fiction/.

3   OIT 101. History of OIT. https://www.oit101.org/history-of-oit/.

4   Wood RA. Oral immunotherapy for food allergy. *J Investig Allergol Clin Immunol*. 2017;27(3):151–59.

5   Vickery BP, Lin J, Kulis M, et al. Peanut oral immunotherapy modifies IgE and IgG4 responses to major peanut allergens. *J Allergy Clin Immunol*. 2013;131(1):128–34 .e121–123; Sampath V, Sindher SB, Zhang W, Nadeau KC. New treatment directions in food allergy. *Ann Allergy Asthma Immunol*. 2018;120(3): 254–62.

6   National Institutes of Health. NIH scientists find link between allergic and autoimmune diseases in mouse study. https://www.nih.gov/news-events/ news-releases/nih-scientists-find-link-between-allergic-autoimmune-

diseases-mouse-study; Sampath V, Sindher SB, Zhang W, Nadeau KC. New treatment directions in food allergy. *Ann Allergy Asthma Immunol.* 2018;120(3):254–62.

7   Dominguez-Villar M, Hafler DA. Regulatory T cells in autoimmune disease. *Nat Immunol.* 2018;19(7):665–73; Sampath V, Sindher SB, Zhang W, Nadeau KC. New treatment directions in food allergy. *Ann Allergy Asthma Immunol.* 2018;120(3):254–62. Tomicic S, Falth-Magnusson K, Bottcher MF. Dysregulated Th1 and Th2 responses in food-allergic children—does elimination diet contribute to the dysregulation? *Pediatr Allergy Immunol.* 2010;21(4 Pt 1):649–55.

8   Patriarca C, Romano A, Venuti A, et al. Oral specific hyposensitization in the management of patients allergic to food. *Allergol Immunopathol (Madr).* 1984;12(4):275–81.

9   Nelson HS, Lahr J, Rule R, et al. Treatment of anaphylactic sensitivity to peanuts by immunotherapy with injections of aqueous peanut extract. *J Allergy Clin Immunol.* 1997;99(6 Pt 1):744–51.

10   Oppenheimer JJ, Nelson HS, Bock SA, et al. Treatment of peanut allergy with rush immunotherapy. *J Allergy Clin Immunol.* 1992;90(2):256–62.

11   Patriarca G, Schiavino D, Nucera E, et al. Food allergy in children: results of a standardized protocol for oral desensitization. *Hepatogastroenterology.* 1998;45(19):52–58.

12   Patriarca G, Nucera E, Roncallo C, et al. Oral desensitizing treatment in food allergy: Clinical and immunological results. *Aliment Pharmacol Ther.* 2003;17(3):459–65.

13   Staden U, Rolinck-Werninghaus C, Brewe F, et al. Specific oral tolerance induction in food allergy in children: efficacy and clinical patterns of reaction. *Allergy.* 2007;62(11):1261–69.

14   Skripak JM, Nash SD, Rowley H, et al. A randomized, double-blind,

음식 알레르기의 종말

placebo-controlled study of milk oral immunotherapy for milk allergy. *J Allergy Clin Immunol*. 2008;122(6): 1154–60.

15   Martorell A, De la Hoz B, Ibanez MD, et al. Oral desensitization as a useful treatment in 2-year-old children with milk allergy. *Clin Exp Allergy*. 2011;41(9):1297–1304.

16   Salmivesi S, Korppi M, Makela MJ, Paassilta M. Milk oral immunotherapy is effective in school-aged children. *Acta Paediatr*. 2013;102(2):172–76.

17   Begin P, Chinthrajah RS, Nadeau KC. Oral immunotherapy for the treatment of food allergy. *Hum Vaccin Immunother*. 2014;10(8):2295–302.

18   Vazquez-Ortiz M, Alvaro-Lozano M, Alsina L, et al. Safety and predictors of adverse events during oral immunotherapy for milk allergy: Severity of reaction at oral challenge, specific IgE and prick test. *Clin Exp Allergy*. 2013;43(1):92–102.

19   Buchanan AD, Green TD, Jones SM, et al. Egg oral immunotherapy in nonanaphylactic children with egg allergy. *J Allergy Clin Immunol*. 2007;119(1):199–205.

20   Itoh N, Itagaki Y, Kurihara K. Rush specific oral tolerance induction in school-age children with severe egg allergy: one year follow up. *Allergol Int*. 2010;59(1):43–51.

21   Garcia Rodriguez R, Urra JM, Feo-Brito F, et al. Oral rush desensitization to egg: efficacy and safety. *Clin Exp Allergy*. 2011;41(9):1289-96.

22   Begin P, Chinthrajah RS, Nadeau KC. Oral immunotherapy for the treatment of food allergy. *Hum Vaccin Immunother*. 2014;10(8): 2295–302.

23   Morisset M, Moneret-Vautrin DA, Guenard L, et al. oral desensitization in children with milk and egg allergies obtains recovery in a significant proportion of cases. A randomized study in 60 children with milk allergy and 90 children with egg allergy. *Eur Ann Allergy Clin Immunol*.

2007;39(1):12–19.

24   Clark AT, Islam S, King Y, et al. Successful oral tolerance induction in
      severe peanut allergy. *Allergy*. 2009;64(8):1218–20.

25   Hofmann AM, Scurlock AM, Jones SM, et al. Safety of a peanut oral
      immunotherapy protocol in children with peanut allergy. *J Allergy Clin
      Immunol*. 2009;124(2):286–91, 291.e281–e286.

26   Wasserman RL, Factor JM, Baker JW, et al. Oral immunotherapy for
      peanut allergy: multipractice experience with epinephrine-treated
      reactions. *J Allergy Clin Immunol Pract*. 2014;2(1):91–96.

27   Begin P, Chinthrajah RS, Nadeau KC. Oral immunotherapy for the
      treatment of food allergy. *Hum Vaccin Immunother*. 2014;10(8):2295–302.

28   Vickery BP, Vereda A, Casale TB, et al. AR101 Oral Immunotherapy for
      Peanut Allergy. *N Engl J Med*. 2018;379(21):1991–2001.

29   Chinthrajah RS, Purington N, Andorf S, et al. Sustained outcomes
      in oral immunotherapy for peanut allergy (POISED study): a large,
      randomised, double-blind, placebocontrolled, phase 2 study. *Lancet*.
      2019;394(10207):1437–49.

30   Sampath V, Tupa D, Graham MT, et al. Deciphering the black box of food
      allergy mechanisms. *Ann Allergy Asthma Immunol*. 2017;118(1):21–27.

31   Science Daily. Few people with peanut allergy tolerate peanut
      after stopping oral immunotherapy. https://www.sciencedaily.com/
      releases/2019/09/190913120828.htm.

32   Leung DYM, Sampson HA, Yunginger JW, et al. Effect of anti-IgE therapy
      in patients with peanut allergy. *N Engl J Med*. 2003; 348; 986-93.

33   Nadeau KC, Schneider LC, Hoyte L, et al. Rapid oral desensitization in
      combination with omalizumab therapy in patients with milk allergy. *J
      Allergy Clin Immunol*. 2011;127(6):1622–24.

34   Ibid.

35   Bégin P, Winterroth LC, Dominguez T, et al. Safety and feasability of oral immunotherapy to multiple allergens for food allergy. *Allergy Asthma Clin Immunol*. 2014; 10:1.

36   Thernstrom M. The allergy buster. https://www.nytimes.com/2013/03/10/magazine/can-a-radical-new-treatment-save-children-with-severe-allergies.html.

37   Andorf S, Purington N, Block WM, et al. Anti-IgE treatment with oral immunotherapy in multifood allergic participants: a double-blind, randomised, controlled trial. *Lancet Gastroenterol Hepatol*. 2018;3(2):85–94.

38   Epstein-Rigbi N, Goldberg MR, Levy MB, et al. Quality of life of food-allergic patients before, during, and after oral immunotherapy. *J Allergy Clin Immunol Pract*. 2019;7(2): 429–36.e422.

39   Anagnostou K, Islam S, King Y, et al. Study of induction of tolerance to oral peanut: a randomised controlled trial of desensitisation using peanut oral immunotherapy in children (STOP II). Efficacy and Mechanism Evaluation No. 1.4. Southampton (UK); 2014.

40   Scurlock AM. Oral and sublingual immunotherapy for treatment of IgE-mediated food allergy. *Clin Rev Allergy Immunol*. 2018;55(2):139–52; Otani IM, Bégin P, Kearney C, et al. Multiple-allergen oral immunotherapy improves quality of life in caregivers of food-allergic pediatric subjects. *Allergy Asthma Clin Immunol*. 2014;10(1):25; Bégin P, Dominguez T, Wilson SP, et al. Phase 1 results of safety and tolerability in a rush oral immunotherapy protocol to multiple foods using Omalizumab. *Allergy Asthma Clin Immunol*. 2014;10(1):7.

41   Otani IM, Bégin P, Kearney C, et al. Multiple-allergen oral immunotherapy improves quality of life in caregivers of food-allergic pediatric subjects. *Allergy Asthma Clin Immunol*. 2014;10(1):25.

42   Chinthrajah RS, Purington N, Andorf S, et al. Sustained outcomes in oral immunotherapy for peanut allergy (POISED study): a large, randomised, double-blind, placebo-controlled, phase 2 study. *Lancet.* 2019;394(10207):1437–49.

43   American College of Allergy Asthma and Clinical Immunology. Sublingual Immunotherapy (SLIT). https://acaai.org/allergies/allergy-treatment/allergy-immunotherapy/sublingual-immunotherapy-slit; Enrique E, Pineda F, Malek T, et al. Sublingual immunotherapy for hazelnut food allergy: a randomized, double-blind, placebo-controlled study with a standardized hazelnut extract. *J Allergy Clin Immunol.* 2005;116(5):1073–79.

44   Fleischer DM, Burks AW, Vickery BP, et al. Sublingual immunotherapy for peanut allergy: randomized, double-blind, placebo-controlled multicenter trial. *J Allergy Clin Immunol.* 2013;131(1):119–27.e111–117.

45   Burks AW, Wood RA, Jones SM, et al. Sublingual immunotherapy for peanut allergy: Long-term follow-up of a randomized multicenter trial. *J Allergy Clin Immunol.* 2015;135(5):1240–48.e1241–43.

46   Narisety SD, Frischmeyer-Guerrerio PA, Keet CA, et al. A randomized, double-blind, placebocontrolled pilot study of sublingual versus oral immunotherapy for the treatment of peanut allergy. *J Allergy Clin Immunol.* 2015;135(5):1275–82.e1271–76.

47   Kim EH, Yang L, Ye P, et al. Long-term sublingual immunotherapy for peanut allergy in children: Clinical and immunologic evidence of desensitization. *J Allergy Clin Immunol.* 2019;144(5):1320–26.e1321.

48   Jones SM, Agbotounou WK, Fleischer DM, et al. Safety of epicutaneous immunotherapy for the treatment of peanut allergy: A phase 1 study using the Viaskin patch. *J Allergy Clin Immunol.* 2016;137(4):1258–61.e1210.

49   Jones SM, Sicherer SH, Burks AW, et al. Epicutaneous immunotherapy

for the treatment of peanut allergy in children and young adults. *J Allergy Clin Immunol*. 2017;139(4):1242–52.e1249.

50 Tang ML, Ponsonby AL, Orsini F, et al. Administration of a probiotic with peanut oral immunotherapy: A randomized trial. *J Allergy Clin Immunol*. 2015;135(3):737–44.e738.

51 Hsiao KC, Ponsonby AL, Axelrad C, et al. Long-term clinical and immunological effects of probiotic and peanut oral immunotherapy after treatment cessation: 4-year follow-up of a randomised, double-blind, placebo-controlled trial. *Lancet Child Adolesc Health*. 2017;1(2):97–105.

52 Europen Academy of Allergy and Clinical Immunology (EAACI). Allergen Immunotherapy Guidelines Part 2: Recommendations. https://www.eaaci. org/documents/Part_II_-_AIT_Guidelines_-_web_edition.pdf.

53 Australasian Society of Clinical Immunology and Allergy. Oral Immunotherapy for Food Allergy. https://www.allergy.org.au/patients/ allergy-treatment/oral-immunotherapy-for-food-allergy.

54 Wang J, Bird AJ. What you should know about immunotherapy for food allergies. https://www.aappublications.org/news/2019/05/31/oralimm unotherapy053119?sso=1&sso_redirect_count=1&nfstatus=401&nftok en=00000000-0000-0000-0000-000000000000&nfstatusdescription=ERROR %3a+No+local+token.

55 Boyles SW. Novel injected peanut allergy treatment shows promise. https://www.medpagetoday.com/meetingcoverage/aaaai/78210.

56 Prickett SR, Hickey PLC, Bingham J, et al. Safety and tolerability of a novel peptide-based immunotherapy for peanut allergy. *J Allergy Clin Immunol*. 143(2):AB431.

57 Pharmaceutical Technology. Aravax takes a step closer to developing a peanut allergy vaccine. https://www.pharmaceutical-technology.com/ comment/aravax-takes-a-step-closer-to-developing-a-peanut-allergy-

vaccine/.

58   Bindslev-Jensen C, de Kam P-J, van Twuijver E, et al. SCIT-treatment with a chemically modified, aluminum hydroxide adsorbed peanut extract (HAL-MPE1) was generally safe and well tolerated and showed immunological changes in peanut allergic patients. *J Allergy Clin Immunol.* 139(2):AB191.

08   나도 면역요법을 받을 수 있을까?

1   Dunlop JH, Keet CA. Goals and motivations of families pursuing oral immunotherapy for food allergy. *J Allergy Clin Immunol Pract.* 2019;7(2):662–63.e618.

2   Centers for Medicare and Medicaid Services. Historical. https:// www .cms.gov/Research-Statistics-Data-and-Systems/Statistics-Trends-and-Reports/NationalHealthExpendData/NationalHealthAccountsHistorical.

3   Taylor P. Aimmune gets FDA panel backing for peanut allergy therapy. http://www.pmlive.com/pharma_news/aimmune_gets_fda_panel_backing_for_peanut_allergy_therapy_1301656.

4   Institute for Clinical and Economic Review. Evaluating the value of new drugs. http://icer-review.org/wp-content/uploads/2014/01/ICER-value-assessment-framework-for-drug-assessment-and-pricing-reports-v7-26.pdf.

5   Institute for Clinical and Economic Review. A look at oral immunotherapy and Viaskin peanut for peanut allergy. https://icer-review.org/wp-content/uploads/2019/07/ICER_PeanutAllergy_RaaG_071019.pdf.

6   Institute for Clinical and Economic Review. A look at oral immunotherapy and Viaskin peanut for peanut allergy. https://icer-review.org/wp-content/uploads/2019/07/ICER_PeanutAllergy_RAAG_071019.pdf.

7   Eiwegger T, Anagnostou K, Arasi S, et al. ICER report for peanut OIT comes up short. *Ann Allergy Asthma Immunol*. 2019;123(5):430–32.

8   Shaker M, Greenhawt M. Estimation of health and economic benefits of commercial peanut immunotherapy products: A cost-effectiveness analysis. *JAMA Netw Open*. 2019;2(5):e193242.

9   Moran TP, Burks AW. Is clinical tolerance possible after allergen immunotherapy? *Curr Allergy Asthma Rep*. 2015;15(5):23.

09   (멀지 않은) 미래의 음식 알레르기 치료

1   Khamsi R. Is it possible to make a less allergenic peanut? https://www.nytimes.com/2016/12/15/magazine/is-it-possible-to-make-a-less-allergenic-peanut.html.

2   Koppelman SJ, Wensing M, Ertmann M, et al. Relevance of Ara h1, Ara h2 and Ara h3 in peanut-allergic patients, as determined by immunoglobulin E Western blotting, basophil-histamine release and intracutaneous testing: Ara h2 is the most important peanut allergen. *Clin Exp Allergy*. 2004;34(4):583–90; Joost S, Maarten P, Geert H, et al. The individual role of peanut proteins Ara h1, 2, 3, and 6 in peanut allergy. *Clin Transl Allergy*. 2011;1.

3   Food Safety News. Hypoallergenic peanuts move closer to commercial reality. https://www.foodsafetynews.com/2014/06/hypoallergenic-peanut-products-one-step-closer-to-commercial-reality/#more-92889.

4   Sullivan G. Researchers say they have invented a non-allergenic peanut. https://www.washingtonpost.com/news/morning-mix/wp/2014/08/27/researchers-say-they-have-invented-non-allergenic-peanuts/; Food Safety News. Hypoallergenic peanuts move closer to commercial reality. https://

www.foodsafetynews.com/2014/06/hypoallergenic-peanut-products-one-step-closer-to-commercial-reality/#more-92889.

5   Dodo HW, Konan KN, Chen FC, et al. Alleviating peanut allergy using genetic engineering: The silencing of the immunodominant allergen Ara h2 leads to its significant reduction and a decrease in peanut allergenicity. *Plant Biotechnol J.* 2008;6(2):135–45.

6   Bennett J. 11 crazy gene-hacking things we can do with CRISPR. https://www.popularmechanics.com/science/a19067/11-crazy-things-we-can-do-with-crispr-cas9/.

7   Lewis T. In five years, we could be eating a new kind of GMO. https://www.businessinsider.com/crispr-allergy-free-gmo-peanuts-2015-10.

8   Splitter J. Allergy-free peanuts? Not so fast. https://blogs.scientificamerican.com/guest-blog/allergy-free-peanuts-not-so-fast/.

9   Khamsi R. Is it possible to make a less allergenic peanut? https://www.nytimes.com/2016/12/15/magazine/is-it-possible-to-make-a-less-allergenic-peanut.html.

10 Science Daily. Researchers crack the peanut genome. https://www.sciencedaily.com/releases/2019/05/190502143351.htm.

11 Dodo HW, Arntzen CJ, Viquez OM, Konan KNd. Down-regulation and silencing of allergen genes in transgenic peanut seeds. https://patents.google.com/patent/US8217228.

12 McRobbie LR. Allergies change how we all eat. http://apps.bostonglobe.com/ideas/graphics/2018/11/the-next-bite/the-ingredients/.

13 Ibid.

14 Perkins T, Schmitt DA, Isleib TG, et al. Breeding a hypoallergenic peanut. *J Allergy Clin Immunol.* 2008;117(2):S328.

15 Al-Kouba J, Wilkinson AN, Starkey MR, et al. Allergen-encoding bone marrow transfer inactivates allergic T cell responses, alleviating airway

inflammation. *JCI Insight.* 2017;2(11).

16   Science Daily. Gene therapy could "turn off" severe allergies. https://www.sciencedaily.com/releases/2017/06/170602090731.htm; Al-Kouba J, Wilkinson AN, Starkey MR, et al. Allergen-encoding bone marrow transfer inactivates allergic T cell responses, alleviating airway inflammation. *JCI Insight.* 2017;2(11).

17   Synthego. CRISPR could uncover the causes of food allergies. https://www.synthego.com/blog/crispr-could-uncover-the-causes-of-food-allergies.

18   Bryn Pharma. Program Development. https://brynpharma.com/program.html.

19   Bryn Pharma. Bryn pharma completes dosing in pivotal clinical trial designed to support U.S. approval of intranasal epinephrine spray. https://bryn-api.fishawack.solutions/wp-content/uploads/2019/10/Bryn-Pharma-Corporate-Press-Release-Oct-10.pdf.

20   Made By Chip studio. AIBI: Anaphylaxis Prevention System for Children. madebychip.com/ aibi.html; Nguyen M. Wearable allergens-detecting devices. https://www.wearable-technologies.com/2016/09/wearable-allergens-detecting-devices/.

21   Riemer E. Teen's death from allergic reaction inspires work on lifesaving devices. https://www.wcvb.com/article/teens-death-from-allergic-reaction-inspires-work-on-lifesaving-devices/24888841.

22   Wyss Institute. Project Abbie. https://wyss.harvard.edu/technology/project-abbie/.

23   U.S. Food and Drug Administration. "Gluten-free" means what it says. https://www.fda.gov/consumers/consumer-updates/gluten-free-means-what-it-says.

24   Zhang J, Portela SB, Horrell JB, et al. An integrated, accurate, rapid,

and economical handheld consumer gluten detector. *Food Chem.* 2019;275:446–56.

25   Taylor SL, Nordlee JA, Jayasena S, Baumert JL. Evaluation of a handheld gluten detection device. *J Food Prot.* 2018;81(10):1723–28.

26   Shultz A. The potentially perilous promise of food allergen sensors. https://www.theverge.com/2019/4/1/18080666/nima-sensor-testing-fda-food-allergy-gluten-peanut-transparency-data.

27   Shultz A. The potentially perilous promise of food allergen sensors. https://www.theverge.com/2019/4/1/18080666/nima-sensor-testing-fda-food-allergy-gluten-peanut-transparency-data.

28   Ibid.

29   American Association for the Advancement of Science (AAAS). Keychain detector could catch food allergens before it's too late. https://www.eurekalert.org/pub_releases/2017-09/acs-kdc090617.php; Lin HY, Huang CH, Park J, et al. Integrated magneto-chemical sensor for on-site food allergen detection. *ACS Nano.* 2017;11(10):10062–69.

30   McDermott B. Meet iEAT: This pocket-sized food allergen detector could save your life. https://www.ireviews.com/news/2017/09/12/ieat-allergen-detector.

31   Lin HY, Huang CH, Park J, et al. Integrated magneto-chemical sensor for on-site food allergen detection. *ACS Nano.* 2017;11(10):10062–69.

32   Cox S. Made in Brunel: A portable food allergen test designed to check 'free-from' meals. https://www.brunel.ac.uk/news-and-events/news/articles/Made-in-Brunel-Portable-food-allergen-test-designed-to-check-%27free-from%27-meals.

33   Allergy Amulet. The science behind our sensors: Molecular Detection. https://www.allergyamulet.com/technology.

34   Tellspec. Tellspec's Mission. http://tellspec.com/faq/#toggle-id-1.

35   YouTube. Making food transparent | Isabel Hoffmann. https://www. youtube.com/watch?v=nk9dO6XOjrc&feature=youtu.be.

36   Ibid.

37   SCiO by Consumer Physics. https://shop.consumerphysics.com.

38   Drug Development and Delivery. DNA vaccine technology—a vaccine breakthrough that could change lives & enable vaccine development programs. https://drug-dev.com/dna-vaccine-technology-a-vaccine-breakthrough-that-could-change-lives-enable-vaccine-development-programs/.

39   X-M, Song Y, Su Y, et al. Immunization with ARA h1,2,3-Lamp-Vax peanut vaccine blocked IgE mediated-anaphylaxis in a peanut allergic murine model. *J Allergy Clin Immunol*. 2015;135(2):AB167.

40   ClinicalTrials.gov. A Study to Evaluate Safety, Tolerability and Immune Response in Adults Allergic to Peanut After Receiving Intradermal or Intramuscular Administration of ASP0892 (ARA-LAMP-vax), a Single Multivalent Peanut (Ara h1, h2, h3) Lysosomal Associated Membrane Protein DNA Plasmid Vaccine. https://clinicaltrials.gov/ct2/show/NCT02851277.

41   Pharmaceutical Technology. Aravax takes a step closer to developing a peanut allergy vaccine. https://www.pharmaceutical-technology.com/comment/aravax-takes-a-step-closer-to-developing-a-peanut-allergy-vaccine/.

42   Crystal R. New gene therapy protects against peanut allergy. https://news.weill.cornell.edu.

43   Pagovich OE, Wang B, Chiuchiolo MJ, et al. Anti-hIgE gene therapy of peanut-induced anaphylaxis in a humanized murine model of peanut allergy. *J Allergy Clin Immunol*. 2016;138(6):1652–62, e1657.

44   Chen M, Land M. The current state of food allergy therapeutics. *Hum*

Vaccin Immunother. 2017;13(10): 2434–42.

45   Sampath V, Nadeau KC. Newly identified T cell subsets in mechanistic studies of food immunotherapy. *J Clin Invest.* 2019;129(4):1431–40.

46   Chinthrajah S, Cao S, Liu C, et al. Phase 2a randomized, placebo-controlled study of anti-IL-33 in peanut allergy. *JCI Insight.* 2019;4(22).

47   Bauer RN, Manohar M, Singh AM, et al. The future of biologics: applications for food allergy. *J Allergy Clin Immunol.* 2015;135(2):312–23.

48   Takeda. Takeda acquires license for first-in-class celiac disease therapy from COUR Pharmaceuticals following positive phase 2a proof-of-concept study. https://www.takeda.com/newsroom/newsreleases/2019/takeda-acquires-license-for-first-in-class-celiac-disease-therapy-from-cour-pharmaceuticals-following-positive-phase-2a-proof-of-concept-study/.

49   Spoonful One. Protection possible with food allergy protection plan. http://hcp.spoonfulone.com.

50   Hinkel K. Rescufy launches anaphylaxis emergency mobile app. https://www.pci.upenn.edu/pcinews/rescufy-launches-anaphylaxis-emergency-mobile-app/.

51   Cision. Allergy treatment market to reach $40.36 bn, globally, by 2025 at 6.3% CAGR, says Allied Market Research. https://www.prnewswire.com/news-releases/allergy-treatment-market-to-reach-40-36-bn-globally-by-2025-at-6-3-cagr-says-allied-market-research-803169902.html.

52   Cision. The global peanut allergy market is forescasted [sic] to grow at a CAGR of 89.68% during the period 2019–2023. https://www.prnewswire.com/news-releases/the-global-peanut-allergy-market-is-forescasted-to-grow-at-a-cagr-of-89-68-during-the-period-2019-2023–300749510.html.

10 음식 알레르기의 정서적 피해

1   Bollinger ME, Dahlquist LM, Mudd K, et al. The impact of food allergy on the daily activities of children and their families. *Ann Allergy Asthma Immunol*. 2006;96:415–21.

2   Avery NJ, King RM, Knight S, Hourihane, JO. Assessment of quality of life in children with peanut allergy. *Pediatr Allergy Immunol*. 2003;14:378–82.

3   Lyons AC, Forde EME. Food allergy in young adults: perceptions and psychological effects. *J Health Psychol*. 2004;9.

4   Gowland MH. Food allergen avoidance—the patient's viewpoint. *Allergy*. 2001;56 Suppl 67:117–120.

5   Lyons AC, Forde EME. Food allergy in young adults: perceptions and psychological effects. *J Health Psychol*. 2004;9.

6   Herbert L, Shemesh E, Bender B. Clinical management of psychosocial concerns related to food allergy. *J Allergy Clin Immunol*. 2016;4:205–13.

7   Siddique H. Boy with allergy died after cheese was flicked at him, inquest told. *The Guardian*. May 2, 2019.

8   Annunziato RA, Rubes M, Ambrose MA, et al. Longitudinal evaluation of food allergy–related bullying. *J Allergy Clin Immunol*. 2014;2: 639–41.

9   Ibid.

10 Sampson MA, Muñoz-Furlong A, Sicherer SH. Risk-taking and coping strategies of adolescents and young adults with food allergy. *J Allergy Clin Immunol*. 2006;117: 1440–45.

11 Ferro MA, Van Lieshout RJ, Ohayon J, Scott JG. Emotional and behavioral problems in adolescents and young adults with food allergy. *Allergy*. 2016;71:532–40.

12 Science Daily. It's Mom who sees troubles for teens with food allergies. January 20, 2016.

13 Conner TS, Mirosa M, Bremer P, Peniamina R. The role of personality in daily food allergy experiences. *Front Psychol.* 6 Febr 2018. https://www.frontiersin.org/articles/10.3389/fpsyg.2018.00029/full.

14 Herzog J. Managing the emotional impact of living with a food allergy. Webinar presented by Food Allergy Research and Education (FARE).

15 Howe LC, Leibowitz KA, Perry MA, et al. Changing mindsets about non-life-threatening symptoms during oral immunotherapy: a randomized clinical trial. *J Allergy Clin Immunol.* 2019;7:1550–59.

11 음식 알레르기의 종말이 가져올 미래

1 Prescott SL, Pawanker R, Allen KJ, et al. A global survey of changing patterns of food allergy burden in children. *World Allergy Org J.* 2013;6:1–12.

2 Burney PG, Potts J, Kummeling I, Mills EN. The prevalence and distribution of food sensitization in European adults. *Allergy.* 2014:69:365–71.

3 Steinke M, Fiocchi A, Kirchlechner V, et al. Perceived food allergy in children in 10 European nations. A randomised telephone survey. *Int Arch Allergy Immunol.* 2007;143:290–95.

4 Ostblom E, Lilja G, Pershagen G, et al. Phenotypes of food hypersensitivity and development of allergic diseases during the first 8 years of life. *Clin Exp Allergy.* 2008;38:1325–32.

5 Obeng BB, Amoah AS, Larbi IA, et al. Food allergy in Ghanaian schoolchildren: data on sensitization and reported food allergy. *Int Arch Allergy Immunol.* 2011;155:63–73.

6 Levin ME, Le Souëf PN, Motala C. Total IgE in urban Black South African

teenagers: the influence of atopy and helminth infection. *Pediatr Allergy Immunol.* 2008;19:449–54.

7   Justin-Temu M, Risha P, Abla O, Massawe A. Incidence, knowledge and health seeking behavior for perceived allergies at household level: a case study in Ilala district Dar es Salaam Tanzania. *East Afr J Public Health.* 2008;5:90–93.

8   Lunet N, Falcão H, Sousa M et al. Self-reported food and drug allergy in Maputo, Mozambique. *Public Health.* 2005;119:587–89.

9   Prescott SL, Pawanker R, Allen KJ, et al. A global survey of changing patterns of food allergy. *World Allergy Org J.* 2013;6:1–12.

10 Wu TC, Tsai TC, Huang CF, et al. Prevalence of food allergy in Taiwan: a questionnaire-based survey. *Intern Med J.* 2012;42:1310–15.

11 Mahesh PA, Wong GW, Ogorodova L, et al. Prevalence of food sensitization and probably food allergy among adults in India: the EuroPrevail INCO Study. *Allergy.* 2016;71:1010–19.

12 Marrugo J, Hernández L, Villalba V. Prevalence of self-reported food allergy in Cartagena (Colombia) population. *Allergol Immunopathol (Madr).* 2008;36:320–24.

13 Osborne NJ, Koplin JJ, Martin PE, et al. Prevalence of challenge-proven IgE-mediated food allergy using population-based sampling and predetermined challenge criteria in infants. *J Allergy Clin Immunol.* 2011;127:668–76.

14 Reddiex S, Nguyen-Robertson C. Why is Australia the food allergy capital of the world? The Royal Society of Victoria. June 18, 2018. https://rsv.org.au/food-allergy-capital/.

15 Graif Y, German L, Livne I, Shohat T. Association of food allergy with asthma severity and atopic diseases in Jewish and Arab adolescents. *Acta Paediatr.* 2012;101:1083–88.

16   Prescott SL, Pawanker R, Allen KJ, et al. A global survey of changing patterns of food allergy. *World Allergy Org J.* 2013;6:1–12.

17   Gupta R, Holdford D, Bilaver L, et al. The economic impact of childhood food allergy in the United States. *JAMA Pediatr.* 2013;167:1026–31.

18   Beggs PJ, Walczyk NE. Impacts of climate change on plant food allergens: a previously unrecognized threat to human health. *Air Qual Atmos Health.* 2008;1(2):119-123.

19   Sampsom HA. Update on food allergy. *J Allergy Clin Immunol.* 2004;113(5):805-19.

20   Ziska LH, Yang J, Tomacek MB, Beggs PJ. Cultivar-specific changes in peanut yield, biomass, and allergenicity in response to elevated atmospheric carbon dioxide concentration. *Crop Science.* 2016;56:2766–74.

21   Knowlton K. It's official: climate change worsens pollen season. National Resources Defense Council. March 26, 2019. https://www.nrdc.org/experts/kim-knowlton/its-official-climate-change-worsens-global-pollen-season.

22   Katelaris CH, Beggs PJ. Climate change: allergens and allergic diseases. *Intern Med j.* 2018;48:129–34.

23   Shahali Y, Dadar M. Plant food allergy: influence of chemicals on plant allergens. *Food Chem Toxicol.* 2018;115:365-74.

24   Sarlo K, Ritz HL, Fletcher ER, et al. Proteolytic detergent enzymes enhance the allergic antibody responses of guinea pigs to nonproteolytic detergent enzymes in a mixture: Implications for occupational exposure. *J Allergy Clin Immunol.* 1997;100:480–87.

25   Basketter DA, English JS, Wakelin SH, White IR. Enzymes, detergents and skin: facts and fantasies. *Br J Dermatol.* 2008;158:1177–81.

26   Wang M, Tan G, Eljaszewicz A, et al. Laundry detergents and detergent

residue after rinsing directly disrupt tight junction barrier integrity in human bronchial epithelial cells. *J Allergy Clin Immunol.* 2019;143:1892–903.

27   Nadeau KC, Sindher S, Berdyshev E, et al. Skin TEWL measurements show significant improvement with Trilipid emollient compared to controls in infants and young children. Presented at the annual meeting of the American Academy of Asthma, *Allergy and Immunology.* March 13–16, 2020, Philadelphia, PA.